眼整形修复及手术操作

Problems in Periorbital Surgery
A Repair Manual

主　编　（美）法德·纳海（Foad Nahai）
　　　　（美）泰德·H. 沃伊诺（Ted H.Wojno）

主　审　刘志刚
主　译　赵江海
副主译　刘　强　李增贵　郑志龙　高兰斌

北方联合出版传媒（集团）股份有限公司
辽宁科学技术出版社
沈阳

图书在版编目（CIP）数据

眼整形修复及手术操作 /（美）法德·纳海（Foad Nahai），（美）泰德·H. 沃伊诺（Ted H.Wojno）主编；赵江海主译 . — 沈阳：辽宁科学技术出版社，2021.9

ISBN 978-7-5591-2089-2

Ⅰ . ①眼… Ⅱ . ①法…②泰…③赵… Ⅲ . ①眼—整形外科学Ⅳ . ① R779.6

中国版本图书馆 CIP 数据核字（2021）第 107685 号

出版发行：辽宁科学技术出版社
　　　　　（地址：沈阳市和平区十一纬路 25 号　邮编：110003）
印　刷　者：辽宁新华印务有限公司
经　销　者：各地新华书店
幅面尺寸：210mm×285mm
印　　张：20.25
字　　数：471 千字
附　　件：4
出版时间：2021 年 9 月第 1 版
印刷时间：2021 年 9 月第 1 次印刷
责任编辑：凌　敏
封面设计：魔杰设计
版式设计：袁　舒
责任校对：栗　勇

书　　号：ISBN 978-7-5591-2089-2
定　　价：248.00 元

联系电话：024-23284363
邮购热线：024-23284502
E-mail：lingmin19@163.com

主编简介

（美）法德·纳海（Foad Nahai），MD, FACS, FRCS (HON)
Maurice. J Jurkiewicz Chair in Plastic Surgery
Professor of Surgery
Emory University School of Medicine
Atlanta, Georgia

（美）泰德·H. 沃伊诺（Ted H. Wojno），MD
James and Shirley Kuse Professor of Ophthalmology
Director
Oculoplastic and Orbital Surgery
Department of Ophthalmology
Emory University School of Medicine
Atlanta, Georgia

致克林顿的"桑尼"麦考德

我们的朋友和导师，他与我们分享了他的经验和专业知识。

这是一份礼物，使所有人可以进行眶周年轻化治疗，以尽量减少并发症的发病率和确保患者的安全。

前言

几年前，Nahai博士受邀为《乳房手术中的问题：修复手册（*Problems in Breast Surgery: A Repair Manual*）》撰写一章内容，该书由 Quality Medical 出版社出版，由 Jack Fisher 和 Neal Handel 主编。在接受采访后不久，QMP 的首席执行官 Karen Berger 找到了 Nahai 博士，问他是否有兴趣编写一本关于眼睑成形术的并发症的书。

Sonny McCord 是 Nahai 博士和 Wojno 博士的好朋友和导师，他刚刚退休。15 年来，他和 Nahai 医师一起在 Pace 整形外科医院进行整形手术。我们觉得这样的一本书将是对 Sonny 精彩职业生涯的恰当致敬，他的职业生涯不仅致力于教导他人如何"做得更好"，而且还致力于如何安全地预防和处理并发症。在 Sonny 漫长而辉煌的职业生涯中，他培养了数十名研究员和住院医师。通过他在世界各地的许多讲座和出版物，他已经影响和教育了数千人。仅在 Pace 整形外科医院，他就指导了超过 35 名医师，并为他们配备了良好的设备，不仅让他们在做手术时感到用眼舒适，而且掌握了处理不良后果的知识和技能。我们联系了那些住院医师，以及眼科整形手术领域的领导者，他们都是 Sonny 的好朋友，我们邀请他们为这本书贡献力量来纪念和庆祝 Sonny 漫长而富有成效的职业生涯。他们反应热烈，这本书是他们的贡献的集合。

注射、非侵入性或微创治疗的迅速兴起，导致了面部年轻化的方式发生转变，眶周年轻化也不例外。由于眼睑和眶周区域的修复不再仅仅局限于外科领域，我们也邀请了非手术治疗方面的专家参与本书的编写。

Fisher 博士和 Handel 博士在本书中介绍了发生并发症和有不良结果的病例。希望我们的读者能从他们自己的实践中认识到类似的情况。对于一些常见的并发症，如下睑退缩，我们在不同的章节讨论了解决同一问题的不同方法。这是有意的，因为我们认识到，没有单一的最佳方法来处理下睑退缩。我们不相信"一刀切"的方法，并鼓励医师们根据对每个患者的独特情况的评估以及每个外科医师对特定技术的熟悉程度来进行个性化治疗。

我们对这本书的出版感到非常兴奋，并相信这本书中介绍的方法将被证明对所有查阅它的人有用。这本书不仅适用于眼部整形、面部整形、整形外科医师，对所有涉及外科和非手术年轻化的面部和眶周区域整形医师同样适用。

Foad Nahai, MD, FACS, FRCS（HON）

Ted H. Wojno, MD

致谢

我们感谢我们的朋友、同事以及合作者，是他们使这本书的出版成为可能。

我们感谢我们的导师 Sonny McCord 和那些愿意和我们一起编写本书的人。向你们致敬，我们也直接或间接地成为他人的导师。

Emory 大学美学中心的医师们——Felmont Eaves 医学博士、Vincent Zubowicz 医学博士、Anita Sethna 医学博士和 Gabrielle Miotto 医学博士——感谢他们的支持和鼓励。工作人员——尤其是我的助理 Maggie Burke 和护士 Jennifer Ellerbe、Ashlee Spence 和 Caroline Carothers——感谢他们的帮助。

感谢 Emory 大学眼科的医师和工作人员，尤其是一向优秀并热情的 Brent Hayek 医学博士和 H. Joon Kim 医学博士。

我们感谢两位才华横溢的医学插画家 Brenda Bunch 和 Bill Winn，他们的出色而清晰的插图使这本书更加精彩。感谢 Sue Hodgson、Judith Tomat 和 Thieme 的整个团队的鼓励、长久以来的支持，以及为实现这本书的出版所付出的辛勤工作。

感谢 Shahnaz Nahai 在 Foad 的工作期间给予我们的无条件的支持。

编者名单

Andrew Anzeljc, MD
Oculoplastics Fellow
Section of Oculoplastic and Reconstructive Surgery
Emory University
Atlanta, Georgia

Ryan Scot Burke, MD
Resident Physician
Division of Plastic Surgery
Emory University
Decatur, Georgia

Alison B. Callahan, MD
Assistant Professor
New England Eye Center
Tufts Medical Center
Boston, Massachusetts

William Pai-Dei Chen, MD
Clinical Professor of Ophthalmology
Department of Ophthalmology
UCLA School of Medicine
Irvine, California

Mark A. Codner, MD
Clinical Assistant Professor
Plastic Surgery
Emory University
Atlanta, Georgia

Michael A. Connor, MD
Ophthalmic Plastic and Reconstructive Surgeon
Oculoplastic and Orbital Consultants
Palm Beach Gardens, Florida

Raymond Scott Douglas, MD
Professor of Ophthalmology
Cedars Sinai Medical Center
Los Angeles, California

Francesco M. Egro, MBChB, MSc, MRCS
Plastic Surgery Resident
Department of Plastic Surgery
University of Pittsburgh Medical Center
Pittsburgh, Pennsylvania

Joseph A. Eviatar, MD, FACS
Director of Aesthetic Medicine
Omni Aesthetic MD
New York, New York

Jack A. Friedland, MD, FACS
Clinical Professor of Surgery (Plastic Surgery)
University of Arizona College of Medicine, Phoenix
Associate Professor Plastic Surgery
Mayo Medical School
Paradise Valley, Arizona

Sri Gore, MD
Surgeon
Great Ormond Street Hospital
Chelsea and Westminster Hospital
London, United Kingdom

Brent Hayek, MD
Associate Professor of Ophthalmology
Section of Oculoplastic and Reconstructive Surgery
Emory University
Atlanta, Georgia

T. Roderick Hester Jr.
Retired
Division of Plastic Surgery
Emory University
Atlanta, Georgia

Elizabeth B. Jelks, MD
Adjunct Staff
Department of Plastic Surgery
Lenox Hill Hospital
New York, New York

Glenn W. Jelks, MD
Associate Professor Hansorg Wyss
Department of Plastic Surgery
Associate Professor
Department of Ophthalmology
New York University Medical Center
New York, New York

Naresh Joshi, MD
Consultant Oculoplastic Surgeon
Chelsea and Westminster Hospital
London, United Kingdom

Sergei Kalsow, MD
Cosmetic and Reconstructive Plastic Surgeon
Private Practice
New York, New York

Denise S. Kim, MD
Clinical Instructor
Department of Ophthalmology and Visual Sciences
University of Michigan Medical School
W.K. Kellogg Eye Center
Ann Arbor, Michigan

H. Joon Kim, MD
Assistant Professor of Ophthalmology
Emory Eye Center
Emory University School of Medicine
Atlanta, Georgia

Richard D. Lisman, MD, FACS
Professor of Ophthalmology
NYU School of Medicine
Director of Ophthalmic Plastic Surgery
Institute for Reconstructive Plastic Surgery (NYU)
NYU Medical Center
Manhattan Eye and Ear Hospital
NYU Medical Center
New York, New York

Michelle Barbara Locke, MD
Senior Lecturer in Surgery
Department of Surgery
Faculty of Medicine and Health Science
University of Auckland
Consultant Plastic Surgery
Counties Manukau District Health Board
Auckland, New Zealand

Mark R. Magnusson, MBBS, FRACS (Plast)
Plastic Surgeon
Private Practice
President
Australasian Society of Aesthetic Plastic Surgeons
Toowoomba, Australia

Guy G. Massry, MD
Clinical Professor of Ophthalmology
Ophthalmic Plastic and Reconstructive Surgery
Keck School of Medicine of University of Southern
    California
Beverly Hills, California

Clinton McCord, MD
Retired Oculoplastic Surgeon

Juan Diego Mejia, MD
Private Practice
Medellin, Colombia

Brian Mikolasko, MD
Physician
Montefiore Medical Center/Albert Einstein College of
    Medicine
Icahn School of Medicine at Mount Sinai
New York Eye and Ear Infirmary of Mount Sinai
New York, New York

Gabriele Cáceres Miotto, MD, MEd
Assistant Professor of Surgery
Division of Plastic and Reconstructive Surgery
Emory University School of Medicine
Atlanta, Georgia

Farzad R. Nahai, MD
Clinical Assistant Professor
Plastic Surgery
Emory University School of Medicine
The Center for Plastic Surgery at MetroDerm
Atlanta, Georgia

Foad Nahai, MD, FACS, FRCS (HON)
Maurice. J Jurkiewicz Chair in Plastic Surgery
Professor of Surgery
Emory University School of Medicine
Atlanta, Georgia

Tim Papadopoulos, BSc, MBBS, FRACS (Gen), FRACS

(Plast)
Cosmetic Plastic Surgeon
Private Practice
Pyrmont, Australia

Michael Patipa, MD
Oculoplastic Surgeon
Oculoplastic and Orbital Consultants – Retired
North Palm Beach

Carisa K. Petris, MD, PhD
Assistant Professor of Clinical Ophthalmology
Eye and Vision Care
University of Missouri
Columbia, Missouri

Kathleen F. Petro, MD
Resident
Emory Eye Center
Emory University
Atlanta, Georgia

Allan M. Putterman, MD
Professor of Ophthalmology
Codirector Oculofacial Plastic Surgery
University of Illinois College of Medicine
Chicago, Illinois

Dirk Richter, MD, PhD
Specialist, Plastic and Aesthetic Surgery
Department of Plastic Surgery
Dreifaltigkeits-Hospital Wesseling
Wesseling, Germany

Jose Rodríguez-Feliz, MD
Private Practice
Voluntary Clinical Faculty
FIU Herbert Wertheim College of Medicine
Miami, Florida

Richard L. Scawn, MD
Consultant Oculoplastic Surgeon
Chelsea and Westminster Hospital
London, United Kingdom
Wycombe Hospital
Buckinghamshire NHS Trust
Buckinghamshire, United Kingdom

Nina Schwaiger, MD
Specialist, Plastic and Aesthetic Surgery
Department of Plastic Surgery
Dreifaltigkeits-Hospital Wesseling
Wesseling, Germany

Hisham Seify, MD, PhD, FACS
Assistant Clinical Professor
Department of Plastic Surgery
UCLA
Newport Beach, California

Hema Sundaram, MA(Hons), MA, MD, FAAD
Founding Director
Dermatology, Cosmetic & Laser Surgery
Rockville, Maryland

Patrick Tenbrink, MD
Physician
Department of Urology
University of Maryland Medical Center
Baltimore, Maryland

Oren Tepper, MD
Director of Aesthetic Surgery
Director of Craniofacial Surgery
Assistant Professor of Plastic Surgery
Montefiore Medical Center
Albert Einstein College of Medicine
Bronx, New York

Ted H. Wojno, MD
James and Shirley Kuse Professor of Ophthalmology
Director
Oculoplastic and Orbital Surgery
Department of Ophthalmology
Emory University School of Medicine
Atlanta, Georgia

译者名单

主 译

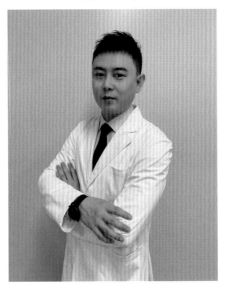

赵江海

兰州梦艺霖医疗美容院长

成都市武侯区美妍汇医疗美容院长

乔雅登兰州首批注射医生

甘肃省整形美容协会会员

西北医美联盟特邀讲师

亚洲眼整形大会会员

从事整形美容外科 10 余年，多次赴国内名院和韩、日等国进修。

我认为，一名成熟的整形外科医生不仅要有扎实的技术，还应该具备正确的审美及对客观的解剖层次的尊敬。

师从中国著名眼部整形及修复专家刘志刚教授，在刘志刚教授的熏陶下，主攻眼周精细化手术，以"睁眼有神，闭眼无痕"为基础，形成了自己的一套自然态、精细化、恢复快为特点的手术方式，给自己提出了"去人工化"的眼周手术理念，追求更有神、灵动的眼睛，并一直为此而努力，让做过的每一台眼整形手术都像天生的一样，难以找到"手术的痕迹"。

参编、参译《激光美容与皮肤年轻化抗衰老方案》《肉毒毒素注射美容理论与实践手册》。

擅长项目：

眼周精细化手术、轻中度上睑下垂矫正、内外眦切开术、重建下睑生理曲线、眼周修复术、面部五官精雕、常规面部及身体手术。

主 审

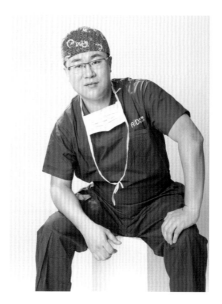

刘志刚
大连市爱德丽格医疗美容首席专家/总院长

荣誉及社会任职：

中国第一届眼整形手术技术擂台大赛金刀奖得主

美国贝勒医学中心特邀专家

BPG 眼整形联盟发起人

中国整形美容协会安全信用认证医生

韩国美容外科学院客座教授

2017 年度新氧最具权威名医大咖奖获得者

师从中国除皱专家王志军教授、世界复合除皱鼻祖 Dr.Sam T.Hamra 教授。独立开展整形外科手术 1 万多例，临床经验丰富。医理仿生理论发起人，2016 年推出双眼皮新技术——"刘志刚重睑术"，保护眼周血管网技术，无痕无肿，恢复期仅为传统手术的 1/4。同年推出"刘志刚重睑修复术"，医学美学双复位，自然无痕一站美眼。2018 年 11 月，刘志刚院长凭借"重睑术后板结畸形修复术"成功斩获中国第一届眼整形手术技术擂台大赛金刀奖。

擅长：

眼周修复整形、眼部整形、复合除皱术、面部年轻化的综合疗法。

副主译

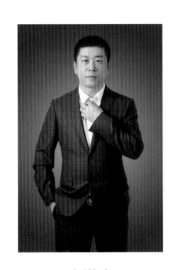

李增贵
甘肃美联伊美医疗美容诊所

现任甘肃美联伊美技术院长

毕业于北华大学整形美容专业

曾在韩国、美国等多国及中国台湾地区参加整形美容研习与交流，从事整形美容外科工作 20 余年，临床经验丰富，审美独到、新颖，多年来已形成自主的审美与微创抗衰美容技术。曾在吉林铭医整形外科医院进修，多次参加国内外整形美容学术峰会，坚守"医者初心，匠心造美，择一事终一生"的人生格言，坚持"以最小创伤达到最理想的整形美容效果"的原则，多年来，更是这一原则的实践者。擅长个性化设计、综合性美容整形手术，在自体脂肪抗衰、五官整形方面有独创性造诣。

擅长项目：

颌面轮廓整形、鼻部修复、眉眼部整形与修复、自体脂肪移植与抗衰、胸部整形与抗衰。

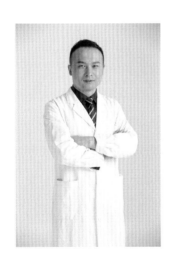

郑志龙
兰州美示医疗美容诊所

中国医师协会整形医师分会认证医师

中华医学会整形外科学会会员

中华医师协会美容与整形医师分会会员

保妥适授权注射医生

大学毕业后进入显微外科工作后转入整形外科工作近 10 年。他有着丰富的整形外科临床经验、娴熟的工作技巧、较高的审美标准、超前的思想认识。他做过的眼部整形、鼻部整形、面部整形手术取得较高水准的称赞与患者满意度。在眼整形方面有很深的造诣，他始终关注医美前沿知识与技术，参加知名教授的论坛，不断更新学习整形理念。利用先进技术和科学革新做到了在整形外科手术中创伤小、恢复快、疼痛小、出血少等，对比传统的整形美容方式具有得天独厚的优势。紧跟时下流行的整形美容方案，其眼部整形、吸脂整形、自体脂肪移植项目获得市场上爱美群体的热捧，主张和谐自然美，手术以精细、美观著称。

擅长项目：

眼周整形、注射整形、鼻整形、抗衰治疗。

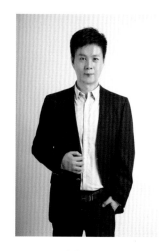

刘　强
兰州五星嘉琳整形美容医院

获得荣誉：

大韩民国成形外科委员会荣誉会员

中国整形协会医学与美容学分会会员

兰州市医疗美容协会会员

西北医美联盟会员

兰州五星嘉琳整形美容医院副院长、整形科主任

毕业至今一直从事整形美容工作，先后在韩国英格整形美容医院、日本圣心整形美容医院深造学习。

擅长项目：

精细化双眼皮，综合眼袋平复术，面部脂肪移植术及颌面部美容手术、身体塑形手术。

《激光美容与皮肤年轻化抗衰老方案》译委。

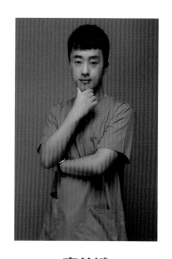

高兰斌
吉林省人民医院

北京大学医学部医学博士

工作地：

韩国江南三星医院

美国圣长老医院

迪拜 BHSSCI 医院

杭州艺星医疗美容医院

取得荣誉：

欧盟整形新星奖

环亚眼鼻整形协会专业委员

中国整形美容协会脂肪首届专业委员会专业委员

中国整形美容协会首届微整形年轻化专业委员

中国整形美容协会乳房委员协会专业委员

中国整形美容协会首届面部综合管理专业委员会专业委员

中国整形美容协会皮肤综合抗衰专业委员会专业委员

江南三星整形外科专聘微整形医师

韩国 i-face 荣誉医师

擅长项目：

鼻部手术、脂肪手术（个人专利）、线雕手术（个人专利）。

译　委

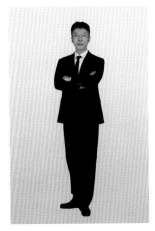

李　斌

兰州姜医生医疗美容
诊所

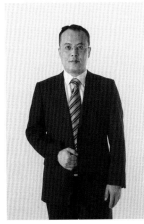

王国明

中妍整形美容医院

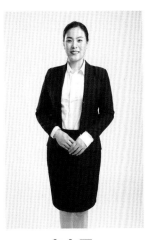

宋立男

大连市爱德丽格医疗
美容门诊部有限公司

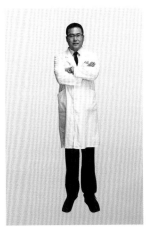

加晓东

兰州唯星颜整形美容
医院

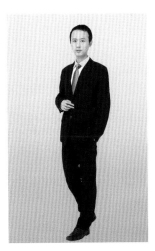

冯守运

大连市爱德丽格医疗
美容门诊部有限公司

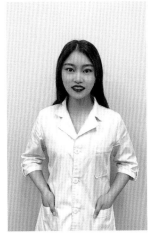

王康莉

深圳千羽医疗美容医院

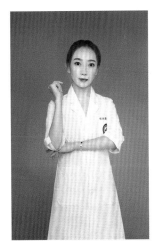

倪　娜

成都市武侯区花漾容
颜医疗美容诊所

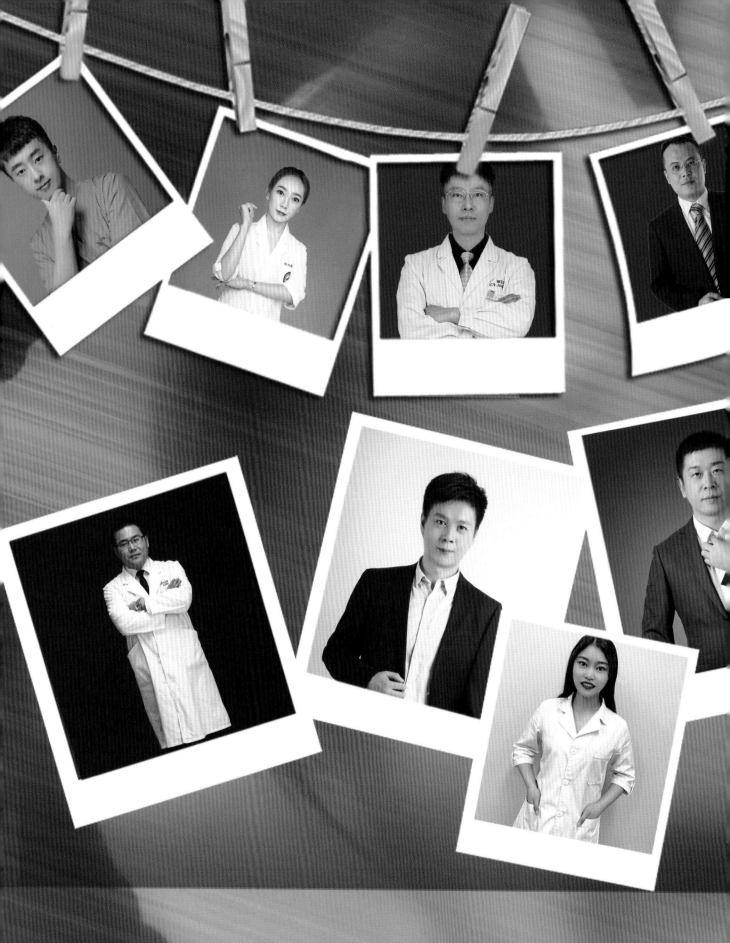

感谢各位为本书做出的贡献
排名不分先后

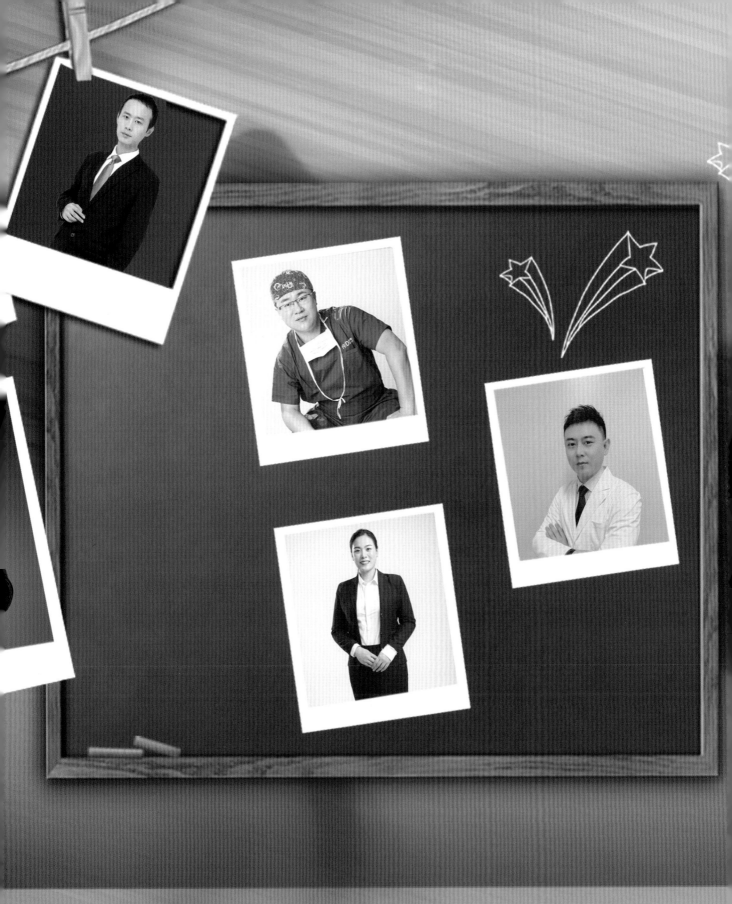

感谢各位为本书做出的贡献
排名不分先后

目　录

视频目录

推荐序

眼整形外科手术对于东亚人来说是最常见的门诊手术之一，在中国，眼整形美容外科手术基本上可占到整形美容外科门诊手术量的 40%，因此，对于一位整形美容外科医生来说，眼整形外科手术通常被视为开展整形美容外科的入门手术，但实际上，真正把眼整形外科手术做到求美者和医生都满意，就显得尤为困难。所以眼整形美容外科手术也因为并发症多发而成为临床上纠纷较多的手术之一。

整形外科手术是以人体功能性为基础，同时也要兼顾外在美感。近年来，人们对生活质量的要求日益增加，对眼部整形美容的需求也逐渐增多，随着求美者每个时期对美的感受不同，及从事眼整形专业的医生对眼整形的理解逐步加深，促使眼整形在不断地发展进步。

本书的作者 Foad Nahai 从事眼整形手术数年，积累了丰富的临床经验，也感受到眼整形手术的困难之处。书中主要阐述了各种眼睑疾病及眼睑整形术后出现的并发症及其处理方法，包含了球后出血、眼周感染、眼周运动性疾病、眼睑成形术和注射失明、下睑外翻或退缩等。同时也会遇到修复失败的病例，书中也总结了上睑成形术后上睑下垂及漏诊的上睑下垂，多重褶皱及填充物等修复问题的形成原因及处理方法，为已经从事眼整形外科专业的医生避免并发症的发生及解决问题提供了参考和依据。

因此，赵江海等医生在繁忙的工作之余，利用业余时间把这本书认真地翻译成中文，我觉得一定会给中国眼整形外科医生提供更多可以借鉴的知识，让大家在眼整形领域少走一些弯路。同时高加索人和蒙古种族人在眼部结构上的差异也会在临床技术上有些差异，我们在拜读该书的同时也应用分析的思维吸取其精华。总之，我相信该书的面世，一定会对中国的眼整形外科医生有很好借鉴和学习之处，值得同行学习和参考。

第一部分

临床概述

I

1 眼睑美容手术并发症的处理

Foad Nahai 和 Ted H. Wojno

概述

并发症在任何手术中都是不可避免的。在眼睑手术中可能遇到的常见并发症，将在下一章中进行详细讨论。

关键词：出血，感染，视力丧失，复视，眼睑错位

1.1 引言

尽管越来越多的注射剂对包括眶周区域在内的面部年轻化产生了深远的影响，但眼睑成形术仍然是一种常规的手术。根据美国美容整形外科学会（American Society for Aesthetic Plastic Surgery）的统计，眼睑成形术在女性整形手术中排名第5，在男性整形手术中排名第3。

虽然面部年轻化不再仅仅局限于外科领域，但我们认为，从长远角度来看，手术的效果更持久、更划算，其效果超过了非手术治疗的效果。包括注射在内的非手术治疗已被证明是安全、有效的，而且至少在短期内比手术治疗更便宜。本章也包含与非手术相关的并发症。

眼睑成形术后的并发症包括像明显的瘢痕这样小的并发症，也包括像视力丧失之类严重的并发症，或严重程度在两者之间的任何情况。其中大多数并发症与眼睑错位有关。通常情况下，并发症是显而易见的，但也会有一个可接受的或审美结果尚可的并发症，例如眼睑功能障碍导致的眼球暴露问题和症状。手术后眼睑位置和功能的轻微改变也可能引发并发症（表1.1）。

表 1.1　眼睑成形术的并发症

外观问题
- 不可接受的瘢痕
- 残留的皮肤问题
- 脂肪切除过多或过少
- 眼轮匝肌切除过多或切除不足
- 眼睛形状的变化
- 眼睑对称性
- 脂肪注射过量

功能问题
- 球结膜水肿
- 血肿
- 暴露问题

续表

- ·感染

- ·眼睑退缩

- ·上睑下垂

- ·肌肉麻痹（最常见的是下斜肌）

- ·失明

- ·眼睑感觉异常

- ·屈光的变化

（Adapted from Nahai F, ed. The Art of Aesthetic Surgery: Principles and Techniques. 2nd ed. NewYork, NY: Thieme; 2010.）

并发症可能发生在早期或晚期，是不良的外观或功能问题。这两类是不相互排斥的，可同时处理。

早期并发症包括出血、角膜损伤、化脓性、感染、伤口愈合问题，以及非常罕见的皮肤脱落。大多数晚期并发症与眼睑退缩有关，其许多后果包括干眼、暴露问题、外翻和睑裂的改变（表1.2）。

表 1.2　早期和晚期并发症

早期并发症

- ·出血

- ·视力丧失

- ·感染

- ·球结膜水肿

- ·角膜损伤

- ·角膜暴露

晚期并发症

- ·眼睑退缩

- ·上睑下垂

- ·干眼

- ·暴露问题

- ·兔眼症

- ·眼睑闭合不全

1.2　出血

如果没有发现或未治疗术后出血，将导致严重的后果，包括视力下降、眼睑退缩和皮肤脱落。出血可能发生在眼眶内或眼睑内。眼眶内出血导致球后血肿，压迫视网膜中央动脉或视神经，这是一种真正视力丧失的紧急情况。如第3章所述，立即采取措施可避免永久性视力丧失。眼睑出血如果不治疗，可能会导致皮肤脱落。未解决的血肿在中层会导致瘢痕形成和眼睑退缩。

1.3　感染

由于眼睑和眼眶供血充足，感染是一种罕见的并发症。术后最常表现为眼睑蜂窝织炎。由于眼睑手术常包括打开眶隔，任何伤口感染都更容易扩散到眶隔，导致眶隔蜂窝织炎或脓肿的形成。鉴于一般人群中抗生素耐药性的增加，对任何疑似感染的患者都应谨慎进行细菌培养，然后口服或静脉注射合适的抗生素。

1.4　视力丧失

幸运的是，视力丧失是极其罕见的（每10万人中有3.3例），但适当地说，这是最可怕的后果。眼球后出血阻塞视网膜中央动脉、填充物或脂肪注射后栓塞可导致视力下降。极罕见的是，眼球穿孔损伤可能导致视力丧失。

1.5　眼球运动障碍

复视是眼睑手术的另一种不常见的并发症，通常是由于眼外肌的一个或多个损伤，或者更罕见的是由于动眼神经损伤所致。这可能发生于工具造成的直接创伤或过度使用烧灼所致。由于下斜肌位于鼻部和中央脂肪囊之间相对表浅的位置，它最容易受到损伤。在眼睑手术后的最初几个小时内，复视的症状几乎总是继发于眼部肌肉和运动神经的局部麻醉注射，随着正常感觉的恢复，复视的症状很快就会消失。

2 眼睑评估

Foad Nahai 和 Ted H. Wojno

概述

术前评估对于确定患者的需求和是否适合进行美容手术至关重要。提出一个简单的患者问题清单，以帮助收集信息，并列出评估中涉及的要点。

关键词：术前评估，眼睑评估

2.1 引言

实施手术美容治疗和非手术美容治疗（就所有的非手术医疗和手术治疗而言）是一个理想的但难以实现的目标。然而，这是一项值得我们共同追求的事业。

术前计划、仔细的手术实施和细心的术后管理可以降低术后并发症的发病率和降低术后患者过高的期望值。

2.2 术前评估

术前评估应该包括一个全面的评估，因为它不仅与眼睑有关，而且与患者的一般健康情况有关，如图2.1所示。评估患者的期望和外科医师对这些期望的理解是至关重要的，这将有助于避免患者术后期望过高。视频成像和检查术前、术后图像是这一过程的重要组成部分。

彻底检查，如图2.2所示，必须制作随附影像资料。包括术前设计、预测预期结果和风险评估的重要组成部分。

作为知情同意书的一部分，必须对可能出现的并发症及其处理进行充分的说明。患者必须了解所有可能发生的并发症，包括那些涉及视力丧失的并发症。

我们认为，充分的术前评估、适当的手术计划和熟练的手术方法是至关重要的。术前和术后管理应包括教育患者，这在护理和依从性方面的作用非常重要。坚持这些原则将大大降低并发症和不良结果的发生风险，并提高患者的满意度。

如果我们尽了最大的努力，还是出现了并发症，我们相信这本书将帮助外科医师解决并发症。

Emroy
美学中心

欢迎来到Emroy美学中心！请为我们提供以下重要的健康信息，帮助我们为您提供最好的护理。谢谢您！

姓名：_____ 日期：_____

电话号码：_____ 上次视力检查日期：_____

眼科医师姓名：_____

是　否　上次眼科检查时，医师是否告诉您眼睛有问题？

如果有，请说明一下：_____

是　否　您戴隐形眼镜（硬的还是软的）还是框架眼镜？

是　否　您眼睛或眼睑受伤了吗？

如果有，请说明一下：_____

是　否　您有角膜疾病吗？

如果有，请说明一下：_____

是　否　您以前做过眼睛或眼睑手术吗？如果做过，请提供您的外科医师姓名和手术类型：

_____

_____

是　否　您的眼睛对光敏感吗？

是　否　您觉得您的眼睛或眼睑肿得厉害吗？

是　否　您是否经常感到眼睛或眼睑发炎或"过敏"？

是　否　您目前还是采取您之前使用的药物滴眼吗？

如果有，请说明一下：_____

是　否　您有"干眼症"吗？

如果有，您检测过眼睛干涩吗？_____

如果有，请说明一下：_____

是　否　您的眼睛会不由自主地流泪（没有情感刺激）吗？

是　否　您的眼睛做过Lasik手术或放射状角膜切除术吗？

是　否　您或您的家人患过眼疾或白内障、青光眼、黄斑变性、甲状腺疾病或格雷夫斯病等疾病吗？

如果这些问题的答案是肯定的，请注明并解释：

_____

_____

请注意，尽管填写本调查并向整形外科医师披露所有相关医疗信息，但在进行任何手术前，您可能仍需要从眼科医师处获得医疗许可。

感谢您抽出宝贵时间完成此调查。通过这样做，它将使您的医师能够更好地进行评估，并为您提供个性化的最佳治疗方案。通过以下签名，证明您本文档中包含的信息已经尽您所能填写并准确无误。

签名：_____　　　日期：_____

图2.1　术前评估问卷

眼睑评估

总体评估：

整个面部的评估。单独进行双眼睑成形术是足够的还是患者需要进行其他方法的治疗来获得最佳结果

眼睑和眉毛对称

眉毛与上睑的关系：眉下垂

下睑、睑颊连接、泪沟

皮肤质量

眼轮匝肌

脂肪室

眼睑位置： 上睑的位置关系、角膜、上睑下垂或眼睑收缩

下睑位置、巩膜外露

眼睑吻合

外眦角位置，位于内眦角的上方或下方

眼球突出： 赫特尔测量

眼睑吻合： 提前测试

牵引试验

Schirmers测试： 基于眼睛病史的个性化测试

视力： （以个人为基础）

视野： （以个人为基础）

图2.2 检查清单

第二部分

概述

3 一般情况：临床概述

Ted H. Wojno

  失明和/或复视是眼部及眼周手术和疾病的毁灭性并发症。通常，一旦发生这种情况，患者就不能完全康复。这对个人来说可能是一个改变生活的事件，即使是很小的视力障碍也可能导致正常功能的丧失，对日常生活造成严重影响。如果这种损失是手术造成的，那么医师同样会受到情感和法律上的负面影响。不用说，这类问题应尽快得到认识和处理，如有需要可寻求其他专科医师的帮助。

  与"一分预防胜过十分治疗"这一古老的格言相一致，我总是把"视力丧失、复明和需要进一步手术"写在我对大、小型手术的知情同意书上。此外，我会在口头上对患者强调这些潜在的风险。当我提到这一点时，患者往往会表现得相当惊讶，因为他们通常不认为这些主要并发症会发生。当他们知道这些确实是罕见的事件，我将尽一切可能降低并发症发生的风险时，他们通常会放心。在34年的实践中，我只有一个患者因为这个原因在手术前改变了主意。我们应在初次就诊时与患者讨论这些并发症，以尽可能确定患者已得到充分的信息。

  下面几章将讨论这些事件及其处理。

4 球后出血

Denise S. Kim

概述

球后出血是一种少见但严重威胁视力的眼眶及眶周手术并发症，可引起眶间隔综合征/腔室综合征。

关键词：球后出血，球后血肿，眶间隔综合征，眦切开术，眦裂，视力下降

4.1 导致具体问题的病史

图4.1的患者是一名59岁的白人女性，她有左后眼眶肿块病史，病因不明，转诊到眼整形部做活检。术前左眼视力为0.7，眼外活动充分。在全身麻醉下行左侧眶切开术，取软组织和骨标本。手术顺利进行，在全身麻醉的开始阶段，术者观察到患者对瓦尔萨尔瓦试验（Valsalva试验）有明显的咽反射。随后，她立即出现了左侧球后出血的临床症状，包括眶周瘀斑和360°大疱性结膜下出血（图4.1）。

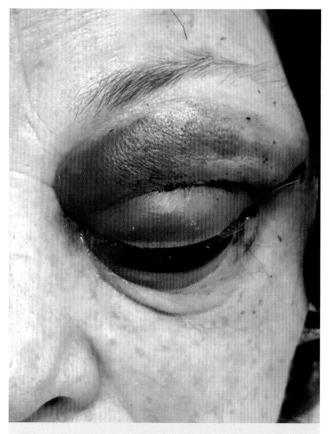

图4.1 球后出血引起弥漫性眶周积血和大疱性结膜下出血

4.2 患者当前状态的解剖描述

当血肿充满坚硬的眼窝并向前推动眼球至眼睑允许的最大限度时，球后间隙内出血可能导致眶室综合征。眼眶狭窄空间内进一步出血会压缩眼眶内容物，可迅速导致缺血性视神经病变、视网膜中央动脉阻塞或视网膜中央静脉阻塞，这些均可永久性致盲。

4.3 推荐的解决方案

立即拆除闭合切口的缝线，以重新打开眶室并减轻眶内压力。

如果这不足以缓解眶室综合征的症状，还需进行外眦切开术和下睑松解术，必要时再进行上睑松解术。

· 重建全身麻醉。

· 探查手术切口，确定出血来源。

· 确切止血。

· 仅当眼睑柔软、可活动且对眶室综合征复发的担忧较低时，才考虑闭合切口。

· 如果患者术后出现球后出血和眼眶间隔综合征，应该行外眦切开术和外肌韧带松解术以减轻眶内压力。

4.4 技巧

闭合皮肤切口的聚丙烯缝合线、闭合眼轮匝肌的可吸收缝合线、闭合骨膜的可吸收缝合线均被立即切断并松开。随着缝合线的松解，眼眶周围组织变得不那么紧张，眼睑活动也更加自如。医师按眼整形手术的标准方式重新进行术前准备。对手术切口进行探查，并确定出血的来源。双极烧灼联合Avitene止血。重新缝合骨膜、眼轮匝肌和皮肤。

在另一种方案中，球后出血引起的眶室综合征，可通过外眦切开术来解决（图4.2）。可以考虑清洗手术部位，并向外眼角皮下组织注射局麻药；然而，考虑到问题的紧急性，这些步骤可在某些情况下被忽略。使用剪刀从外眦角到眶缘进行水平剪开，大约1cm（图4.3）。

用齿镊从侧面夹住下睑，并将下睑从眼球上分开。由于外眦韧带粘连的附着，仍会感觉到它被束缚在原地（图4.4）。

使用闭合的剪刀钝性穿入下睑外侧连接眼球附近眶缘的组织——这代表应切断外眦韧带的粘连处（图4.5）。

一旦发现粘连，从下睑的切口边缘向下向后切开约1cm，进行下睑松解术（图4.6）。

下睑松解术成功后，下睑应能自由移动，不再黏附于眼眶边缘处（图4.7）。

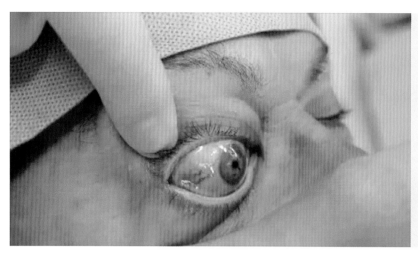

图4.2　外眦角

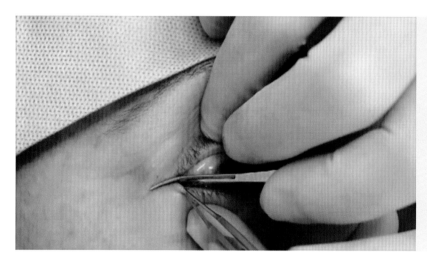

图4.3　外眦角切开术

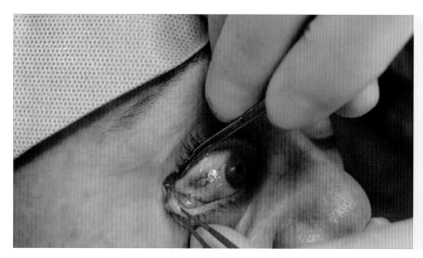

图4.4　下睑仍然与眶缘相连

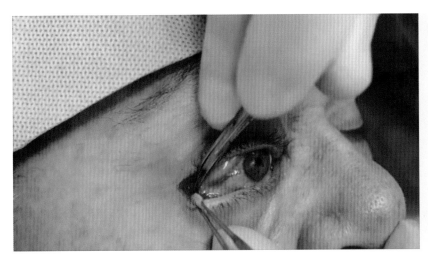

图4.5 穿入外眦韧带的粘连

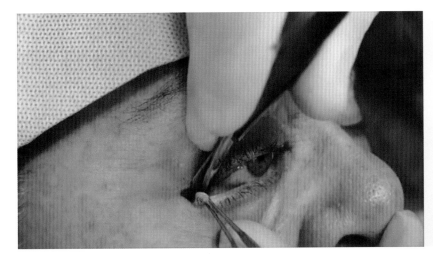

图4.6 下睑松解术

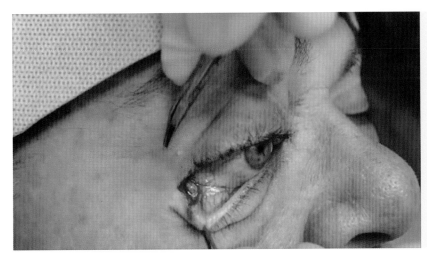

图4.7 下睑已松解开且可自由移动

此时，如果发现上睑紧绷在眼球上，仍需考虑眶室综合征的问题，可进行上睑松解术。用齿镊从侧面夹住上睑，并将眼睑从球体上移开。用闭合的剪刀将粘连在外侧上睑与眼眶边缘的组织松解。上睑松解术是从上睑的切口边缘向上、向后方切割约1cm。上睑松解术成功后，上睑应能自由移动，不再与眶缘粘连。

4.5　术后照片及评估结果

术中或术后球后出血的成功治疗是通过及时缓解眶室综合征来确定的。在这个病例中立即发现了球后出血，并迅速采取了干预措施（图4.8）。

术后2周检查时，左眼视力为0.6，无相对传入瞳孔缺损。眼外运动障碍在各个方向均存在，但均在改善。眼眶周围瘀血和结膜下出血仍存在，但有改善，患者随后失去联系。

4.6　要点

· 球后出血是一种罕见的、但需紧急处理的眶内或眶周手术并发症。

· 如果不加以治疗，在眼眶这个狭窄的空间内扩大出血可引起眶室综合征，视神经和/或视网膜灌注减少，导致永久性视力丧失。

· 眶室综合征可通过松解手术闭合或进行外眦切开术来缓解。

· 迅速的干预可获得良好的术后结果。

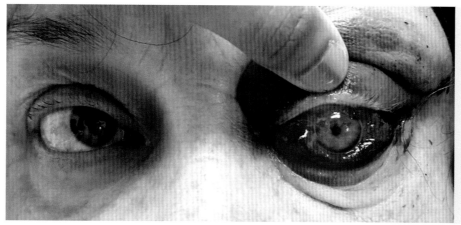

图4.8　术后第1天。这张照片显示左上睑容易活动，表明无眶室综合征。大疱性结膜下出血和眶周瘀血持续数周

参考文献

[1] Ballard SR, Enzenauer RW, O'Donnell T, Fleming JC, Risk G, Waite AN. Emergency lateral canthotomy and cantholysis: a simple procedure to preserve vision from sight threatening orbital hemorrhage. J Spec Oper Med. 2009; 9(3):26–32.

[2] Cruz AA, Andó A, Monteiro CA, Elias J, Jr. Delayed retrobulbar hematoma after blepharoplasty. Ophthal Plast Reconstr Surg. 2001; 17(2):126–130.

[3] Kloss BT, Patel R. Orbital compartment syndrome from retrobulbar hemorrhage. Int J Emerg Med. 2010; 3(4):521–522.

[4] Lee KYC, Tow S, Fong K-S. Visual recovery following emergent orbital decompression in traumatic retrobulbar haemorrhage. Ann Acad Med Singapore. 2006; 35(11):831–832.

[5] Lelli GJ, Jr, Lisman RD. Blepharoplasty complications. Plast Reconstr Surg. 2010; 125(3):1007–1017.

[6] Mahaffey PJ, Wallace AF. Blindness following cosmetic blepharoplasty–a review. Br J Plast Surg. 1986; 39(2):213–221.

[7] Medina FMC, Pierre Filho PdeT, Freitas HB, Rodrigues FK, Caldato R. Blindness after cosmetic blepharoplasty: case report. Arq Bras Oftalmol. 2005; 68(5):697–699.

[8] Winterton JV, Patel K, Mizen KD. Review of management options for a retrobulbar hemorrhage. J Oral Maxillofac Surg. 2007; 65(2):296–299.

[9] Wolfort FG, Vaughan TE, Wolfort SF, Nevarre DR. Retrobulbar hematoma and blepharoplasty. Plast Reconstr Surg. 1999; 104(7):2154–2162.

5　眼周感染

Ted H. Wojno

概述

　　眼周细菌感染相对较常见，但是在眼睑手术后非常罕见。本章综述了此类感染的原因及其治疗方法，并讨论了鉴别诊断。

　　关键词：眶隔前蜂窝织炎，眼眶蜂窝织炎，眼眶脓肿，骨膜下脓肿，接触性皮炎，眼眶炎症，假瘤甲状腺眼病，泪囊炎

5.1　导致具体问题的病史

　　患者为一名28岁女性，最近3天右上睑和右下睑呈进行性压痛性肿胀（图5.1）。她低烧并伴有感觉不适。在发病前1周，她患有上呼吸道感染，未进行治疗即病愈。她主诉为右眼视力下降和复视。

5.2　患者状况的解剖学描述

　　检查发现患者的右上下睑有坚实、温热的肿胀感和中度突出。右眼视力为0.4，左眼视力为1.0。右眼的眼外运动在各个方向都受到广泛限制。瞳孔和视网膜检查正常。全血细胞计数（CBC）显示多形核白细胞增多。CT检查显示右侧筛窦混浊，右眼眶顶部有脓肿（图5.2）。

　　左眼检查正常。诊断为继发于上呼吸道感染的右眼眶蜂窝织炎和脓肿。

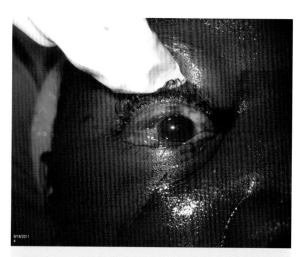

图5.1　右侧眼眶脓肿患者

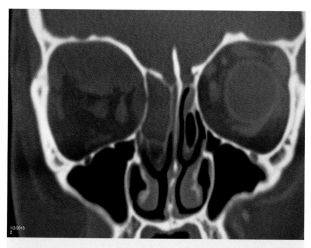

图5.2　患者的CT扫描显示右侧筛窦混浊，同侧眶顶及内侧壁有脓肿

5.3　推荐的解决方案

· 开始静脉注射广谱抗生素。
· 进行前眶切开术以引流眼眶脓肿，并获取样本进行细菌培养和药物敏感性分析。
· 由耳鼻咽喉科医师进行筛窦切除术，以引流受影响的鼻窦。
· 出院后继续口服抗生素10 ~ 14天。

5.4　技巧

可以使用多种切口进入（图5.3a）。切口的选择取决于脓肿的位置。在本病例中，我们选择了位于右眉下缘的切口，以便于进入右眼眶的软组织中，并排出适量的脓液（图5.3b）。在脓液引流和伤口冲洗后，放置引流管，在3天后拔除（图5.3c）。耳鼻咽喉科医师同时进行了内镜筛窦切除术。

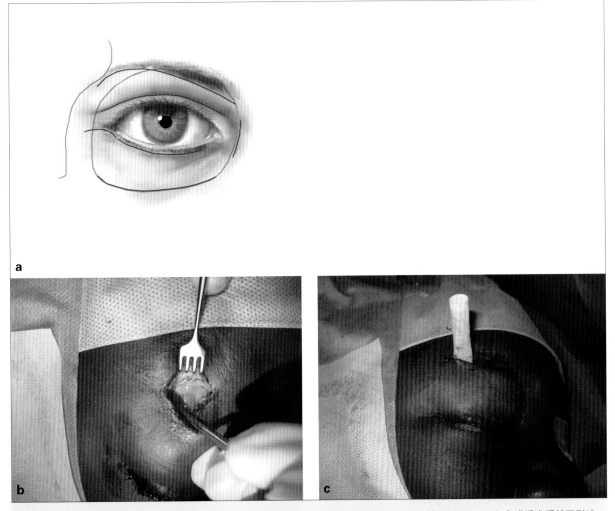

图5.3　（a）进入眶内的典型切口的示意图。（b）在发际线下方的右眉外侧部分切开，排出脓液。（c）完成手术后放置引流管

5.5　术后照片和结果的关键评估

　　细菌培养显示为混合的需氧细菌菌群，患者通过口服合适的抗生素治疗在术后第4天出院。她视力完全恢复，眼球运动良好，有轻度的上睑下垂，6个月后进行了矫正（图5.4）。

　　本病例是细菌性眼眶脓肿的典型表现。绝大多数眼眶和眶隔前脓肿/蜂窝织炎病例继发于邻近窦腔的细菌感染。感染可局限于骨膜下间隙或侵入眶内外软组织。如果感染对静脉注射抗生素反应较迟，或者视力受到威胁，则需要对脓肿和受累鼻窦进行手术引流。无论成人还是儿童，金黄色葡萄球菌和链球菌都是典型的分离株，革兰阴性菌对成人的危害更大。无论成人还是儿童，耐甲氧西林金黄色葡萄球菌（MRSA）感染的频率都在增加。MRSA感染的患者通常会主诉有剧烈疼痛，眼睑皮肤上常有脓包（图5.5a）。MRSA感染的患者也可以有明显的组织肿胀和硬结，几乎没有真正的脓肿形成。较不常见的原因是眼睑外伤、中耳炎、败血症、泪囊炎、结膜炎和牙龈感染。特别是急性泪囊炎可出现剧烈炎症，这在泪囊区域更为显著（图5.5b）。由于眼睑周围的血液供应充足，所以眼睑手术很少成为此类感染的罪魁祸首。

　　眼周炎症还有其他类似感染的原因。眼睑手术后最常见的问题是接触性皮炎和使用药膏或滴眼液后的过敏反应。这类患者的肿胀通常看起来更肿、摸起来不热，并且可以在受累组织和未受累组织之间形成一个非常明显的界限（图5.6）。停止使用相关药物可迅速改善症状。

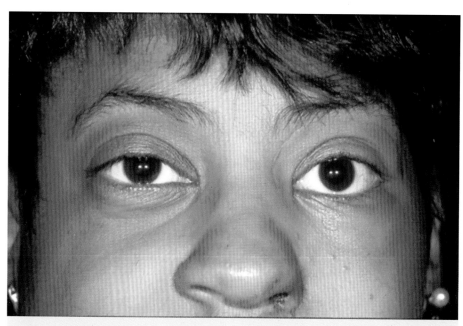

图5.4　轻度上睑下垂

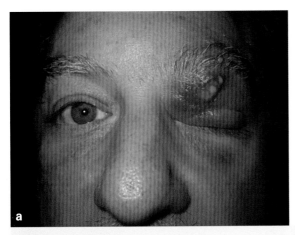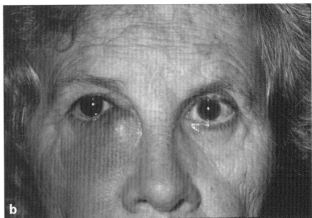

图5.5 MRSA感染的患者

　　特发性眼眶炎（眼眶"假瘤"）常被误诊为感染。这是一种常见的疼痛性肿胀，迅速发生，无前因或窦性受累，对口服或静脉注射皮质类固醇药物反应迅速（图5.7a）。眼睑的急性睑板腺囊肿可以继发细菌性蜂窝织炎（图5.7b）。检查睑板结膜可暴露肿胀的睑板腺的特征性外观（图5.7c）。甲状腺眼病很少出现类似感染的急性炎症体征，但这类患者几乎都有最近诊断的甲状腺问题的病史（图5.7d）。眼周组织的结节病和结缔组织病偶尔会引起一些诊断上的混乱，但发病通常比感染要慢得多。

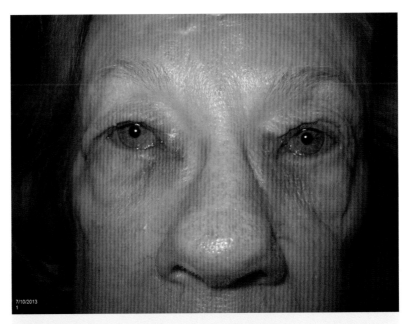

图5.6 眼睑手术后使用眼药膏继发的双侧接触性皮炎患者

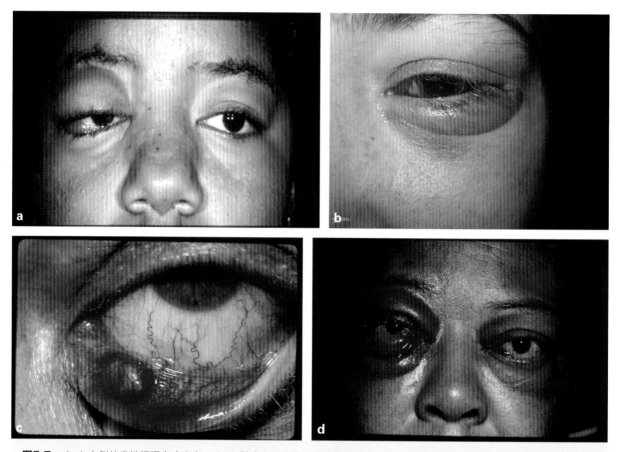

图5.7　（a）右侧特发性眼眶炎症患者。（b）影响左下睑的急性睑板腺囊肿。（c）患者左下睑结膜表面。（d）重度甲状腺眼病，眼睑、结膜肿胀，红斑明显。

5.6　操作要点

· 眼周细菌感染相对常见，但几乎都与邻近的鼻窦炎有关。

· 眼睑手术是导致眼周感染的一个原因，但由于眼睑的良好血供，眼周感染非常罕见。

· 眼睑手术后对眼睑外用药物的过敏反应可能是导致肿胀的最常见原因，可类似感染。

参考文献

[1] Donahue SP, Schwartz G. Preseptal and orbital cellulitis in childhood. A changing microbiologic spectrum. Ophthalmology. 1998; 105(10):1902–1905, discussion 1905–1906.

[2] Garcia GH, Harris GJ. Criteria for nonsurgical management of subperiosteal abscess of the orbit: analysis of outcomes 1988–1998. Ophthalmology. 2000; 107(8):1454–1456, discussion 1457–1458.

[3] Harris GJ. Subperiosteal abscess of the orbit: computed tomography and the clinical course. Ophthal Plast Reconstr Surg. 1996; 12(1):1–8.

6 眼睑成形术和注射致盲

Francesco M. Egro 和 Foad Nahai

概述

失明是发生在眼睑成形术或填充物注射后的毁灭性并发症，但比较罕见。对病因和危险因素的了解是术前准备和采取适当措施以降低风险和确保患者安全的关键。规避策略包括减少危险因素、提高手术技术和进行密切的术后监测。早期识别和及时处理是成功解决失明问题的关键。各种各样的内科和外科技术已经被描述过，应针对最初的损害进行专门处理。本章探讨了眼睑成形术或填充物注射后失明的发生率、避免策略和处理方法。

关键词：失明，并发症，眼睑成形术，注射剂，填充物，发病率，预防，处理手段

6.1 发病率

失明是一种罕见的、毁灭性的并发症，可发生在眼睑成形术或填充物注射后。每一位在眼睑上手术或在眼眶周围注射填充物的医师都应该意识到失明这一风险，采取预防措施将其最小化，并做好应急治疗的准备。Hartmann等于1962年发表了第一份眼睑成形术后失明的报道，此后其他一些学者讨论了预防、诊断和处理失明这种并发症的策略（表6.1）。德米尔等于1974年首次发表了眼睑成形术后失明的发生率。研究者调查了美国3000名眼科医师和整形外科医师，他们报道了98 514例眼睑手术中有40例发生失明，发病率接近0.04%。Hass等于2004年对美国眼科整形与重建外科学会的237名成员进行了调查。研究者收集了269 433例眼睑成形术的报道，其中48例发生眼眶出血伴暂时性失明，12例眼眶出血伴永久性失明。暂时性失明的发生率为0.042 5%，永久性失明的发生率为0.004 5%。2011年，我们公布了一项大型国际研究，结果对美国美容整形外科学会（ASAPS）的648名成员和英国美容整形外科医师协会（BAAPS）的72名成员进行了调查。在被调查者进行的752 816次眼睑成形术中，有39例患者被报道失明：包括永久性25例，暂时性14例。眼睑成形术后失明的总发生率为0.005 2%（5/100 000或1/20 000）：暂时性失明的发生率为0.001 9%（2/100 000或1/50 000），永久性失明的发生率为0.003 3%（3/100 000或1/30 000）。有关报道眼睑成形术后失明发生率的研究总结见表6.2。

注射填充物和脂肪组织后也会出现失明。到目前为止，还没有确定的发病率。然而，一些研究总结了目前预防、诊断和处理这种并发症的策略。Park等在2012年连续报道了12例患者，这些患者在注射美容填充物后出现眼部视网膜中央和视网膜分支血管阻塞：其中脂肪组织注射后7例，透明质酸注射后4例，胶原蛋白注射后1例。Lazzeri等于2012年发表了一篇对32例填充物注射后失明患者的系统综述：15例患者在脂肪组织注射后失明，17例患者在透明质酸、钙羟基磷灰石、皮质类固醇、硅油、石蜡、聚甲基丙烯酸甲酯和牛胶原蛋白注射后失明。Ozturk等在2013年发表了一篇关于61例面部血管

表6.1 已发表的眼睑成形术后发生失明的论文

作者	症状	陈述时间	失明时间	相关因素	处理手段	诊断
Hartmann et al（1962）						
PV	疼痛、LOV	24 h[a]	36~48 h	甲状腺功能亢进，Raynaud 综合征	清除血肿，应用普鲁卡因、血管扩张剂	动脉痉挛或闭塞引起的视网膜缺血
P	血肿、球结膜水肿	48 h	48 h	先天性弱视	无	动脉痉挛或闭塞引起的视网膜或视神经缺血
PV	LOV	24 h	24 h	—	清除血肿	动脉痉挛或闭塞引起的视神经缺血
P	疼痛、LOV	24 h	24 h	暂时性甲状腺功能亢进	应用等渗液、普鲁卡因、肝素、血管扩张剂、血管麻痹剂	动脉痉挛或闭塞引起的视网膜或视神经缺血
Morax and Blanck（1969）						
T>P	LOV	0 h	0 h	—	应用普鲁卡因、妥拉苏林、维生素类药物，水解酶	—
Moser et al（1973）						
P	LOV	5 h	5 h	Hx PUD	应用类固醇	球后视神经炎
P	肿胀	1 h	5 d	Hx 静脉炎	应用 ACTH（促肾上腺皮质激素）	球后视神经炎
P	LOV、血肿、瘀斑	18 h	18 h	可疑高血压	应用类固醇、ACTH	球后视神经炎
P	LOV	4 d	4 d	动脉硬化，先前存在 LOV	应用乙酰唑胺、O_2、CO_2	CRAT
P	血肿、瘀斑		7 d	Hx HTN	无	CRVT
PV	出血、瘀斑、疼痛	6~7 h	55~60 h	Hx 血小板减少症	应用乙酰唑胺、类固醇、链激酶、多种维生素、卡丙酚胺（Arlidin）	视神经损伤
P	肿胀、疼痛	0~3 h	12~24 h	贲门痉挛、食管痉挛	—	—

续表

作者	症状	陈述时间	失明时间	相关因素	处理手段	诊断
Hartley et al（1973）						
不详	眼球突出、水肿、疼痛、眼外运动减少	操作时	无视觉损伤	—	前房减压	球后出血
Jafek et al（1973）						
PV	疼痛、出血、眼球突出、瘀斑、瞳孔扩大、无光感	1.5 h	1.5 h	—	外眦切开术、应用甘露醇、去甲肾上腺素、抗生素	球后出血
Hueston and Heinze（1974）						
T	眼压高、眼球突出、瘀斑	0~1 h	3 h	—	前房穿刺，应用乙酰唑胺、氢化可的松、氯霉素、阿托品	球后出血、视网膜中央动脉阻塞
Putterman（1975）						
T	疼痛、眼球突出、无光感、无眼动	2 h	2 h	—	前房穿刺，应用乙酰唑胺、氢化可的松、氯霉素、阿托品	球后出血、视网膜中央动脉阻塞
Hueston and Heinze（1977）						
T	LOV、疼痛、眼球突出、瞳孔扩大、瘀斑	3 h	3 h	—	切口减压，应用乙酰唑胺、甘露醇	球后出血、视网膜中央动脉阻塞
Heinze and Hueston（1978）						
T	疼痛、眼球突出、紧绷	20~35 min	无视觉损伤	—	切口减压，应用乙酰唑胺、冰袋	球后出血
PV	疼痛、水肿	1 h	7 d	—	切开引流	前部缺血性视神经病变和局部视网膜中央动脉阻塞
Waller（1978）						
P	疼痛	0~12 h	12 h		切开引流	视神经损伤

续表

作者	症状	陈述时间	失明时间	相关因素	处理手段	诊断
Gate et al（1979）						
P	疼痛	2 h	12 h	—	应用类固醇、血管扩张剂、高压氧	动脉痉挛
Rafaty（1979）						
T	肿胀、瞳孔扩大、变色	操作时	操作时	Hx ZMC fx	应用类固醇，切开、引流	视网膜血管反射性痉挛
Morgan（1979）						
P	疼痛、肿胀、"白斑"视觉障碍、眼球突出、麻痹	2~3 d	7 d	—	开放切口和静脉注射青霉素	眼眶蜂窝织炎
Anderson and Edwards（1980）						
右眼 P 和左眼 TV	疼痛、紧张、眼球突出、眼压高、瘀斑、出血	操作时	右眼 <24h;左眼 48 h	Hx HTN 和高血压眼病	双侧眼眶减压引流	视神经缺血
Kelly and May（1980）						
T	疼痛、肿胀	2 h	3h	—	外眦切开术，切开引流，按摩，应用乙酰唑胺、甘露醇	视网膜中央动脉或分支静脉瘀血闭塞
Lloyd and Leone（1985）						
T	肿胀、上睑下垂、眼球突出、波动感、LOV	7 h	7 h	ASA	切开引流	球后出血
Goldberg et al（1990）						
P	肿胀	操作时	4 h	出血性畸形	切开引流，应用乙酰唑胺、类固醇，眶外侧切开术，高压氧	视神经损伤
P	疼痛	6~12 h	48 h	—	应用红霉素、磺胺、类固醇类药物	眼眶血肿

续表

作者	症状	陈述时间	失明时间	相关因素	处理手段	诊断
Brancato et al（1991）						
VP/Ta	视觉灵敏度下降	1 d	1 d	—	—	颞上和颞下视网膜动脉分支闭塞，显示缺血
Gayton and Ledford（1992）						
TV	疼痛，视力下降，瞳孔固定扩大，晶状体肿胀，前房浅，紧张	2 d	2 d	—	应用乙酰唑胺、甘露醇、噻吗洛尔、类固醇、超声乳化术和人工晶体植入术	闭角型青光眼
Good et al（1999）						
P	肿胀、瘀斑	0~12 h	12~24 h	—	—	球后出血
Cruz et al（2001）						
TV	疼痛、眼球突出、瘀斑、眼外运动、球结膜水肿、结膜出血、视力下降、IOP	7 d	7 d	—	应用甘露醇、乙酰唑胺、β 受体阻滞剂滴眼液	球后出血
Oliva et al（2003）						
TV	视力降低和视野缺乏，瞳孔扩张和固定，眼球运动	操作时	操作时	HTN 的 Hx、血脂异常、脑血管意外	—	出血、缺血、麻醉作用
Wride and Sanders（2004）						
P	出血，眼睛红肿、疼痛，视力下降，瞳孔固定扩张，IOP	操作时	24 h	远视病史	应用乙酰唑胺、甘露醇、毛果芸香碱（匹罗卡品）、噻吗洛尔、类固醇、强化小梁切除术	闭角型青光眼
Yachouh et al（2006）						
P	水肿、出血	6 h	11 h	高血压病史	应用类固醇，冰敷，通过外科手术修复	涉及视网膜或视神经循环的血管痉挛

续表

作者	症状	陈述时间	失明时间	相关因素	处理手段	诊断
Teng et al（2006）						
（1）PV	眼球突出、眼外运动、球结膜水肿、结膜下出血、眼睑瘀斑	9 d	9 d	—	切口减压术、外眦切开术、内眦松解术、应用头孢氨苄、噻吗洛尔滴剂、杆菌肽	球后出血
Chiu et al（2006）						
（1）T	水肿、红斑	4 d	45d	—	应用舒他西林、万古霉素、佐辛、庆大霉素、噻吗心安和弗目眼药水。眼眶减压	眶顶综合征（眼眶蜂窝织炎）

缩写：ACTH.促肾上腺皮质激素；ASA.阿司匹林或非甾体抗炎药的使用；CRAT.视网膜中央动脉血栓形成；CRVT.视网膜中央静脉血栓形成；FX.骨折；HTN.高血压；HX.病史；IOL.人工晶体植入物；IOP.升高的人工晶体眼压；LOV.视力丧失；P.永久性视力丧失；PUD.消化性溃疡病；T.暂时性视力丧失；包括视力下降或视野缺失；ZMC.颧骨上颌骨复合体。
资料来源：Adapted from Mejia JD, Egro FM, Nahai F. Visual loss after blepharoplasty: incidence, management, and preventive measures. Aesthet Surg J 2011;31(1):21-29. Refer to this article for full referencing of each case report and case series listed in this table.
a原文中的数据不清楚。

表6.2 眼睑成形术后失明发生率的论文报道

	Demere 等（1974）	Hass 等（2004）	Mejia 等（2011）
眼睑成形术病例	98 514	269 433	752 816
失明的总发生率	0.04%	0.05%	0.005 2%
永久性	—	0.004 5%	0.003 3%
暂时性	—	0.042 5%	0.001 9%

阻塞的综述，这些患者接受了除脂肪组织注射以外的填充物注射。他们报道称，12例患者在接受透明质酸、钙羟基磷灰石、聚左旋乳酸、胶原蛋白以及真皮基质注射后出现失明。在2014年，Park等对韩国视网膜协会的成员进行了一项全国性调查，他们报道了44例填充物注射后发生失明的病例：22例脂肪组织注射后、13例透明质酸注射后、4例胶原蛋白注射后、2例聚左旋乳酸注射后、1例钙羟基磷灰石注射后、2例未知注射物注射后失明。

6.2 规避

对病因、危险因素的了解是术前准备和采取适当措施降低风险确保患者安全的关键。眼睑成形术后失明的病因多种多样，如表6.1所示。球后出血仍然是最常见的原因，占病例报道的51%。其通常继发于眶深部持续出血，通过开放的隔膜流入球后间隙的浅表出血，这会导致眼压升高，超过视网膜中央动脉压 [10.64kPa（80mmHg）]，压迫血管如果不治疗，会导致视神经缺血和永久性神经病变。其他原因包括视网膜中央动脉阻塞（13%）、视神经损伤（10%）、视网膜分支动脉阻塞（3%）、视神经炎（3%）、急性闭角型青光眼（3%）和眼球穿孔。据报道，高血压是眼睑成形术后最常见的致盲并发症（高达36%），因此术前必须控制高血压。服用阿司匹林与26%的球后出血患者和15%的失明患者相关，而术后使用抗凝剂与3%的失明患者相关。因此，应在术前2周暂停使用任何增加出血时间的药物（如抗凝剂、阿司匹林、非甾体消炎药或某些补充剂），术后至少1周内不得重新使用。减少球后出血的其他措施包括彻底止血，避免过度牵拉脂肪垫，以及避免造成后眶脂肪内血管破裂。已注射肾上腺素的患者有血管扩张反弹和随后出血的风险；因此，术后观察2~3h是有必要的，以确保不发生出血。恶心、呕吐与16%的球后出血和15%的失明有关，而咳嗽与5%的球后出血和8%的失明有关；因此，通过服用止吐药和止咳药来限制并发动作（如呕吐和咳嗽）可能有所帮助。不建议使用封闭敷料来减少术后水肿，因为这会妨碍护士和外科医师及时发现任何急性恶化。我们的研究表明，青光眼、体力活动增加、血管疾病史、外伤和放射治疗等其他因素也容易导致患者失明。

填充物注射后血管阻塞可能导致失明，原因是血管受到外部压力或更常见的逆行栓塞性血管内阻塞。在向局部动脉注射填充物后易发生血管栓塞，例如，眉间区眶上动脉（图6.1）。注射压力最初迫使填充物逆行进入眼动脉，一旦压力减轻，正常的动脉血流就会恢复，将填充物带向其中一个较小的分支并导致阻塞。Park等对韩国视网膜学会的成员进行了一项调查，确定了6个可能导致失明的阻塞部位：眼动脉阻塞，广泛性睫状体后动脉阻塞伴视网膜中央动脉相对不受累，视网膜中央动脉阻塞，局限性睫状体后动脉阻塞，视网膜分支动脉阻塞，后部缺血性视神经病变（图6.2）。注射物通常治疗的区域有多个面部动脉走行，包括面动脉、滑车上动脉、眶上动脉、内眦动脉和鼻外侧动脉（图6.1）。这些动脉是沿着眉间、鼻骨和鼻唇沟走行的，注射后回抽可能显示或不显示任何血液倒流。因此，了解动脉走行位置和小心谨慎对于降低意外注射入动脉腔内的风险至关重要。

由于治疗失明通常是不成功的，因此预防是避免失明的关键，文献中已经描述了各种策略以使风险最小化。研究者研究了将多大剂量的填充剂注入任何一个区域可导致更大程度的动脉阻塞。他们发现最严重的失明病例是由于意外注射了超过0.1mL的填充剂。因此，通过向任何一个位置最多注射0.1mL填充剂，然后改变下一步注射的位置可以防止这种并发症。应该不鼓励尝试清除部分堵塞的针头，因为这会导致注射器压力增加并且可能意外排出更大量的填充剂。研究者发现在健康的脂肪组织中，血管通常在针触及时会移开。深层组织瘢痕可能会使血管固定，使它们更容易被小尖针穿透。重复地注射填充剂也可能是胶原组织瘢痕形成的原因，其通常表现为在重复注射期间注意到有"沙砾感"的皮下组织。小针头更容易穿透动脉腔。因此，建议使用更大号的针头，因为它们不仅倾向于侧切进针或滑出动脉，而不是穿透动脉内腔，而且还有助于回抽后血液的反流，从而提醒医师针的位置不正确。使用钝针可以降低意外注射入血管内的风险，特别是在有瘢痕形成的情况下。尽管如此，仍

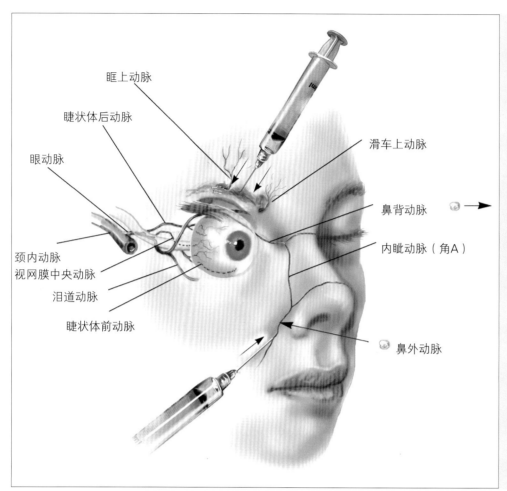

眶上动脉

睫状体后动脉

眼动脉

颈内动脉
视网膜中央动脉

泪道动脉

睫状体前动脉

滑车上动脉

鼻背动脉

内眦动脉（角A）

鼻外动脉

图6.1　面部和眶周血供与面部填充物注射部位的关系。滑车上动脉和眶上动脉是眉间区逆行血流的可能入口。鼻背动脉与眼动脉、内眦动脉和面动脉的鼻外动脉的吻合是鼻唇沟逆行血流的可能入口。箭头指示栓塞填充物逆行流动的路径

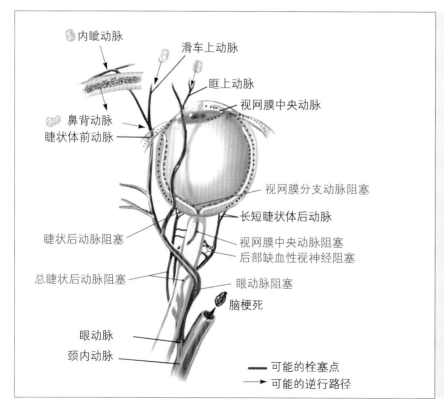

内眦动脉

滑车上动脉

眶上动脉

视网膜中央动脉

鼻背动脉
睫状体前动脉

视网膜分支动脉阻塞

长短睫状体后动脉

睫状后动脉阻塞

视网膜中央动脉阻塞
后部缺血性视神经阻塞

总睫状后动脉阻塞

眼动脉阻塞

脑梗死

眼动脉

颈内动脉

━━━　可能的栓塞点

──▶　可能的逆行路径

图6.2　眼部血供解剖图，显示眼动脉及其分支和可能的阻塞点

有意外注射入血管内的情况。钝针的缺点就是容易多次弯曲，并且钝针的尖端可造成平面剥落，导致填充物局部堆积。尽管存在这些缺点，但大多数人认为应用钝针是最佳选择，因为安全性增加、瘀伤减少、血肿减少。由于这些原因，强烈建议在眶周注射填充剂时使用钝针。研究者已经提倡在注射填充剂之前使用肾上腺素来促进血管收缩，从而降低注射入动脉的风险。填充剂的选择也至关重要。填充剂的大小不同，患者的阻塞情况也不同，例如，小分子的透明质酸不太可能完全阻塞眼动脉。Park等研究表明，脂肪组织注射更容易引起弥漫性阻塞（86%对39%），长期（≥6个月）失明率更高（100%对43%），且与透明质酸注射相比，磁共振成像显示的脑损伤发病率更高（46%对8%）。由于这些原因，人们可能会考虑使用可逆性注射物如透明质酸，因为其并发症的发生率较低，如果出现失明，可以用透明质酸酶来溶解。

6.3 处理

失明是一种真正的紧急情况，立即采取适当的行动可以避免永久性失明。外科医师必须能够识别失明的早期症状和体征，以便立即开始治疗。眼睑成形术后失明患者最常见的症状是疼痛和压迫（分别见于46%和36%的病例），呕吐（13%）、恶心（10%）、眼球突出（5%）、复视（5%）和视力模糊（5%）并不常见。大多数患者（82%）在术后24h内出现症状和/或体征，特别是在术后1h（26%）或6~12h（36%）之间。这就是为什么术后监测是至关重要的，因为这些早期症状提醒护理人员和外科医师患者有发生失明的风险。

在我们的研究中，提到了几种治疗眼睑成形术后所致失明的方法，眼眶减压是最常见的处理方法（52%），其次是给予类固醇（21%）、眦切开术（10%）、甘露醇（8%）、乙酰唑胺（5%）和睑缘缝合术（3%）。23%的患者被转诊至眼科，8%的患者仅接受观察。不可逆性失明可发生在视神经缺血90~120min后；因此，应将其作为真正的外科急诊进行积极立即处理。当怀疑发生球后出血时，立即缓解眶内压对于恢复视神经的血流至关重要。应通过床边即时拆线和外眦切开术，然后尽快在手术室进行手术探查来实现。应尽早进行眼科检查，并对患者进行辅助医疗以降低眼压：应用甲泼尼龙（100mg）、20%甘露醇（1.5~2g/kg，12.5g/3min以上）、乙酰唑胺（500mg静脉注射）、盐酸倍他洛尔眼用悬浮液（1滴，每天2次），95%氧气/5%二氧化碳。应通过频繁评估视力、视野、光感、瞳孔光反射、调节能力、眼底镜检查、眼压测量和动眼神经功能来监测视力。一旦患者回到手术室，应探查手术切口、清除血肿，并控制任何活动性出血；但不主张探查球后间隙。对于失明痊愈的患者，切口可以重新缝合；然而，对于失明持续存在的患者，手术切口和眦切开术切口应保持开放直至肿胀消退，并且应该尝试延迟闭合，通常是几天后再闭合切口。尽管采取了这些内科和外科措施，如果失明仍然存在，则应进行无对比的紧急CT检查以确定潜在的病理变化。如后部有组织血肿存在的情况下，患者将受益于骨性眼眶减压以减轻由血肿引起的眶顶压迫。前房穿刺术也可紧急降低眼压；然而，其使用仍然存在争议，并且大多数外科医师都被警告不要使用这种方法，原因是大多数失明继发于球后出血，对球后间隙减压最有效。此外，前房穿刺术具有诸如眼内出血、虹膜脱垂和白内障形成等风险。眼睑成形术后失明的处理总结如图6.3所示。

填充物注射后的失明最初可能表现为眼麻痹、斜视、眼痛、前段缺血、上睑下垂、神经症状

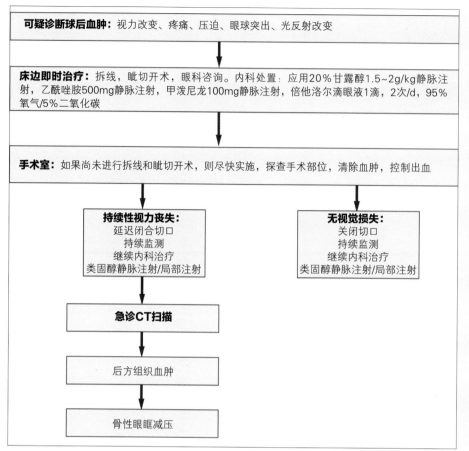

图6.3 眼睑成形术后失明的治疗策略(Reproduced with permission from Mejia JD, Egro FM, Nahai F. Visual loss after blepharoplasty: incidence, management, and preventive measures. Aesthet Surg J 2011;31(1):21-29)

流程图内容：

可疑诊断球后血肿： 视力改变、疼痛、压迫、眼球突出、光反射改变

↓

床边即时治疗： 拆线，眦切开术，眼科咨询。内科处置：应用20%甘露醇1.5~2g/kg静脉注射，乙酰唑胺500mg静脉注射，甲泼尼龙100mg静脉注射，倍他洛尔滴眼液1滴，2次/d，95%氧气/5%二氧化碳

↓

手术室： 如果尚未进行拆线和眦切开术，则尽快实施，探查手术部位，清除血肿，控制出血

↓

持续性视力丧失： 延迟闭合切口、持续监测、继续内科治疗、类固醇静脉注射/局部注射

无视觉损失： 关闭切口、持续监测、继续内科治疗、类固醇静脉注射/局部注射

↓

急诊CT扫描

↓

后方组织血肿

↓

骨性眼眶减压

（如对侧偏瘫及构音障碍）和皮肤病变（如苍白、变热、网状青斑、红斑性肢痛、溃疡，或者皮肤坏死）。Park等研究表明，大多数病例（84%）在症状出现24h内就医，最常见的处置是观察（30%）或前房穿刺（25%）。有趣的是，71%的患者经历过脑MRI检查，显示39%的患者出现局灶性或多灶性脑梗死，但只有14%伴有神经系统症状。

　　与眼睑成形术相似，必须将注射后失明视为紧急情况。然而，治疗方法与上述眼睑成形术导致失明的治疗方法不同，且不幸的是，很少成功。眼睑成形术后的变化是由血管压力引起的，而注射物引起的变化是由栓塞引起的。注射自体脂肪组织导致的失明问题尤为突出，而且一直是永久性的。无论注射的填充物类型如何，一旦出现突然失明或出现前驱症状应立即终止手术，并紧急寻求眼科医师或眼整形外科医师的帮助。在注射透明质酸的情况下，立即在血管和周围组织内应用透明质酸酶溶解透明质酸。透明质酸酶可以通过静脉注射而发挥全身作用。它可以由眼科医师直接注射到眼动脉。更常见的是，将2~4mL（150~200U/mL）的透明质酸酶注射到下外侧眼眶的栓塞血管旁，不需要注射入受影响的动脉血管而分解透明质酸。对透明质酸酶反应的速度取决于透明质酸填充物的类型，例如，Restylane（Galderma S.A.，Lausanne，Switzerland）比Juvéderm（Allergan，Inc.，Irvine，California）反应更快。患者也可以服用80mg阿司匹林作为抗血小板剂，轻柔地进行局部按摩以将药物分散到整个组织中，温敷和局部应用硝化钠以促进血管扩张。在使用血管扩张剂时，应监测生命体征，因为可能出现代偿功能减退。用其他治疗方法来降低眼内压，并将视网膜动脉栓子移到周边；这些方法包括眼部按摩，应用甘露醇、乙酰唑胺、噻吗洛尔滴眼液、甲泼尼龙。静脉注射100mg索鲁美德罗，使用针或Graefe刀排出前房液体。Delorenzi提倡使用"填充急救箱",将上述所有药物包括在内,使注射者方便地获得这些药物。这个工具箱可以提高患者的安全意识和医务人员防范这种并发症的意识,并且每一个进行填充注射的医师办公室内都应有这样一个"急救箱"。视觉诱发电位或脑MRI检查可能有助于确认诊断并排除大脑受累。考虑到71%接受脑MRI检查的患者中,39%的患者出现局灶性或多灶性脑梗死,但只有14%的患者出现伴随的神经症状,脑MRI尤其有助于确定诊断。MRI检查结果阳性提示医师应立刻咨询神经科医师并立即启动卒中治疗方案。注射后失明的管理总结如图6.4所示。

眼睑成形术或注射后失明是一种罕见和可怕的并发症。了解其病因、病理学和表现可以帮助外科医师迅速采取行动,将永久性失明转变为暂时性失明。毋庸置疑避免失明的发生比紧急治疗更可取,因此,外科医师应该采取预防措施,对这种灾难性事件保持警惕。

6.4　操作要点

- ·眼睑成形术或注射后失明是一种极其罕见但具有毁灭性的并发症。
- ·避免策略包括降低风险因素、优化患者健康、提高手术技术和密切地进行术后监测。
- ·及早认识和及时处理是成功解决失明的关键。
- ·我们已经介绍了多种手术及非手术疗法,应该针对最初的损害进行选择。
- ·应使用钝针在眼眶周围进行注射,医师应在取出针头时始终进行注射。

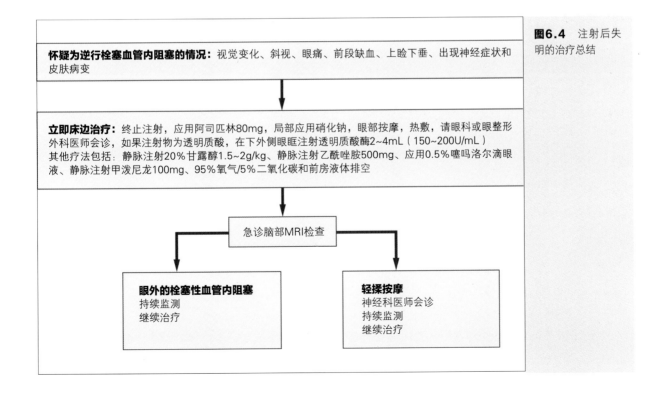

图6.4 注射后失明的治疗总结

怀疑为逆行栓塞血管内阻塞的情况: 视觉变化、斜视、眼痛、前段缺血、上睑下垂、出现神经症状和皮肤病变

立即床边治疗: 终止注射,应用阿司匹林80mg,局部应用硝化钠,眼部按摩,热敷,请眼科或眼整形外科医师会诊,如果注射物为透明质酸,在下外侧眼眶注射透明质酸酶2~4mL(150~200U/mL)
其他疗法包括:静脉注射20%甘露醇1.5~2g/kg、静脉注射乙酰唑胺500mg、应用0.5%噻吗洛尔滴眼液、静脉注射甲泼尼龙100mg、95%氧气/5%二氧化碳和前房液体排空

急诊脑部MRI检查

眼外的栓塞性血管内阻塞
持续监测
继续治疗

轻揉按摩
神经科医师会诊
持续监测
继续治疗

参考文献

[1] Carruthers JD, Fagien S, Rohrich RJ, Weinkle S, Carruthers A. Blindness caused by cosmetic filler injection: a review of cause and therapy. Plast Reconstr Surg. 2014; 134(6):1197–1201.

[2] DeLorenzi C. Complications of injectable fillers, part 2: vascular complications. Aesthet Surg J. 2014; 34(4):584–600.

[3] DeLorenzi C. Complications of injectable fillers, part I. Aesthet Surg J. 2013; 33(4):561–575.

[4] DeMere M, Wood T, Austin W. Eye complications with blepharoplasty or other eyelid surgery. A national survey. Plast Reconstr Surg. 1974; 53(6):634–637.

[5] Hartmann E, Morax PV, Vergez A. Grave visual complications of surgery of eyelid pouches [in French] Ann Ocul (Paris). 1962; 195:142–148.

[6] Hass AN, Penne RB, Stefanyszyn MA, Flanagan JC. Incidence of postblepharoplasty orbital hemorrhage and associated visual loss. Ophthal Plast Reconstr Surg. 2004; 20(6):426–432.

[7] Lazzeri D, Agostini T, Figus M, Nardi M, Pantaloni M, Lazzeri S. Blindness following cosmetic injections of the face. Plast Reconstr Surg. 2012; 129(4):995–1012.

[8] Lelli GJ, Jr, Lisman RD. Blepharoplasty complications. Plast Reconstr Surg. 2010; 125(3):1007–1017.

[9] Mejia JD, Egro FM, Nahai F. Visual loss after blepharoplasty: incidence, management, and preventive measures. Aesthet Surg J. 2011; 31(1):21–29.

[10] Ozturk CN, Li Y, Tung R, Parker L, Piliang MP, Zins JE. Complications following injection of soft-tissue fillers. Aesthet Surg J. 2013; 33(6):862–877.

[11] Park SW, Woo SJ, Park KH, Huh JW, Jung C, Kwon OK. Iatrogenic retinal artery occlusion caused by cosmetic facial filler injections. Am J Ophthalmol. 2012; 154(4):653–662.e1.

[12] Park KH, Kim YK, Woo SJ, et al; Korean Retina Society. Iatrogenic occlusion of the ophthalmic artery after cosmetic facial filler injections: a national survey by the Korean Retina Society. JAMA Ophthalmol. 2014; 132(6):714–723.

[13] Rohrich RJ, Coberly DM, Fagien S, Stuzin JM. Current concepts in aesthetic upper blepharoplasty. Plast Reconstr Surg. 2004; 113(3):32e–42e.

[14] Wolfort FG, Vaughan TE, Wolfort SF, Nevarre DR. Retrobulbar hematoma and blepharoplasty. Plast Reconstr Surg. 1999; 104(7):2154–2162.

7 眼球运动障碍

Ted H. Wojno

概述

 复视是一种令人烦恼的状况。眼周手术后出现"复视"的情况很常见，幸运的是，后果不严重。本章讨论了导致复视的常见原因及其处理。

 关键词：斜视，眼球运动，注视的基本位置，被动牵拉试验，隐斜

7.1 患者病史导致特定问题

 患者是一名64岁的非裔美国女性，她在1个月前接受了全身麻醉下的经结膜下睑成形术。她主诉手术后出现了复视（图7.1）。她在术后康复室内就发现了这个问题。之后复视略有改善，不伴有视力丧失或不适。除此之外，她身体健康，除了戴老花镜外，没有其他眼科问题。

7.2 患者现状的解剖学描述

 根据转诊外科医师的报告，该手术过程中右下睑鼻脂肪囊区域的出血是显著的，需要通过强有力的烧灼促进组织收缩来控制出血（图7.2）。手术后，她的右下睑肿胀和瘀伤非常明显，现在几乎完全消失了。眼科检查显示双眼视力为1.0。瞳孔、眼压和视网膜扩张检查正常。眼球运动检查显示患者右眼抬高困难，尤其是内收位（向左看）。使用局部麻醉剂进行被动牵拉试验结果是正常的。诊断为下斜肌麻痹。

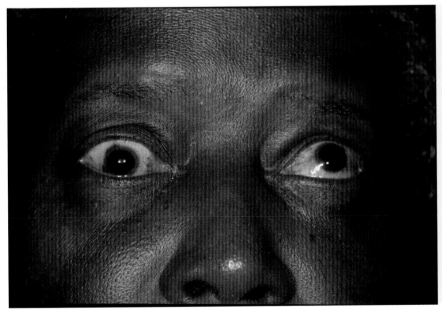

图7.1 下睑成形术后出现复视的患者

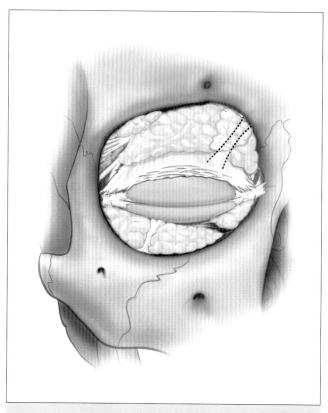

图7.2　下睑脂肪囊及其邻近下斜肌的示意图（Reproduced with permission from Codner MA, McCord Jr CD. Eyelid & Periorbital Surgery. 2nd ed. New York, NY: Thieme; 2016.）

7.3　推荐的解决方案

外科医师应在康复室里出现这个问题时对它进行处理。这需要患者此时完全清醒并且可以配合。

· 对患者的视力进行基本评估。

· 检查患者的眼球对齐情况/平齐情况和运动。

· 考虑进行被动牵拉实验。

7.4　技巧

依次检查患者每一只眼的视力。可通过口袋视力表或"近距离卡"轻松完成，其通常从1.0~0.1校准。让患者在舒适的阅读距离内握住它。如果患者戴着老花镜或双光眼镜进行近距离视力矫正（大多数40岁以上的人都是这样），请确保使用这些眼镜。如果没有近距离卡，请使用大约0.4视力的杂志或报纸。

通过让患者看一个大约60cm远的手电筒来检查眼睛的对齐情况。在正常情况下，光反射将集中在每只眼睛瞳孔上相同的点上（图7.3）。对于单侧外斜视，与正常眼相比，光反射会向鼻侧偏移

（图7.4），而在内斜视中，光反射会随时间出现偏斜（图7.5）。同样地，如果是上斜视，光反射会位于角膜的下方；而下斜视，反射会比未受累的眼睛位置更高。

在注视的基本位置检查患者的眼球活动性（图7.6）。在内侧注视中，虹膜边缘通常会被内侧眼角的软组织轻微掩盖（图7.7）。在外侧视时，颞侧角膜边缘通常刚好到达外眼角（图7.8）。在向下和向上注视时，眼睛从中线移动大约45°是正常的（这将使光反射分别位于上下角膜边缘的外面）。斜视度随着患者年龄的增长而减少，到94岁，上视角度只有16°是正常的。当然，眼睑和结膜水肿可能掩盖这些发现，使得观察更加困难。

如果怀疑有眼球运动障碍，医师可能会决定进行被动牵拉实验。首先，滴一滴局部眼麻醉剂。接下来，在角膜巩膜缘外侧，与可疑的运动不足方向相反180°，用浸泡在2%利多卡因中的棉签涂抹30s（图7.9a）。例如，如果右眼球未能完全向下旋转，则将棉签放在右眼角膜缘附近的12点钟位

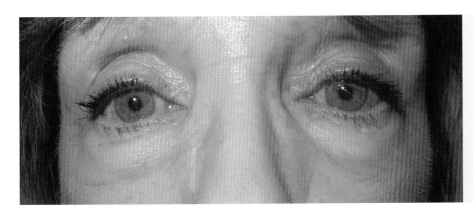

图7.3　角膜光反射显示正常的眼睛位置

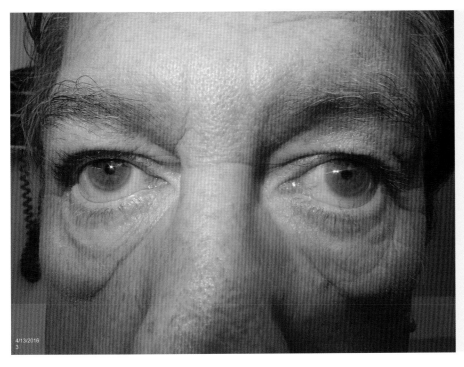

图7.4　角膜光反射显示左外斜视

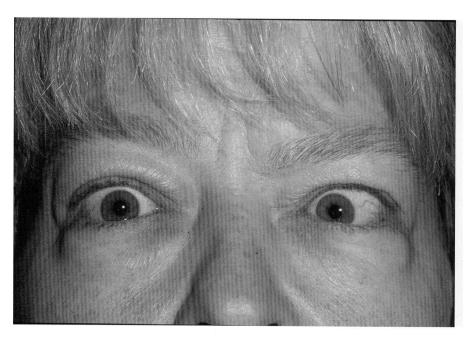

图7.5 角膜光反射显示左内斜视

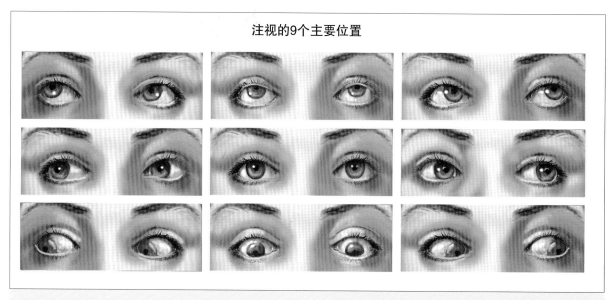

图7.6 注视的9个主要位置

置。接下来，用小齿镊夹住角膜缘附近位置的结膜，向下转动眼睛（图7.9b）。眼球应能轻松而安全地移动到正常的注视终点。眼球移动困难意味着存在眼球运动限制性因素，如骨折或眼眶水肿和出血。然而，焦虑的患者可能会出现假阳性的结果，他们可能会抵抗检查者尝试移动眼球的行为。如果眼球很容易移动到明显运动不易的区域，则怀疑有眼肌麻痹。

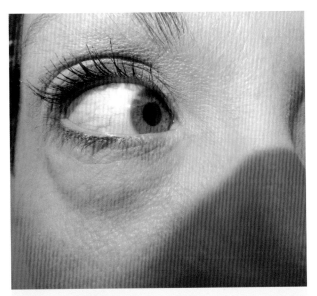

图7.7　右眼内侧视（内收）正常

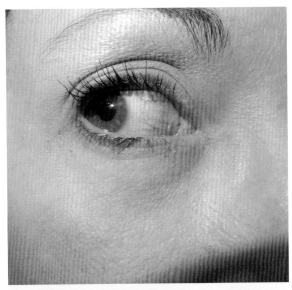

图7.8　右眼正常侧位注视（外展）

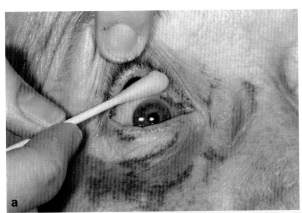

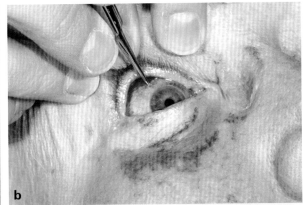

图7.9　（a、b）将浸泡在利多卡因中的棉签敷贴放置在边缘外侧

7.5　术后照片和结果的评估

　　由于多种原因，在眼周手术后会出现眼球运动障碍。直接损伤眼外肌或运动神经会导致受累肌肉立即出现运动不全，并伴有检查可发现的肌肉麻痹和患者复视主诉。眼眶出血和水肿也会导致术后立即出现运动障碍，通常伴有明显的眼球突出、眼睑肿胀和/或瘀斑。在这种情况下，被动牵拉试验结果通常是阳性的。出血和水肿引起的复视会在数天内消失，而肌肉或神经直接损伤引起的复视有时是永久性的。

　　术后复视的不常见原因是斜视的失代偿。隐斜症是动眼神经系统相对常见的病症，通常由患者的融合能力来控制。由于镇静、全身麻醉、眼眶水肿甚至睡眠不足的影响，隐斜症可以失代偿（变成明显的斜视）。失代偿的隐斜症通常会在患者痊愈后几天内迅速恢复。

毋庸置疑，眼周手术后，"复视"最常见的情况是患者经常将任何视觉功能上的干扰视为"复视"。肿胀，使用眼药膏，过度流泪，止痛药和麻醉剂的镇静作用是常见的原因。这可以通过询问患者是否能看到单个物体的两个不同图像来确定，例如将检查者的手指放在患者面前60cm。然后，患者通常会进一步描述病情实际上更像是一种模糊，可以通过眨眼或擦拭眼睛来消除（这让医师松了一口气）。这样的患者可以放心，他们的症状是正常的，手术后很快就会解决。显然，对于不能迅速改善或明显干扰眼部运动的问题，需要转诊给眼科医师。

此病例因右下睑鼻脂肪囊区出血过多所致。该囊袋通常包含内眼睑血管，在某些患者中，内眼睑血管可能非常大，如果切开会导致威胁视力的出血（图7.10）。下斜肌通常位于内侧脂肪袋的外侧。此区域的手术操作可导致下斜肌或其运动神经受损。在接下来的2个月内，没有治疗的情况下，这个患者的眼运动障碍消失了，复视也消失了。

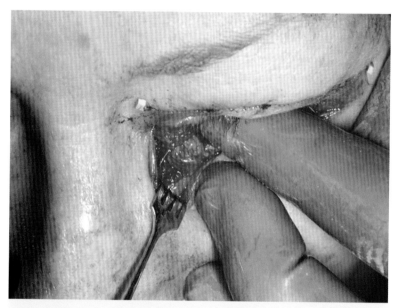

图7.10 左下睑内侧脂肪囊内有一条较大的内侧眼睑动脉

7.6 要点

· 患者在眼周手术后经常出现"复视"。

· 在大多数情况下，眼周手术期间出现的复视是良性的和自限性的。

· 外科医师如果确定患者有病理变化，应转诊给眼科医师。

参考文献

[1] Chamberlain W. Restriction in upward gaze with advancing age. Am J Ophthalmol. 1971; 71(1, Pt 2):341–346.
[2] Von Noorden GK. Burian-von Noorden's Binocular Vision and Ocular Motility. 2nd ed. St. Louis, MO: CV Mosby; 1980.

第三部分

上睑

8 上睑：临床概述

Ted H. Wojno

　　本章中关于上睑讨论了许多关键问题。在某种程度上，大多数人必须考虑到提上睑肌。提上睑肌作为上睑的主要功能结构，手术时必须始终关注它。必须小心避免或视情况进行适当处理。它对上睑下垂的修复和上睑褶皱的形成至关重要。

　　提上睑肌起自蝶骨小翼，就在眶尖总腱环的上方。它插到上睑板边界，睑板的前表面，内眦韧带、外眦韧带（泪腺眼眶和眼睑裂片后）、睑板前皮肤和眼轮匝肌。它包含眼睑水平的上横韧带（Whitnall's韧带），在这一点上它改变走行方向。横纹肌部分长40mm，腱膜长15mm，但是这些测量值因个体解剖和种族不同而异。米勒肌长约10mm，起自眶隔后方，止于睑板上缘（图8.1）。

　　治疗上睑下垂时，必须区分先天性上睑下垂和后天性上睑下垂，因为影响手术的因素有显著差

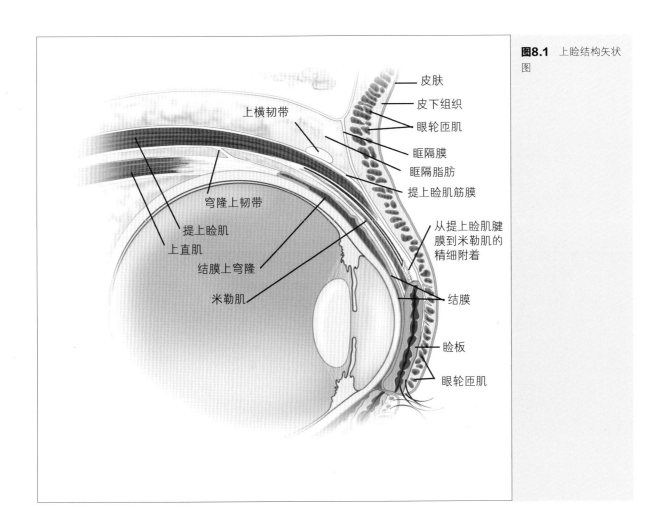

图8.1 上睑结构矢状图

45

异。先天性上睑下垂通常是单侧的，可以认为是营养不良的肌肉。一般来说，上睑下垂越严重，提上睑肌营养不良程度越严重，与屈光参差、弱视或斜视的关系越大。先天性上睑下垂可伴有睑裂综合征、下颌瞬目综合征或上直肌无力。手术修复包括缩短相对较大的提上睑肌，范围为12~20mm，通常被称为"提上睑肌切除手术"，这种切除包括米勒肌。在严重的先天性上睑下垂病例中，没有足够的功能性提上睑肌可以缩短，需要使用同种异体材料或自体阔筋膜来进行额肌悬吊。先天性上睑下垂的修复可导致兔眼，如果在10岁之前完成，患者的终身耐受性良好。

有时，如果不清楚病史，医师可能必须确定上睑下垂是先天性的还是后天性的。先天性上睑下垂通常提肌功能检测显示上睑偏移量2~10mm，后天性上睑下垂检测显示上睑偏移量>12mm。测量提肌的提举功能时，将直尺放在眼睛中央处，让患者俯视，使眉毛固定位置，以避免额肌的参与（图8.2a）。然后，让患者向上看测量上睑从下往上的偏移量，以获得提上功能结果（图8.2b）。

单侧病例中有用的信息是眼睑下垂的位置。在单侧先天性上睑下垂病例中，俯视时与正常眼睑相比下降（图8.3）。这是由于先天性上睑下垂的肌肉部分被纤维组织所替代，缺乏弹性，因此在向下俯视时不容易下移。相反，后天性上睑下垂的眼睑表现为肌肉/腱膜伸展，因此下降到比正常眼睑更低的水平（图8.4）。当然，这个发现对双侧上睑下垂没有帮助。

医师在日常工作中遇到的上睑下垂大多是后天性的，且为年龄相关性上睑下垂。这通常是提上睑肌腱膜变薄和/或伸展所致的，修复通常被称为"腱膜手术"。尽管人们经常讨论这种情况，但真正的腱膜损伤是非常罕见的，外科医师几乎总能看到一种连续的、非常透明的腱膜。与先天性上睑下垂相比，后天性上睑下垂患者的提上睑肌的手术收紧相对较小，通常在2~10mm范围内。术后眼球突出不常见，考虑到手术患者的年龄，一般应能避免。

获得性上睑下垂也可以通过切除或不切除部分睑板来缩短米勒肌来治疗，这种方法有许多变异。它通常比提上睑肌腱膜手术效果更快，创伤更小，是许多外科医师的首选方法。

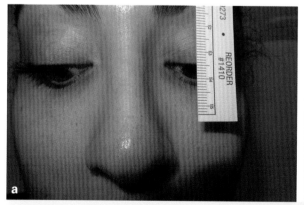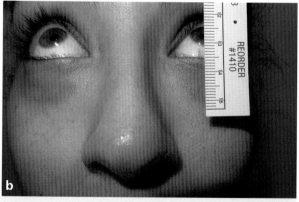

图8.2　（a）测量提肌功能，固定眉毛，让患者俯视，并在眼睛中央的眼睑上放置一把尺子。（b）保持眉毛和尺子静止时，让患者向上看来测量上睑移动量，单位为mm

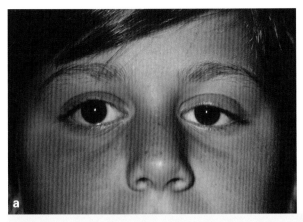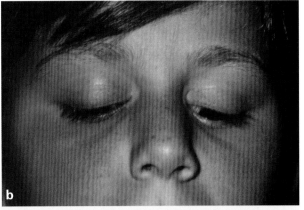

图8.3　（a）先天性左上睑下垂患者。（b）同一名患者俯视。注意在向下俯视时，左上睑不像正常的右上睑下降得那么多

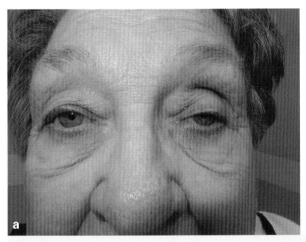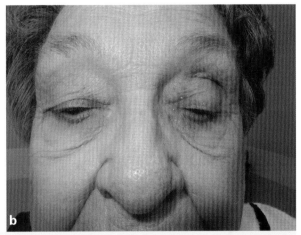

图8.4　（a）左上睑后天性上睑下垂患者。（b）同一位患者俯视。注意在向下凝视时，左上睑比正常的右上睑下降得更多

　　重睑线是上睑手术易被忽视的内容。我相信它经常被忽视，从而导致不太理想的结果。上睑下垂修复后，上睑缘可能在同一位置，但如果重睑线不均匀，重睑看起来会不对称。从历史上来看，对上睑重睑线的研究可以追溯到100多年前的亚洲"双眼皮"手术。弗劳尔斯（Flowers）使用了"锚定眼睑成形术"（Anchor Blepharo-Plasty）这个词，辛（Sheen）提到了"上睑固定术"（Supratarsal Fixed）这个词，坦泽尔（Tenzel）提到了"上睑高折痕"（High Upper睑折痕）这个词。他们注意到，上睑的切口会出现粘连过高的重睑褶皱，使睑板前的皮肤变得更紧、更光滑。虽然上睑切口线经常会自发形成重睑线，但这并不总是可靠的。重睑线修复技术保证了重睑线的位置和对称性，可以在减少皮肤切除量的同时，得到令人满意的效果。眼睑重睑线可在上睑成形术和上睑下垂修复术中形成。关于眼睑重睑线形成的详细讨论，读者可以参考Putterman和Urist医师的优秀文章。

参考文献

[1] Flowers RS. Upper blepharoplasty by eyelid invagination. Anchor blepharoplasty. Clin Plast Surg. 1993; 20(2):193–207.
[2] Mikamo M. Plastic operation of the eyelid. J Chugaiijashimpo. 1896; 17:1197.
[3] Millard DR, Jr. Oriental peregrinations. Plast Reconstr Surg (1946). 1955; 16(5):319–336.
[4] Putterman AM, Urist MJ. Reconstruction of the upper eyelid crease and fold. Arch Ophthalmol. 1976; 94(11):1941–1954.
[5] Sayoc BT. Plastic construction of the superior palpebral fold in slit eyes. Bull Phil Ophthalmol Otolaryngol Soc. 1953; 1:2.
[6] Sheen JH. Supratarsal fixation in upper blepharoplasty. Plast Reconstr Surg. 1974; 54(4):424–431.
[7] Tenzel R. Upper eyelid crease formation. In: Putterman AM, ed. Cosmetic Oculoplastic Surgery. Grune & Stratton, Inc.; 1982:179–186.
[8] Uchida K. A surgical method for the double eyelid operation. Jpn J Ophthalmol. 1926; 30:593.

9 瘢痕

Kathleen F. Petro 和 Brent Hayek

概述

一些已知的增生性瘢痕的危险因素包括伤口张力、细菌定植、年龄较轻，可能还有种族原因。目前很少有研究增生性瘢痕非手术治疗的随机临床试验，也没有针对眶周区域瘢痕进行治疗的临床试验。一些研究证明采用压力、闭塞、局部注射类固醇（如曲安奈德、5-氟尿嘧啶）、磨皮和某些激光治疗等方法有效。

关键词：增生性瘢痕，硅酮，眼睑成形术，曲安奈德，5-氟尿嘧啶，非手术瘢痕治疗

9.1 导致特殊眼睑问题的患者病史

患者是一名55岁的亚洲女性，她曾做过眼睑手术，包括双侧上睑成形术、内眦成形术和外眦成形术（图9.1）。

她的第一次手术是行内眦成形术，通过Park Z设计完成，用6-0尼龙缝间断缝合。术后2个月行双侧眼睑成形术，包括去除部分皮肤、眼轮匝肌和脂肪。她同时做了外眦成形术，但具体细节我们无法得知。用双极电凝止血，皮肤用6-0尼龙线闭合切口。术后，她的右侧眼睑外侧切口裂开。经治疗痊愈。手术后1个月，她的上睑重睑线和外眦处存在美学上不能接受的瘢痕。她的重睑线也不对称，如图9.1所示。

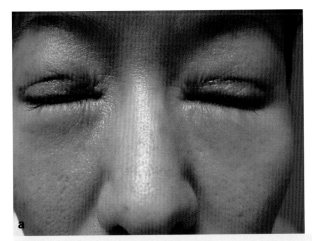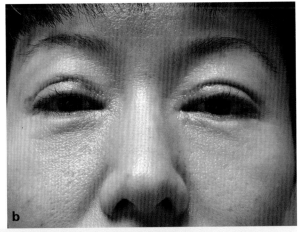

图9.1 该患者有双侧上睑成形术、内眦成形术和外眦成形术的病史，上睑有明显瘢痕。（a）闭眼时最明显。（b）睁眼时也很明显

9.2　解剖描述患者的现状

患者右上睑切口大于左上睑切口和左外眦切口。瘢痕不规则、隆起、有硬结和红斑（图9.2）。右侧重睑线高出睑缘9mm，比左侧重睑线高出1mm。

问题分析

通过适当的术前评估和缝合，眼睑成形术的切口愈合良好，并发症最少。然而，有几个与切口愈合相关的潜在问题，包括右上睑切口裂开、增生性瘢痕和术后不对称。当使用缝合线闭合眼睑成形术切口时，切口裂开通常沿着较厚的皮肤横向发生。这可以通过指导患者避免揉眼，或者在间断缝合时增加缝合点使缝合间隔更小来避免。

术后不对称是"亚洲眼睑成形术"术后不满意的常见原因，在13%~35%的患者中可发生不对称。其原因可能包括重睑线不对称、眉毛不对称或术前轻度单侧上睑下垂，眼睑皮肤切除后可加重。在制订手术计划时拉伸眼睑皮肤，反复检查、测量和标记，仔细固定眼睑，可以最大限度地减少术后不对称。

对于增生性瘢痕，人们虽然尚未完全了解，可能原因是细胞增多，新生血管增多，炎症细胞因子和过量的胶原蛋白生成共同造成的。胶原蛋白生成和胶原酶之间的不平衡导致肉芽组织增生及瘢痕肥厚。增生性瘢痕形成的危险因素是患者年轻、细菌定植和皮肤受到拉伸。化疗和使用他汀类药物可能对增生性瘢痕有保护作用。

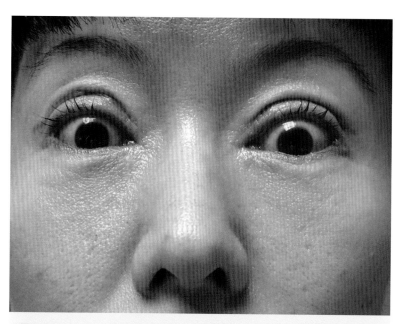

图9.2　眼睑增生性瘢痕凸起、红斑、不规则，导致重睑线存在不对称性和重睑线差异的可见性增加

虽然在眼睑成形术中不常见，但损伤到真皮层（包括手术）都存在增生性瘢痕形成的可能性。亚洲国家的人的眼睑真皮中含有相对较多的胶原蛋白，与欧美国家的人相比，往往更厚，这可能增加增生性瘢痕的形成风险。根据对乳房缩小和胸骨切开术切口的研究，60%~65%的患者在术后第一年出现增生性瘢痕，通常在术后3个月内。30%~35%的手术切口在术后1年出现持续增生性瘢痕，术后12个月自发性瘢痕消退率接近50%。据我们所知，还没有研究评估眼睑成形术后瘢痕形成的发生率和增生性瘢痕发生时的自发消退率。然而，众所周知，上睑增生性瘢痕的形成比其他皮肤区域少得多。

人们提出了许多治疗方法来减少增生性瘢痕的出现。目前没有足够的证据支持维生素E、洋葱提取物、咪喹莫特乳膏和按摩疗法对增生性瘢痕有效。研究表明，硅酮敷料、加压敷料、皮质类固醇、化疗药物和肉毒素可以防止过度瘢痕增生，但这些治疗方案中的许多治疗都没有进行临床试验。

Kafka等最近发表的一篇关于增生性瘢痕干预措施的综述详细介绍了为数不多的为增生性瘢痕提供循证治疗的临床试验。硅酮敷料已被证明是有效治疗和预防烧伤和创伤后增生性瘢痕的材料。这些硅酮敷料已被证明可以减少瘢痕厚度，增加柔韧性，减轻疼痛和瘙痒，并改善色素沉着。在Li-Tsang等人的一项对照临床试验中，同时使用加压敷料可以增强这种效果。最近的一项弹性硅酮敷料"包裹技术"的临床试验表明，弹性硅酮敷料可降低伤口张力，改善瘢痕外观。硅酮敷料可以在药房买到，患者可以把硅酮片切成合适的尺寸，然后敷在眼睑瘢痕上过夜。

曲安奈德（TAC）是一种常用的抑制异常瘢痕形成的药物，已在多项小范围研究中被证明是有效的。然而，它与注射部位疼痛、色素沉着、皮肤和皮下脂肪萎缩以及毛细血管扩张等副作用有关，发生率约为37%。

在3项前瞻性、随机、双盲、对照的临床试验中，以1级证据为依据，将局部TAC治疗与联合应用TAC和5-氟尿嘧啶（5-FU）进行比较。联合治疗组（TAC+5-FU）与单独治疗组相比，可减少副作用、降低瘢痕凸度、改善色素/红斑和柔韧性。Asilian等在TAC+5-FU治疗的基础上增加了一个附加治疗，即在治疗组中加入585nm脉冲染料激光照射。与TAC+5-FU治疗组相比，本组色素沉着/红斑情况得到改善。在包括许多小型研究在内的大型变化分析中，Ren等支持这些发现，证明TAC+5-FU治疗增生性瘢痕和瘢痕疙瘩时，瘢痕凸度、患者满意度和红斑均有所改善。

由于临床试验缺乏有效证据，目前还没有被人们普遍接受的治疗增生性瘢痕的指南。在上述选项中，局部注射TAC+5-FU似乎是治疗增生性瘢痕最有效的循证治疗方法。不幸的是，这些研究并没有特别针对面部瘢痕，其结果可能并不直接适用于眼睑成形术导致的增生性瘢痕。

9.3 建议的解决方案

· 类固醇软膏（如氟美洛酮眼药膏），配合或不配合应用闭塞敷料，按摩，每日8h（如夜间）。

· 局部注射TAC、TAC+5-FU或单独注射5-FU。

· 考虑激光治疗，如脉冲染料激光或其他表面处理。

9.4　技术

患者3个月内每日按摩且应用2次氟美舒龙软膏对瘢痕无明显效果。因此，我们在术后第4个月和第7个月向双侧眼睑成形术和外眦瘢痕注射0.05mL TAC（40mg/mL）。必须小心，因为这种浓度的TAC可能导致可见的色素在真皮下沉着。此外，可使用10mg/mL的浓度，不太可能引起色素沉着。

9.5　术后照片及评价结果

病变内TAC注射显著改善了患者的眼睑成形术瘢痕（图9.3）。瘢痕的厚度和凸度有所改善，红斑逐渐消失。患者注意到眼睑的对称性有所改善。如图9.3所示2年后拍摄的照片，她的重睑线仍有细微的不对称，随着增生性瘢痕的显著减少，这种不对称性不太明显。

9.6　操作要点

· 增生性瘢痕形成的危险因素包括年龄较轻、细菌定植、张力下皮肤松解下愈合以及亚裔种族。

· 硅酮产品（凝胶＞片）可以对增生性瘢痕提供有效的非手术治疗。

· 局部应用曲安奈德是一种常用且有效的治疗方法。

· 病灶内注射TAC+5-FU或病灶内单纯注射5-FU是一种循证治疗方法，可减少TAC的副作用，提高增生性瘢痕的消退率。

· 放射治疗可以有效地减少瘢痕，但不建议应用于眼睑。

· 激光治疗可能有价值，但最佳波长和能量水平没有被很好地定义。

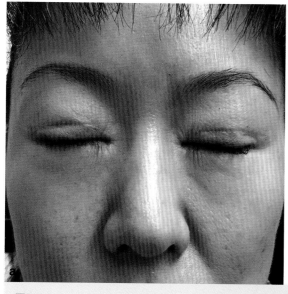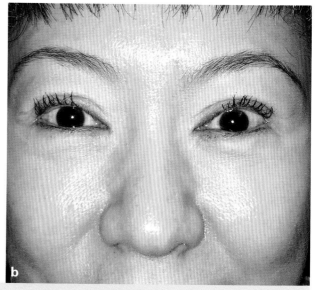

图9.3　（a，b）眼睑成形术后瘢痕、红斑、硬结、隆起得到改善，2年后患者眼睑对称性得到改善

参考文献

[1] Asilian A, Darougheh A, Shariati F. New combination of triamcinolone, 5-fluorouracil, and pulsed-dye laser for treatment of keloid and hypertrophic scars. Dermatol Surg. 2006; 32(7):907–915.

[2] Butzelaar L, Ulrich MM, Mink van der Molen AB, Niessen FB, Beelen RH. Currently known risk factors for hypertrophic skin scarring: a review. J Plast Reconstr Aesthet Surg. 2016; 69(2):163–169.

[3] Darougheh A, Asilian A, Shariati F. Intralesional triamcinolone alone or in combination with 5-fluorouracil for the treatment of keloid and hypertrophic scars. Clin Exp Dermatol. 2009; 34(2):219–223.

[4] Kafka M, Collins V, Kamolz LP, Rappl T, Branski LK, Wurzer P. Evidence of invasive and noninvasive treatment modalities for hypertrophic scars: a systematic review. Wound Repair Regen. 2017; 25(1):139–144.

[5] Khan MA, Bashir MM, Khan FA. Intralesional triamcinolone alone and in combination with 5-fluorouracil for the treatment of keloid and hypertrophic scars. J Pak Med Assoc. 2014; 64(9):1003–1007.

[6] Kim DW, Bhatki AM. Upper blepharoplasty in the Asian eyelid. Facial Plast Surg Clin North Am. 2007; 15(3):327–335, vi.

[7] Leventhal D, Furr M, Reiter D. Treatment of keloids and hypertrophic scars: a metaanalysis and review of the literature. Arch Facial Plast Surg. 2006; 8(6):362–368.

[8] Li-Tsang CW, Zheng YP, Lau JC. A randomized clinical trial to study the effect of silicone gel dressing and pressure therapy on posttraumatic hypertrophic scars. J Burn Care Res. 2010; 31(3):448–457.

[9] Longaker MT, Rohrich RJ, Greenberg L, et al. A randomized controlled trial of the embrace advanced scar therapy device to reduce incisional scar formation. Plast Reconstr Surg. 2014; 134(3):536–546.

[10] Mahdavian Delavary B, van der Veer WM, Ferreira JA, Niessen FB. Formation of hypertrophic scars: evolution and susceptibility. J Plast Surg Hand Surg. 2012; 46(2):95–101.

[11] Momeni M, Hafezi F, Rahbar H, Karimi H. Effects of silicone gel on burn scars. Burns. 2009; 35(1):70–74.

[12] Niessen FB, Schalkwijk J, Vos H, Timens W. Hypertrophic scar formation is associated with an increased number of epidermal Langerhans cells. J Pathol. 2004; 202(1):121–129.

[13] Rabello FB, Souza CD, Farina Júnior JA. Update on hypertrophic scar treatment. Clinics (Sao Paulo). 2014; 69(8):565–573.

[14] Ren Y, Zhou X, Wei Z, Lin W, Fan B, Feng S. Efficacy and safety of triamcinolone acetonide alone and in combination with 5-fluorouracil for treating hypertrophic scars and keloids: a systematic review and meta-analysis. Int Wound J. 2017; 14(3):480–487.

[15] van der Wal MB, van Zuijlen PP, van de Ven P, Middelkoop E. Topical silicone gel versus placebo in promoting the maturation of burn scars: a randomized controlled trial. Plast Reconstr Surg. 2010; 126(2):524–531.

10 重睑线

Ted H. Wojno

概述

上睑手术中重睑线的形成常被忽视。本章介绍的技术，结合皱纹形成可以提高美学效果，并提供更好的手术结果。

关键词：重睑线，睑板固定，定位重睑术

10.1 患者病史导致特定问题

患者是一名66岁的白人女性，她在1年前接受了双侧上睑成形术。她对右眼的外观不满意，并要求去除右上睑部分皮肤，以更好地与左眼保持对称性（图10.1）。

10.2 解剖描述患者的现状

该患者上睑成形术后上睑重睑线水平不对称，这是一个常见问题。导致这种情况最常见的原因是在最初行眼睑成形术时去除不等量的皮肤、肌肉或脂肪。在这种情况下（其他条件相同），冗余度越高的一侧，术后上睑重睑线越低。这种情况很容易通过去除眼睑上多余的组织来解决。然而，这种情况是不同的，尽管从每个上睑上取下了等量的皮肤，但右侧切口较左侧切口位置低。这导致右侧重睑线较低。这在俯视照片中很明显，可以观察到两个重睑线的高度不相等（图10.2）。这使得右上睑

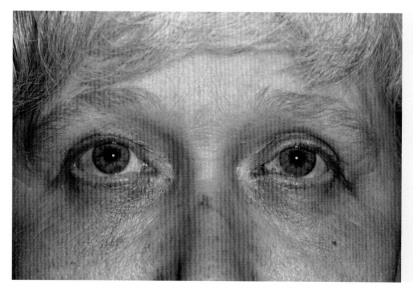

图10.1 患者右上睑上有多余的皮肤

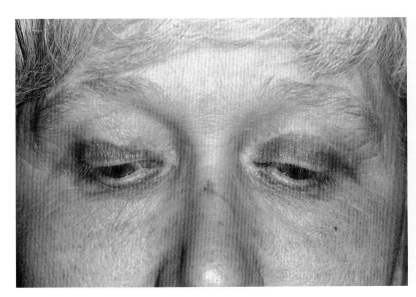

图10.2 俯视时，右上睑的重睑线明显
较低

上有多余皮肤出现。因为在这个特殊的患者中，从右上睑去除额外的皮肤可能会导致眼睑下垂，所以这个解决方案是不可行的。

10.3　建议的解决方案

- 抬高右上睑的重睑线。
- 测量左上睑的重睑线高度。
- 将这些测量值转移到右上睑，并在此水平上创建一个新的重睑线。

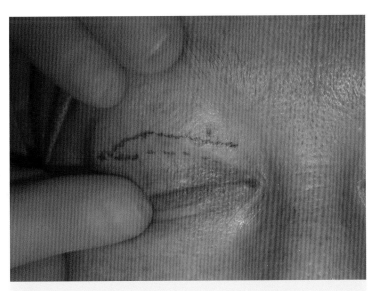

图10.3　在旧眼睑重睑线上方勾勒出新的、更高的重睑线切口

10.4　技术

在注射局部麻醉剂之前，测量从睫毛线到左上睑中心、中间和侧面的重睑线，眼球向下看。将这些测量值复制到右上睑上。图10.3显示旧重睑线靠下，建议将新重睑线设计在旧重睑线之上。此时可注射麻醉剂，在新设计的重睑线处，切开皮肤和眼轮匝肌。切口下分离眼轮匝肌暴露该区域的提上提肌腱膜。此处可能有上次手术残留的淋巴结及脂肪组织。如果有脂肪组织残留，剥离脂肪组织与提肌缝合之间的细小附着，露出提肌。使用剪刀（我更喜欢用钝的或锋利的韦斯科特剪刀），插入睑板前眼轮匝肌下的水平，直到低于旧的重睑线（图10.4）。注意：一定要剥离开整个旧重睑线处的皮肤与皮下组织。

使用3根6-0缝合线内固定新的重睑线切口。在新的重睑线处对提肌腱膜缝1针（图10.5），然后在切口的下边缘眼轮匝肌处缝1针（图10.6）。图10.7所示为横截面。从中央、内侧、外侧进行此操作（图10.8）。用一条连续的缝合线缝合皮肤。

或者，可以用中间、内侧和外侧的3处缝合形成重睑线。要做到这一点，首先缝合切口下边缘的皮肤，如图10.9所示。接下来，在皮肤边缘深处提肌腱膜处缝1针（图10.10）。然后，缝合上部皮肤边缘（图10.11）。缝合的横截面示意图如图10.12所示。然后打结（图10.13）。6-0缝合线对这种操作是有利的，因为它相对很少引起炎症反应，并且将在每个缝合位置产生"点焊"作用。这可能比第一种技术更容易操作，但是当1周后拆除缝合线或可吸收缝合线溶解时偶尔会导致重睑线消失。

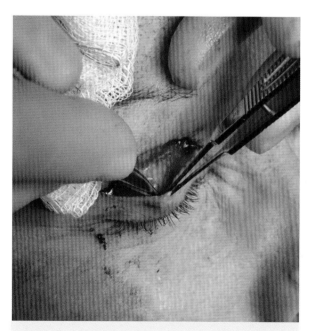

图10.4　新重睑线切开后，在旧重睑线深层的睑板前表面，皮肤和眼轮匝肌下分离，以释放粘连

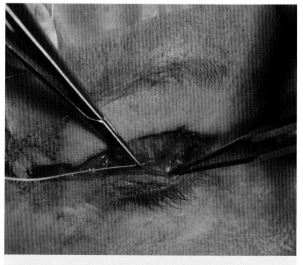

图10.5　用涤纶线在新重睑线处缝合提肌腱膜

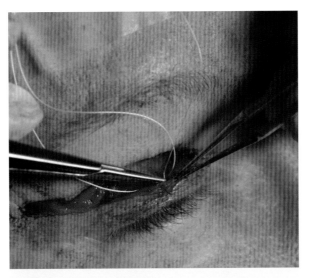

图10.6 缝合线穿过切口下缘的眼轮匝肌

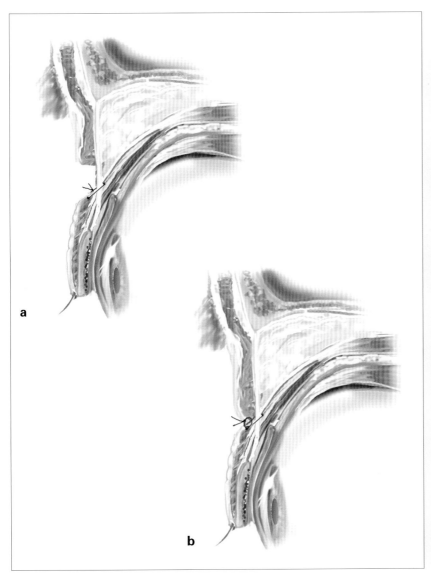

图10.7 重睑线缝合的横截面图

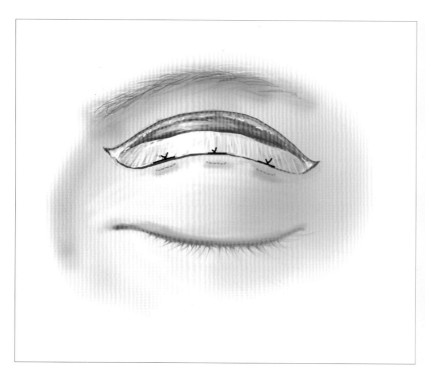

图10.8 中间内侧和外侧的3处缝合形成重睑线的正面示意图

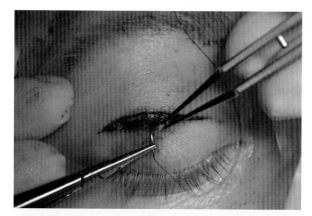

图10.9 第6章所示的重睑线形成的替代方法。在这里，用1根6-0的丝线缝合皮肤边缘

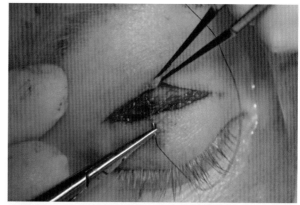

图10.10 接着缝合线穿过提肌筋膜，直到皮肤下缘

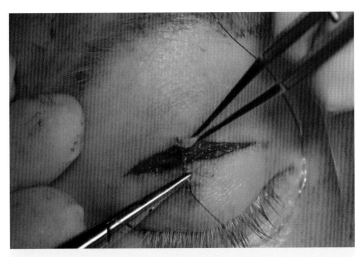

图10.11 缝合线穿过切口上缘皮肤边缘

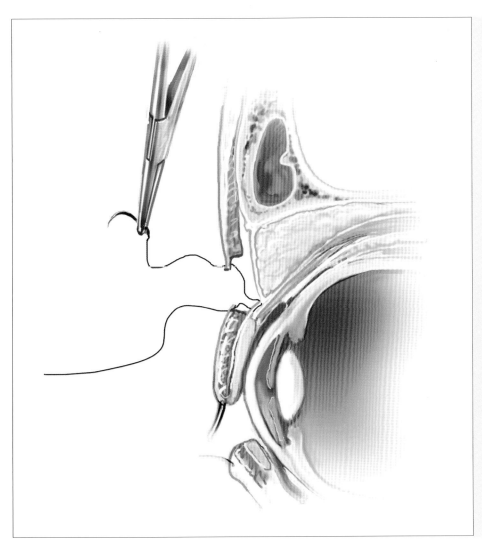

图10.12 丝线通过的横截面示意图

第三种也是最简单的技术是用单丝缝合线将提上睑肌腱膜缝合到皮肤中。通过2~3针将提肌腱膜与皮肤边缘缝合到一起（图10.14）。在10.15图中，以示意图的方式显示。就像上文描述的第二种技术一样，有时在拆除缝合线后重睑线会消失。此外，由于提上睑肌被缝合得更深，所以在拆除缝合线时会更困难，也更不舒服。

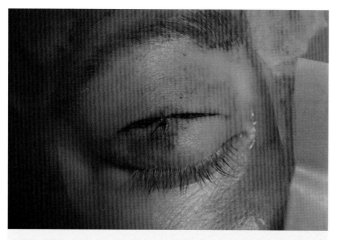

图10.13　打结

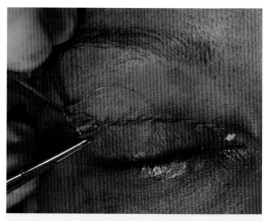

图10.14　重睑线形成的另一种替代方法是用单丝缝合线多次将提肌腱膜与皮肤缝合到一起。

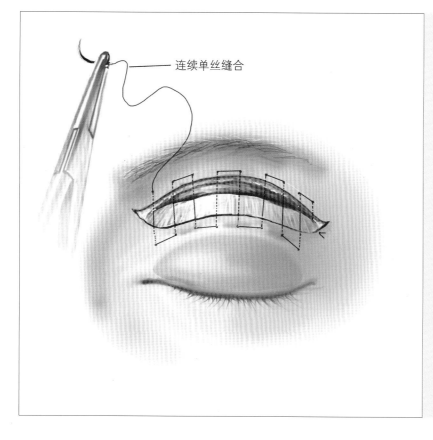

连续单丝缝合

图10.15　连续单丝缝合形成重睑线的示意图

10.5 术后照片和关键评估结果

如图10.16所示，患者在没有从右上睑切除额外皮肤的情况下，具有良好的重睑线外观，对称性良好。

10.6 操作要点

- 上睑成形术后的眼睑线是由于提上睑肌腱膜与皮肤之间的粘连所致的。
- 眼睑重睑线通常（但不总是）形成于上睑成形术切口的水平。
- 重睑线切口缝合确保存在美观、挺括和清晰的重睑线和眼睑折叠。
- 上睑重睑线不对称会导致上睑褶皱不对称。
- 为确保切口处形成安全的重睑线，使用本章介绍的方法之一。
- 为确保重睑在同一水平面上形成，仔细测量从睫毛缘到切口线的中心、内侧和外侧的距离。每侧都要做相同的操作。
- 将窄变宽比宽变窄要更容易、更安全。试图将宽变窄的操作可能导致上睑形成两条重睑线。
- 有许多方法可以形成重睑线。各种方法各有利弊。

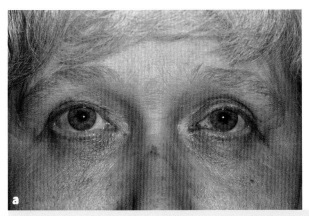 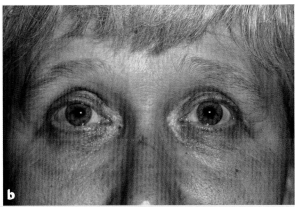

图10.16 （a）修复前。（b）修复后

参考文献

[1] Boo-Chai K. Plastic construction of the superior palpebral fold. Plast Reconstr Surg. 1963; 31:74–78.
[2] Fernandez LR. Double eyelid operation in the Oriental in Hawaii. Plast Reconstr Surg Transplant Bull. 1960; 25:257–264.
[3] Flowers RS. Upper blepharoplasty by eyelid invagination. Anchor blepharoplasty. Clin Plast Surg. 1993; 20(2):193–207.
[4] Leone CR, Jr, Glover AT. Lipocauterization and thermal fixation in blepharoplasty. Am J Ophthalmol. 1988; 106(5):635–637.
[5] Millard DR, Jr. Oriental peregrinations. Plast Reconstr Surg (1946). 1955; 16(5):319–336.
[6] Pang HG. Surgical formation of upper lid fold. Arch Ophthalmol. 1961; 65:783–784.
[7] Putterman AM, Urist MJ. Reconstruction of the upper eyelid crease and fold. Arch Ophthalmol. 1976; 94(11):1941–1954.
[8] Sayoc BT. Plastic construction of the superior palpebral fold. Am J Ophthalmol. 1954; 38(4):556–559.
[9] Sheen JH. Supratarsal fixation in upper blepharoplasty. Plast Reconstr Surg. 1974; 54(4):424–431.
[10] Thomas CB, Pérez-Guisado J. A new approach: resection and suture of orbicularis oculi muscle to define the upper.

11 上睑重睑线错位

William Pai-Dei Chen

概述

在修复性亚洲眼睑成形术中使用斜切口切开，可以部分恢复滑动区，并通过切除来减少中间睑板层的瘢痕。可切除腱膜前的任何干扰组织。这里描述的技术通常将异常高的静态重睑线重新定位并形成一个较低的、动态的重睑线，使患者能够接受。这种方法通常可以避免进行皮肤移植。

关键词：亚洲上睑成形术，斜面入路，高重睑线修复，滑动区，中层瘢痕，腱膜前组织去除，前后组织复位，动态重睑线

11.1 引言

上睑重睑线位置发生变化是上睑成形术后常见的术后现象。有无数的因素可以挑战外科医师将重睑线设置在预定高度的设计。以下是一些相关因素：

· 对眼睑重睑线真正含义的解释不同。

· 两侧眉毛位置不对称。

· 影响明显重睑线高度的可变残余皮褶。

· 两只眼睛之间的提举功能状态不同。

· 一只或两只眼睛存在潜在的上睑下垂。

· 切口下睑板垂度与睑板前相关垂度的比例。

对于亚洲患者和进行这种整形美容手术的外科医师来说，上睑的重睑线高度发生变化和高于预期的重睑线锚定位置尤其令人苦恼，这种手术在亚洲通常被称为双眼皮手术。

11.2 重设高重睑线高度的技术

为了便于讨论，作者将上睑重睑线设定在上睑皮肤凹陷的区域，通常是沿着睑板上缘(STB)水平，这是由于提上睑提肌腱膜纤维沿着STB和睑板前段的上边界（皮肤、眼轮匝肌、上睑板）的末端走行造成的。许多医师已经根据组织学和电镜(EM)证据表明，微纤维（微管）源自远端提肌眶隔，沿着STB终止于皮下间隙，或与眼轮匝肌纤维内的肌间隔和肌鞘相融合。不包括因皮肤松弛症或睑板上沟引起的皮肤皱纹，这些皱纹可能是先天性的，也可能是因眼睑成形术中切除脂肪后而产生的，还可能是退化性的。作者认为上睑重睑线是一种动态定义，它是通过活动的后板（提上睑肌腱膜、米勒肌

和睑板）对被动的、有引力的睑板（由上睑的重睑线、眼轮匝肌和眶隔组成）作用产生的结果；眶隔前脂肪被认为是前一层的一部分，同时在两层相对运动的组织之间充当中介"滑动区界面"。这个定义是高度特定的、生理学的、符合已知的解剖学的概念。

我们在考虑进行上睑修复术时经常看到的异常过高的重睑线使重睑线的这种生理学定义失效。在STB附近有皮下瘢痕组织，其干扰提肌腱膜纤维对睑板前段的正常引导。结果是附着在提肌眶隔组织上的皮肤纤维组织瘢痕带变宽，从STB向上延伸到可变高度。从生理上讲，这里的提肌眶隔被拴住，无法压入眼睑重睑线。由此产生的"重睑线"看起来可能像是一条静态重睑线或皱纹，该线是固定的睑板组织（滑动区）的一部分。导致高重睑线出现的最常见的原因包括高锚固率，外科医师用缝合线缝合STB上方的上睑提肌腱膜以帮助在STB上方的提肌眶隔上形成重睑线，此处应用不可吸收性缝合线，术中对组织进行细致处理并止血。

11.3　在寻求进行修复手术的患者中看到的临床表现

患者表现为眼睑切口瘢痕扩散、重睑线过高、凝视时出现继发性眼睑斜纹以及直视和凝视时出现了继发性上睑下垂。术中可见增厚的中睑板层瘢痕累及眼轮匝肌及眶隔，或可见致密瘢痕组织斑块，可能与前眼轮匝肌及后提肌眶隔粘连（图11.1）。与生理上保留的眶隔前脂肪垫的"滑动带"不同，此处有瘢痕粘连，它阻止其下方组织向上运动，对抗被动运动的皮肤–眼轮匝肌层。该患者尽管进行了所有努力，仍未观察到重睑线形成。患者经常抱怨睁眼费力和感到疲劳，以及有紧绷感，并可表现出眉毛和前额过度活动。

在处理修复病例时，无论是简单的还是复杂的，最大的难题之一是重新定位切口的位置，以使切口瘢痕不会加重，从美学的观点上也应该避免瘢痕和挛缩导致进一步的功能损害。对于任何熟悉这种类型修复手术的外科医师来说，在没有进一步功能障碍的情况下，取得美观效果都是一个重大的胜利。患者常常渴望得到快速和成功的结果，这在处理瘢痕和修复结果时是不容易实现的。作者经常感到震惊的是，这些患者是多么痛苦，当病情得到显著改善时，他们又是多么感激。对于患者和外科医师来说，现实地看待他们的期望以及修复后的愈合时间是很重要的。

所有这些因素都得出了相同的结论：如果储备的皮肤不足，就不太可能有任何改善的机会，除非你希望用一个全层皮肤移植来补充皮肤。后者需要医师掌握精确的技术和有丰富的经验，并在移植体上使用特殊的夹板固定，以获得最终的改善美学效果。然而，也有许多年轻或中年患者需要进行修复，他们的问题很严重，但不太可能在不久的将来因为衰老而有足够的皮肤储备。而刚够闭合上睑的患者，为了避免角膜暴露，如果遵循常规的方法切除瘢痕和松解粘连，可能还是会出现眼部暴露症状。虽然去除的皮肤可能只有2mm，也可能会导致眼睑闭合不良。

解决这一难题的一个理想方法是通过上斜面入路接近瘢痕前板层和中间板层复合体，而不需要过多地去除皮肤。要做到这一点，必须满足以下条件。

评估重睑线高度，如果重睑线高度较高，则计划降低的程度（以毫米为单位）将决定需要保留的眶隔前现有重睑线之上的冗余皮肤最小量。例如，如果一个异常高的重睑线的高度目前为

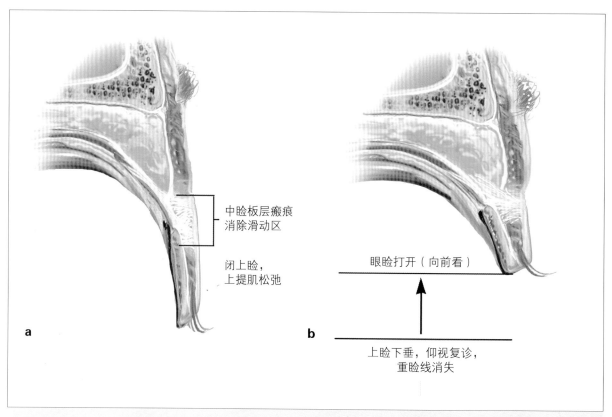

中睑板层瘢痕
消除滑动区

闭上睑，
上提肌松弛

眼睑打开（向前看）

上睑下垂，仰视复诊，
重睑线消失

a

b

图11.1　（a、b）在亚洲人的上睑手术效果欠佳的病例中发现的瘢痕可能包括切口瘢痕扩展、重睑线位置过高、凝视时眼睑斜视以及直视和仰视后出现继发性上睑下垂。术中可见增厚的中睑板层瘢痕，累及眼轮匝肌和眶隔，或可见致密的瘢痕组织斑块，可与前眼轮匝肌和后提睑肌眶隔结合。与生理上保留的眶隔前脂肪垫的"滑动带"不同，现在此处有瘢痕粘连，它阻止其下方组织向上运动，对抗被动运动的皮肤－眼轮匝肌层。该患者尽管进行了所有努力，仍未观察到重睑线形成。患者经常抱怨睁眼费力和感到疲劳，以及有紧绷感，并可表现出眉毛和前额过度活动

10.5mm，这被认为是非常高的，并且您计划将其降低到7.5mm，那么患者需要在重睑线以上保留3mm的皮肤。如果只有2mm，则需要与患者沟通这一点，因为在当前情况下，重睑线很可能只能降低到8.5mm，或者患者可以选择等待一段时间，自然老化使皮肤变得松弛而够用（然后在那时可以再进行修复）。如果患者由于功能或心理原因而感到绝望，那么必须讨论植皮的方法。

　　对于大多数无须皮肤移植即可完成手术的修复适应证患者，作者的手术方法选择的最初路径与原发病例相同，主要的不同是上下切口线在两个切口上都相互划过现有瘢痕的一面。从眼睑边缘中央开始测量，这类修复患者更有可能在8 ~ 9mm范围内进行眼睑重睑线切口设定。上下切口线之间的距离不应超过1mm，很少是2mm。使用15号Bard-Parker刀片沿着标记的上下线进行全层切开（图11.2）。不使用电凝设备通过眼轮匝肌到达眶隔膜，而是使用锋利的Westcott弹簧剪刀以更斜面的方式切开切口的上线（图11.3）。在这个阶段，它会切断皮肤－眼轮匝肌的粘连。然后用较小的动作锐性分离中板层瘢痕，打开眼轮匝肌和下面提肌眶隔之间的白色瘢痕眶隔层（图11.4）。这是沿着以前的瘢痕穿过切口的宽度进行的。这种斜切的方法与亚洲原发性眼睑成形术相似但更陡（图11.5）。在伤痕累累的中间区域，会有更少的眶隔前脂肪，因为它在先前已经被切除了；这里可以看到一些残留的脂肪球和散在较小的无定形斑点或散在脂肪滴结合在一起（图11.6）。通过松开患者前额上方的手

术单，小心地复位前额、眉毛、隔膜前的皮肤，只要剩余的皮肤允许被动闭合眼睑，就可以切除沿STB点状分布的瘢痕组织和下缘皮肤切口之间的瘢痕组织。所有脂肪都保存完好。当瘢痕被切除后，可以识别上睑提肌和提肌眶隔，客观地（通过轻轻拉下睑板）和主观地要求患者进行上下注视来检查限制是很重要的。

斜面入路用于亚洲人的上睑成形术的优点如下：

（1）通过非常靠近瘢痕重睑线并几乎在瘢痕重睑线上切开的方式，可以避免去除任何皮肤。

（2）通过使切口的上线接近瘢痕，可以避免增加切开瘢痕。

（3）这种斜切的入路可以更安全地通向已经探索过的眶隔间隙，不会损伤下方的提肌和米勒肌，也不会损伤睑板上拱桥的任何吻合血管。

（4）在某些情况下，朝向眶隔前间隙的斜面操作可以显著地释放提肌移位，释放了可能导致眼睑结节和获得性上睑下垂的任何限制。这种操作本身可以纠正轻度下垂，从而可以复位以前的高重睑线。

（5）通过以斜面的方式接近眶隔前间隙，可以识别残留的眶隔前脂肪，这些脂肪可能已经扩散并贴在提肌上。这些残留的脂肪可以被剥离并重新定位到上睑凹陷区域较深的位置，以帮助扭转某些需要修复的眼睑成形术患者经常被看到的上睑凹陷的深凹。

（6）可以安全地去除或减少先前限制了上睑的前片、后片的中层瘢痕形成，从而可以部分恢复滑行区。

采用上斜面入路的修复性亚洲人眼睑成形术后，滑行间隙已部分恢复，瘢痕已仔细去除（图11.7）。眶隔前平面已清除任何干扰组织。虽然外科医师经常被迫做离眼睑缘更远(重睑线高度更高)的皮肤切口，但与原发性亚洲人眼睑成形术相比，在闭合时切口(白线)在提肌收缩时自由地向内缩进，形成更好的重睑线。中间(滑动)区域的剩余脂肪被保留下来，并允许在适当的地方填充这个滑动空间。切口上方红色和蓝色的点表示的睑板上皮肤现在可以自由移动并形成上睑褶皱。

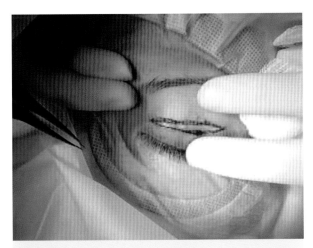

图11.2　沿重睑线标记（左上睑）的上下两条线进行全层皮肤切开

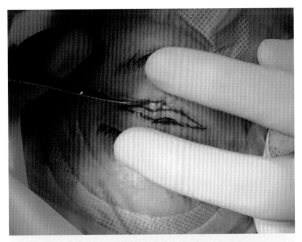

图11.3　使用Westcott弹簧剪刀沿上切口边缘以斜面方式进行松解。图中为正在剪开皮肤-眼轮匝肌粘连（左上睑）

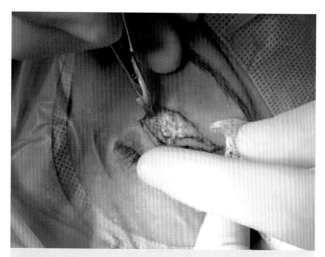

图11.4 当剪刀横切中间板层瘢痕，穿过眼轮匝肌和下面的提肌眶隔（左上睑）之间发白的、有瘢痕的眶隔层时，应用较小的动作锐性分离

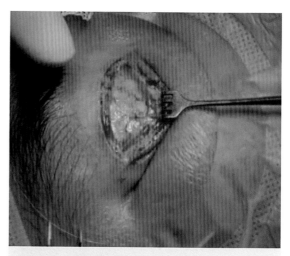

图11.6 在到达前眶隔间隙后，在这个有瘢痕的中间区域内，可能会发现一些小的残留脂肪球与散在的脂肪滴（右上睑）结合在一起

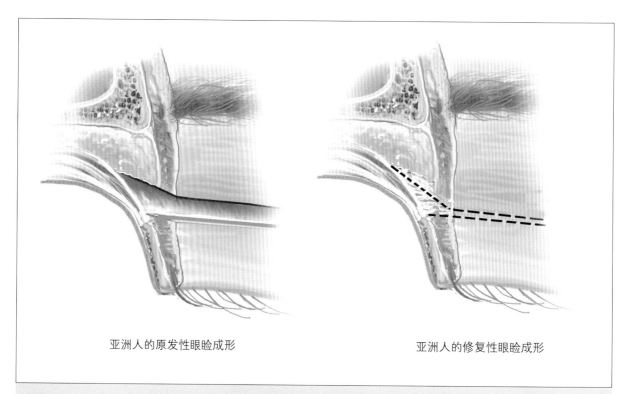

亚洲人的原发性眼睑成形

亚洲人的修复性眼睑成形

图11.5 （a）亚洲人的原发性睑成形术的斜面方法：皮肤的梯形减薄和眶隔平面。（b）在修复亚洲人的眼睑成形术中采用上斜面入路。注意在修复尝试中采取更陡（倾斜）的方法，这种方法可保护皮肤并允许识别眶隔。在这个伤痕累累的中间区域，人们常常发现一些残留的脂肪球和散在较小的无定形斑点或散在脂肪滴结合在一起。通过松开患者前额上方的手术单，小心地复位前额、眉毛、隔膜前的皮肤，只要剩余的皮肤允许被动闭合眼睑，就可以切除沿STB点状分布的瘢痕组织和下缘皮肤切口之间的瘢痕组织。所有脂肪都保存完好

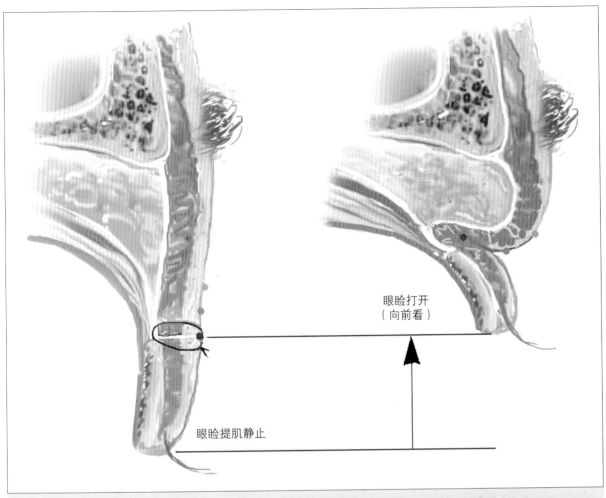

眼睑打开
（向前看）

眼睑提肌静止

图11.7 进行上斜面入路的修复性亚洲人眼睑成形术后，滑行间隙已部分恢复，瘢痕已仔细去除。眶隔前平面已清除任何干扰组织。虽然外科医师经常被迫做离眼睑缘更远(重睑线高度更高)的皮肤切口，但与原发性亚洲人眼睑成形术相比，在闭合时切口（白线）在提肌收缩时自由地向内缩进，形成更好的重睑线。中间(滑动)区域的剩余脂肪被保留下来，并允许在适当的地方填充这个滑动空间。切口上方红色和蓝色的点表示睑板上皮肤现在可以自由移动并形成上睑褶皱

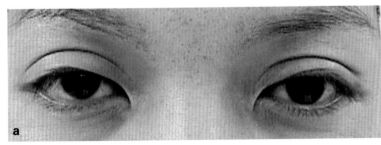

图11.8 （a）修复前高重睑线患者的术前外观。（b）修复后仅2周的术后外观显示异常重睑线高度降低

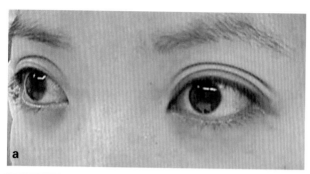

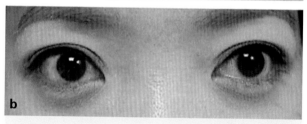

图11.9　（a）一名患者术前的外观，该患者出现了高重睑线，伴有一些脂肪缺失，并且在重睑中段出现了额外的假褶皱。（b）术后视图显示，真正的重睑线向下修正，通过脂肪重新定位改善了她的上睑凹陷，也消除了重睑中段出现的带有假折痕和高折痕的双重情况

对于亚洲人的单睑患者来说，眶隔前间隙的修复和保存是手术创造重睑线的一个基本要素，因为这是由提肌引起的睑板的向上滑行时，脂肪的存在便于在重睑线下形成良好的重睑线空间。在亚洲人的初次眼睑成形术中，不要切除所有的眶隔前脂肪，否则消除了眶隔前空间的滑行功能，上睑中段会塌陷，并形成上睑凹陷。

这些原则也适用于修复性眼睑成形术，特别是当涉及重置高重睑线时。这种斜面入路的方法使外科医师能够安全地到达眶隔前间隙，将任何剩余的眶隔前脂肪重新定位到上方以填充上睑凹陷，并且在不需要沿着上皮肤切口切除宝贵的皮肤的情况下接近眶隔前间隙（图11.8、图11.9）。

在作者的实践中，对26例患者和48个眼睑在4年的时间里进行了修复性眼睑成形术，目的是手术后将高的重睑线降至较低的位置。本实践中排除的候选者包括先前存在高重睑线，为加深处于正确位置的现有的或手术产生的重睑线，矫正不完整的重睑线或重睑线形状而单独进行修复手术的患者，同时与原发性亚洲人眼睑成形术同时进行矫正的获得性或内向性上睑下垂。男性患者5例，女性患者21例，除4例患者要求修复单侧瘢痕外，其余均进行双侧修复。数据被安排在两组独立的列中（表11.1）。

这两组数据的第3列分别反映了术前和术后测量的差异。每类共有24个病例，共48个眼睑。将这些数据汇集在一起，得出总体统计平均值。预修复重睑线高度在办公室用毫米刻度测量，变化范围为8~14mm，总平均值为9.9mm。

修复过程中设计的重睑线高度（以0.5mm为增量）根据周围情况在6.0~8.5mm之间变化，平均值为7.15mm，而7mm是局部麻醉手术中最常用的测量方法。

2个月后复查时，重睑线高度的有效降低范围为1~6mm。经过2个月随访，本系列平均重睑线高度

表11.1 48个眼睑系列的矫正数据，显示年龄、性别和重睑线高度降低的程度（单位：mm）

	年龄和性别	右侧上睑术前外径	右侧上睑术后外径	变化	左侧上睑术前操作	左侧上睑术后操作	变化
1	42F	12	7.5	4.5	11	7.5	3.5
2	38F	11	7.5	3.5	10	7.5	2.5
3	46F	11	7	4	10	7	3
4	60F	10	6	4	10	6	4
5	54F	9.5	7.5	2	9.5	7.5	2
6	32F	9	7	2	9	7	2
7	32F				8.5	6.5	2
8	22F	8.5	7	1.5	8.5	7	1.5
9	23M	8	7	1	8	7	1
10	63F	9	7	2	9	7	2
11	36F	12	8	4	14	8	6
12	58F	12	7	5	12	7	5
13	65F	11	7	4	11	7	4
14	29F	9	7	2	9	7	2
15	22F	9	8	1	9	8	1
16	55F	10	7.5	2.5	10	7.5	2.5
17	66F	9	6	3	8.5	6	2.5
18	30F	11	8.5	2.5	10	8	2
19	34F	9.5	8	1.5			
20	25F	8.5	7	1.5	8.5	7	1.5
21	39F	9	7	2	9	7	2
22	47F	11	8	3	11	8	3
23	28F				8	6.5	1.5
24	63F	10	7	3			
25	26F	9.5	6.5	3	9.5	6.5	3
26	28F	12	6	6	12	8	4
分类汇总		240.5	172	68.5	235	171.5	63.5
总计		10.02	7.17	2.85	9.79	7.15	2.65
总计（左上睑＋右上睑）		475.5	343.5	132			
总平均值		9.9	7.15	2.75			

注意：这两组数据的第3列分别反映了术前和术后测量的差异。每类共有24个病例，共48个眼睑。这些数据汇总在一起，得出总的统计平均数。预修复重睑线高度在办公室用毫米刻度测量，范围在8~14mm之间，总平均值为9.9mm。修复时设计的重睑线高度（以0.5mm为增量）根据情况在6.0~8.5mm之间变化，平均值为7.15mm；而7mm是局部麻醉手术中最常用的测量方法。当他们在2个月复查重新评估时，重睑线高度的有效降低范围为1~6mm。经过2个月随访，本系列平均重睑线高度降低2.75 mm

降低2.75mm。因此，平均10mm的重睑线高度可以减少并重置为7.0~7.5mm的高度，这是一个可接受的位置。典型的过程是，随着肿胀的消失和切口愈合，重睑线高度将继续稳定下来，这样可以对这些患者进行更长期的随访，重睑线的有效降低可能会增加。

在修复性亚洲人眼睑成形术中采用上斜面入路，可以部分修复滑行区域，并通过切除减少中板层瘢痕，清除眶隔前平面的任何干扰组织。这里描述的技术的组合通常允许一个异常高的静态重睑线被重新定位并形成一个较低的、动态的重睑线，以达到患者可以接受的程度，通常可以避免植皮。

参考文献

[1] Chen WPD. Asian blepharoplasty. Update on anatomy and techniques. Ophthal Plast Reconstr Surg. 1987; 3(3):135–140.

[2] Chen WPD. Concept of triangular, trapezoidal, and rectangular debulking of eyelid tissues: application in Asian blepharoplasty. Plast Reconstr Surg. 1996; 97(1):212–218.

[3] Chen WPD. The concept of a glide zone as it relates to upper lid crease, lid fold, and application in upper blepharoplasty. Plast Reconstr Surg. 2007; 119(1):379–386.

[4] Chen WPD. Beveled approach for revisional surgery in Asian blepharoplasty. Plast Reconstr Surg. 2007; 120(2):545–552, discussion 553–555.

[5] Chen WPD. Asian Blepharoplasty and the Eyelid Crease. 3rd ed. New York, NY: Elsevier; 2015.

[6] Cheng J, Xu FZ. Anatomic microstructure of the upper eyelid in the Oriental double eyelid. Plast Reconstr Surg. 2001; 107(7):1665–1668.

[7] Collin JR, Beard C, Wood I. Experimental and clinical data on the insertion of the levator palpebrae superioris muscle. Am J Ophthalmol. 1978; 85(6):792–801.

[8] Maheshwari R, Maheshwari S. Muller's muscle resection for ptosis and relationship with levator and Muller's muscle function. Orbit. 2011; 30(3):150–153.

[9] Morikawa K, Yamamoto H, Uchinuma E, Yamashina S. Scanning electron microscopic study on double and single eyelids in Orientals. Aesthetic Plast Surg. 2001; 25(1):20–24.

[10] Morris CL, Morris WR, Fleming JC. A histological analysis of the Müllerectomy: redefining its mechanism in ptosis repair. Plast Reconstr Surg. 2011; 127(6):2333–2341.

[11] Press UP, Schayan-Araghi K, Juranek R, Hübner H. Resection of the Müller muscle. Indications, technique and results [in German] Ophthalmologe. 1994; 91(4):533–535.

[12] Ranno S, Sacchi M, Gonzalez MO, Ravula MT, Nucci P. Evaluation of levator function for efficacy of minimally invasive and standard techniques for involutional ptosis. Am J Ophthalmol. 2014; 157(1):209–213.e1.

12　眼睑成形术后上睑下垂

Andrew Anzeljc 和 Brent Hayek

概述

上睑下垂是指眼睑成形术后上睑缘异常低。最常见的原因是不明原因的先天性的上睑下垂和在眼睑成形术中损伤了提上睑肌。对于合适的患者，眼睑成形术后的上睑下垂可采用内外侧入路来修复。

关键词：眼睑成形术，眼睑下垂，上睑下垂，术后上睑下垂，上睑提肌，提肌推进，米勒肌，上睑下垂修复

12.1　患者病史导致特定问题

一名65岁女性在3年前接受过一次眼睑成形术（图12.1）。患者在手术后发现右上睑出现进行性无痛性上睑下垂，遮挡了她的视轴，导致不美观的外表。患者希望修复上睑下垂，以改善她的眼睑外观和视觉功能。她是进行过乳腺癌切除术的患者，其他方面健康，没有重大的医疗问题。

12.2　解剖描述患者的现状

这个患者在眼睑成形术中剥离眶隔和脂肪切除后意外损伤上睑提肌导致术后上睑下垂。

12.3　问题分析

术前仔细的评估对眼睑成形术的成功和术后并发症的预防至关重要。导致永久性上睑下垂最常见的原因是术前对上睑下垂的评估和鉴别不足。术前测量直视时的睑裂的宽度、角膜反光点到睑缘的距离和上睑提肌功能，可提示存在眼睑下垂，有利于指导手术治疗方法的制订。

在眼睑成形术中将皮肤切口下缘的上睑提肌与眼轮匝肌合并在一起。过度的上睑剥离术可能会损伤从上睑提肌腱膜到皮肤纤维（图12.2）。眶隔后脂肪去除过程中后壁的剥离也可能导致上睑提肌损伤。在缝合切口时，有可能将隔膜之间的组织缝合到上睑提肌上。如果在手术时发现上睑提肌有损伤，应立即进行纠正。

术后暂时性上睑下垂通常是由于眼睑水肿引起的上睑提肌的机械运动限制所致。然而，术后血肿可能会使上睑提肌功能受限和随后的纤维化，导致永久性上睑提肌功能缺损。因此，如果上睑下垂在术后2周首次出现，则应在3个月内进行监测，以观察其自然消退情况。

术后上睑下垂的处理需要对目前的上睑下垂的类型和程度进行评估，以指导手术干预。相关病史包括发病年龄、发病时间、眼睑或眼周外伤、手术史、肿胀、隐形眼镜的使用，其他眼部、全身、

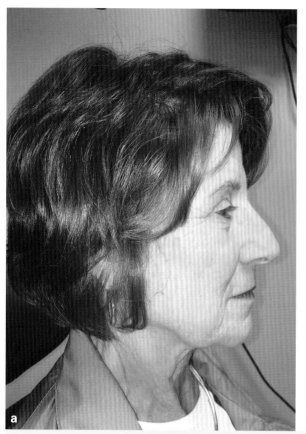 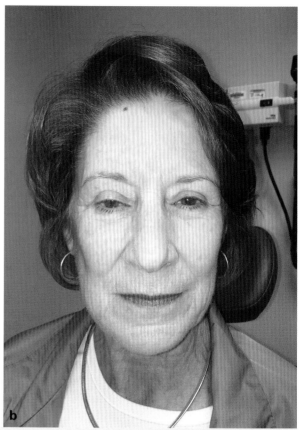

图12.1 （a、b）右侧上睑下垂的侧面观及正面观。注意不对称的边缘反射距离

神经或肌肉症状。眼睑功能检查包括测量初诊时的眼裂隙、边缘反射距离和上睑提肌功能。上睑提肌前徙术是大多数中到重度上睑下垂，眼睑折痕异常或成形不良，或新肾上腺素试验改善最小的病例的首选治疗选择。对于上睑下垂，新肾上腺素试验阳性和眼睑折痕正常的患者，采取后入路手术如米勒肌切除术是一种理想的选择。

12.4 建议的解决方案

经内外侧入路修复上睑下垂：
- 提上睑肌前徙或切除。
- 米勒肌切除术。

12.5 技术

12.5.1 外侧入路上睑下垂修复术：上睑提肌前徙术

在重睑线处注射2mL2%利多卡因、1：100 000肾上腺素、0.75%丁哌卡因和透明质酸酶（Wydase）。选择先前的眼睑成形术切口切开皮肤和眼轮匝肌（图12.3a~d）。沿切口打开眶隔（图

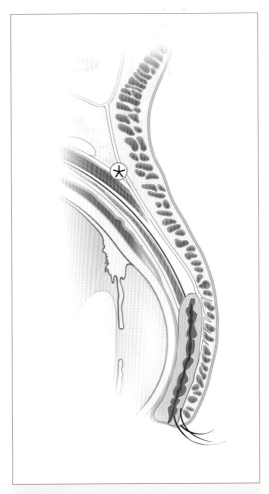

图12.2 上睑解剖示意图。星号（★）表示提上睑肌在眶隔和腱膜前脂肪后方的位置。（Reproduced with permission from Codner MA, McCord Jr CD. Eyelid & Periorbital Surgery. 2nd ed. New York, NY: Thieme; 2016.）

12.3e）。上睑提肌位于眶隔脂肪后方（图12.3f）。

沿中央睑板向下游离以释放上睑提肌腱膜附着物。上睑提肌腱膜从下面的米勒肌中释放出来（图12.3g~l）。

然后使用6-0聚酯缝合线将上睑提肌腱膜重新缝合到睑板的上缘，根据最佳的眼睑高度和轮廓进行调整，将缝合线挂在睑板上，确保缝合针没有完全刺穿睑板（图12.3m~p）。

让患者直立，检查重睑线的对称性、高度和眼睑轮廓。用6-0聚丙烯缝合线连续缝合以闭合切口（图12.3q）。

12.5.2　内侧入路上睑下垂修复术：米勒肌切除术

局部麻醉剂由2%利多卡因与1∶100 000肾上腺素、0.75%丁哌卡因和透明质酸酶的50∶50混合物组成，从睑板上方的结膜进行注射。将眼睑外翻于结膜牵开器上，用游标卡尺在睑板上缘内侧、中央和外侧结膜标记距睑板上缘4mm或以上的位置（图12.4a、b）。

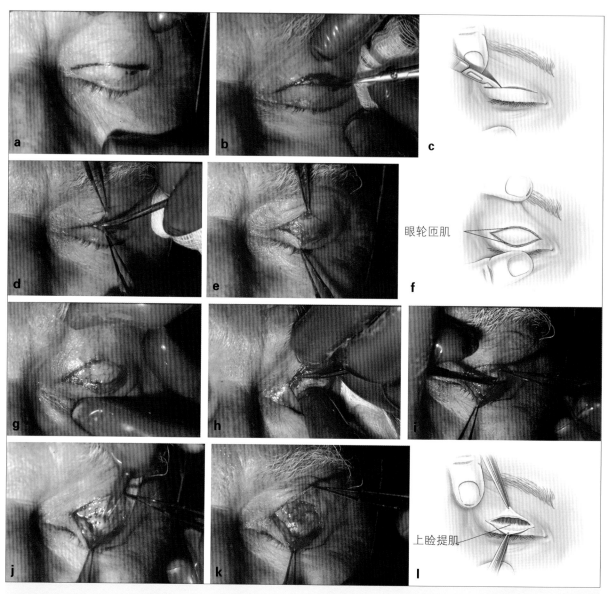

图12.3 外侧入路上睑下垂修复术：上睑提肌前徙术。（a）用手术标记笔标记上睑切口。（b、c）用15号刀片在标记处切开皮肤。（d）用韦斯科特剪刀剪开眼轮匝肌。（e、f）游离切口边缘以显露眶隔。（g）对眼球施压使腱膜前脂肪突出到眶隔后面。（h）打开眶隔，显露腱膜前脂肪。（i）眶隔切口向内侧和外侧延伸。（j）进一步从上睑提肌上剥离隔膜纤维。（k、l）上提睑肌暴露于腱膜前脂肪后方

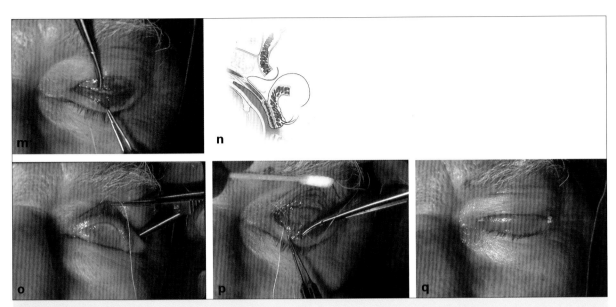

图12.3（续） （m、n）用5-0聚酯缝合线挂住部分睑板。（o）上睑外翻，以确保缝合线没有透过睑板全层。（p）双股缝合线在适当的高度穿过上睑提肌。（q）连续缝合皮肤切口。

将一根6–0丝线穿过包含结膜和米勒肌的标记（图12.4c）。然后用睑板镊（图12.4d）将组织拉起来夹紧。

将6-0聚丙烯缝合线经皮穿过上穹隆内侧眼睑皮肤，然后反复穿过夹持器下方（图12.4e）。将6-0聚丙烯缝合线通过外侧上穹隆穿入皮肤并拉紧（图12.4f）。

用15号刀片切除睑板镊夹持的组织（图12.4g、h）。

然后将6–0聚丙烯缝合线在皮肤上打结（图12.4i）。

12.6 术后照片及评价结果

术后3个月，双侧上睑提肌的边缘反射距离和睑裂高度对称。右上睑高度已升高，与左上睑对称。患者对重睑线的高度和上睑轮廓感到满意（图12.5）。

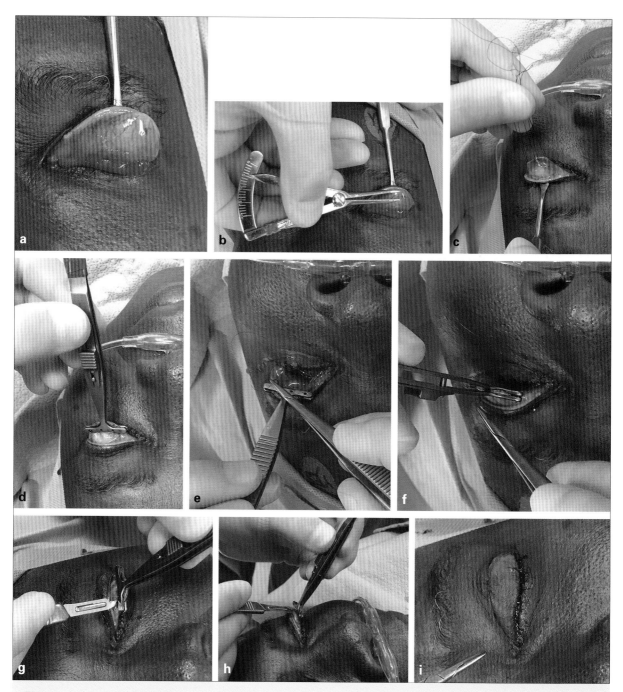

图12.4　内侧入路上睑下垂修复术：米勒肌切除术。（a）上睑外翻于结膜牵开器上。（b）用游标卡尺在睑板上缘内侧、中央和外侧结膜上标记距睑板上缘4mm或以上的位置。（c）将一根6-0丝线穿过包含结膜和米勒肌的标记。（d）使用睑板镊将组织拉起来夹紧。（e）将6-0聚丙烯缝合线从上穹隆内侧经皮穿入眼睑皮肤，然后反复穿过夹持器下方。（f）然后缝合线从外侧上穹隆穿入皮肤并拉紧。（g）15号刀片直接放置于睑板夹下。（h）用15号刀片切除睑板镊夹持的组织。（i）将6-0聚丙烯缝合线在皮肤上打结。

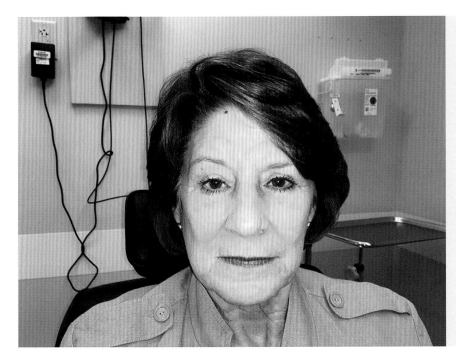

图12.5 术后结果显示双侧眼睑轮廓对称，睑裂高度和边缘距离对称

12.7　操作要点

- 仔细地评估术前眼睑可识别上睑下垂和皮肤松弛。
- 在眼睑成形术中仔细游离和识别上睑提肌是有必要的，以避免意外地损伤上睑提肌。
- 选择合适的患者，可采用内外侧入路修复眼睑成形术后上睑下垂。

参考文献

[1] Baylis HI, Sutcliffe T, Fett DR. Levator injury during blepharoplasty. Arch Ophthalmol. 1984; 102(4):570–571.
[2] Lisman RD, Hyde K, Smith B. Complications of blepharoplasty. Clin Plast Surg. 1988; 15(2):309–335.
[3] Lowry JC, Bartley GB. Complications of blepharoplasty. Surv Ophthalmol. 1994; 38(4):327–350.
[4] Patrocinio TG, Loredo BA, Arevalo CE, Patrocinio LG, Patrocinio JA. Complications in blepharoplasty: how to avoid and manage them. Rev Bras Otorrinolaringol (Engl Ed). 2011; 77(3):322–327.
[5] Pacella SJ, Codner MA. Minor complications after blepharoplasty: dry eyes, chemosis, granulomas, ptosis, and scleral show. Plast Reconstr Surg. 2010; 125(2):709–718.

13 全层眼睑切除术治疗继发性上睑下垂

Allen M. Putterman

概述

本章介绍了通过垂直全层眼睑切除术治疗上睑下垂，其与甲状腺功能亢进后眼睑退缩或提上睑肌前徙术后上睑下垂矫正过度有关。

关键词：上睑下垂，甲状腺，矫正过度，矫正不足，全层，回缩

13.1　导致上睑下垂的病史

这是一位53岁的女性，有甲状腺眼病病史，伴有眼球突出和上下睑退缩（图13.1）。曾行外眦成形术和眶隔脂肪切除术。术后，她的左侧上睑下垂伴有上睑周围视力继发性丧失，并且在向下方看时左眼睑闭合而导致难以阅读。

Hertel眼球突出计测量为20.5/105（右侧）和20/105（左侧）。

13.2　解剖描述患者的现状

左上睑下垂是由于米勒肌切除和上睑提肌腱膜后退所致。为了降低她回缩的左上睑，通过眶隔减压术治疗眼球突出症也有助于下垂眼睑的内陷和下陷（图13.1）。

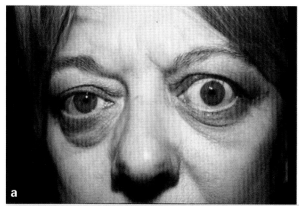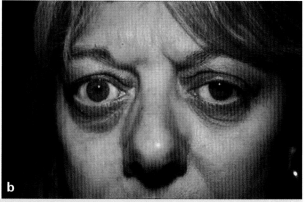

图13.1　（a）眶隔减压术后上睑退缩的甲状腺眼病患者。（b）术后左侧米勒肌切除，上睑提肌后徙并继发左侧上睑下垂

问题分析

治疗获得性上睑下垂的常用方法是采用米勒肌结膜切除术或上睑提肌腱膜前徙术或切除术。然而，在这个病例中，米勒肌已经被切除了，上肌提腱膜已经部分融合；此外，她的上睑组织在之前的手术中留下了瘢痕。所有这一切使手术的操作更加困难和复杂。虽然原发性上睑下垂不提倡进行全层眼睑切除术，但对于继发性上睑下垂这是个理想的治疗方法。这是因为上睑组织在第一次手术后就产生瘢痕了。

13.3　建议解决方案

· 从重睑切口处垂直切除全层眼睑。

· 切除量以上睑下垂量为基础，上睑每下垂1mm则切除1mm厚的全层眼睑组织。

· 因此，如果有3mm的上睑下垂，则切除3mm的全层眼睑组织。

· 根据上睑下垂的程度，切除的量在内侧、中央和外侧都有所不同，以形成更正常的上睑弓。

· 全层眼睑组织的切除是在当前重睑线的下方或上方进行的，这取决于是否有异常高或低的重睑线以及上睑臃肿组织。

· 因此，如果现在重睑线距离睑缘较大，则在重睑线切口下方切除全层眼睑组织。

13.4　技术

用无菌手术标记笔描绘上睑预定的重睑线，并于皮下注射局部麻醉剂（图13.2a）。

用Desmarres牵开器翻转上睑，在睑板缘结膜下少量注射局部麻醉剂（图13.2b）。

在睑板缘缝入4-0丝线的牵引，使用15号刀片和Colorado针头创建全层眼睑切口。用一次性烧灼器止血（图13.2c）。

在整个上睑上做一个全层切口（图13.2d）。

与对侧重睑线相比，当上睑的重睑线与睑缘距离高于外侧时，在重睑线切口下方切除全层眼睑组织（图13.2e）。

然后用6-0双股Vicryl缝线穿过切口的中央下部，小心避免缝合线与眼球接触。通常，缝合线穿过睑板上部切口（图13.2f）。小心地覆盖上睑提肌，但不要刺穿结膜。

用一条4-0丝线打外科结扣紧缝合线（图13.2g）。

从患者的眼睛上取下角膜保护器，患者坐直。如果重睑线过高或过低，则拉动4-0丝线以松开结，然后分别将缝线调低或调高。

用6-0Vicryl缝合线闭合剩余的切口，用于覆盖下面的上睑提肌（图13.2h）。

最后用6-0丝线缝合皮肤切口（图13.2i）。

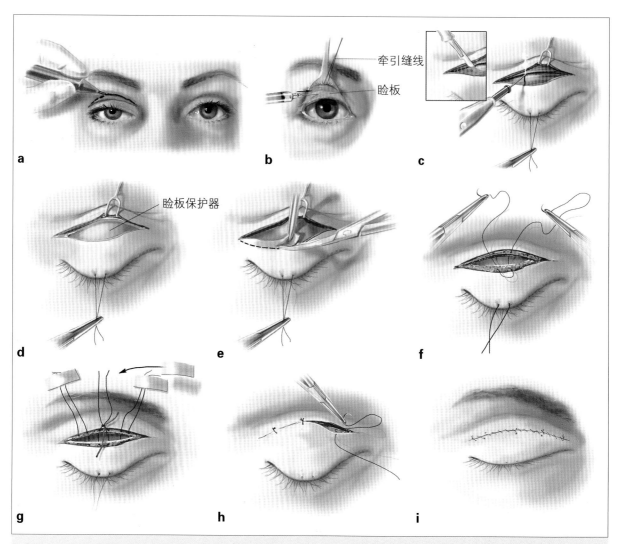

图13.2 （a）用无菌手术标记笔描绘上睑预定的重睑线。（b）用Desmarres牵开器翻转上睑，在睑板上缘的结膜下再次少量注射局部麻醉剂。（c）在睑板上缘缝入4-0号丝线做牵引，用15号刀片和Colorado针创建全层眼睑切口，用一次性烧灼器止血。（d）在整个上睑上做一个全层切口。（e）当上睑的重睑线与睑缘距离（mcd）高于对侧眼睑时，在重睑线切口下方切除全层眼睑组织。（f）6-0双股Vicryl缝合线穿过切口的中央下部，注意避免缝合线与眼球接触。通常，这种缝合线通过睑板的上部。注意覆盖上睑提肌，但不要刺穿结膜。（g）用4-0丝线打外科结扣紧缝合线。从患者的眼睛上取下角膜保护器，患者坐直观察。（h）剩余的切口首先用6-0 Vicryl缝合线闭合，用于覆盖下面的上睑提肌。（i）用6-0丝线缝合皮肤切口

13.5　术后照片和结果的评价

术后照片为全层眼睑切除术后3个月。左侧上睑下垂已得到矫正，患者的视力和阅读视力均有改善。上睑水平以及左侧上睑弧度、重睑线也有改善（图13.3）。

其他患者

2例术后残留上睑下垂的患者，经全层眼睑切除术而得到成功矫正，如图13.4和图13.5所示。

13.6　操作要点

· 继发性上睑下垂的治疗更为复杂，因为一期手术存在组织瘢痕。

· 这导致识别眼睑结构（如米勒肌和提上睑肌腱膜）更加困难。

· 由于一期手术的瘢痕导致继发性上睑下垂，前徙和切除米勒肌和上睑提肌腱膜更不确定。

· 全层眼睑切除术是继发性上睑下垂的理想治疗方法，因为上睑组织瘢痕累累。

· 该操作不仅可以纠正上睑下垂，而且可以创造一个更正常的拱形上睑。

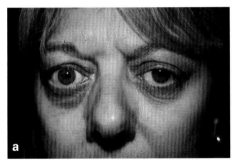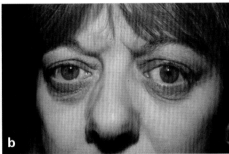

图13.3　（a）患者在图13.1中米勒肌切除和上睑提肌内陷后出现上睑下垂。（b）术后进行全层眼睑切除术

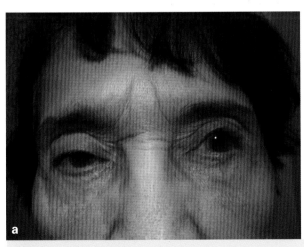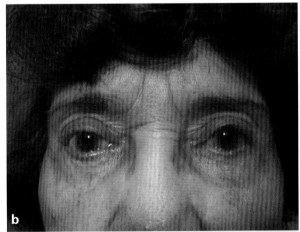

图13.4　（a）右侧上睑下垂患者术前接受双侧米勒肌切除术。（b）右侧上睑全层眼睑切除术后

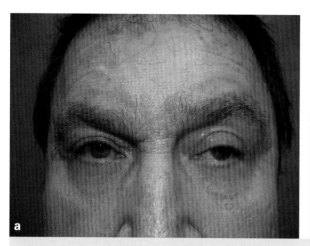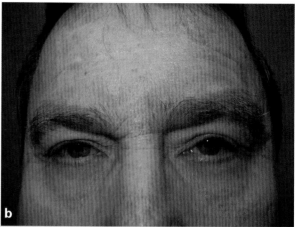

图13.5　（a）双侧上睑提肌切除术后左侧上睑下垂患者术前。（b）左侧上睑全层眼睑切除术后

· 通过切除重睑线切口下的全层眼睑组织，减少重睑线与上睑缘之间的距离，该手术还可以产生更对称的重睑线。

参考文献

[1] Bassin RE, Putterman AM. Full-thickness eyelid resection in the treatment of secondary ptosis. Ophthal Plast Reconstr Surg. 2009; 25(2):85–89.

[2] Baylis HI. Full-Thickness eyelid resection for the treatment of uncorrected blepharoptosis and eyelid contour defects. ADV Ophthal Plas Reconstr Surg. 1982; 1:205–212.

[3] Gladstone GJ, Putterman AM. Internal vertical shortening for the correction of diffuse or segmental postoperative blepharoptosis. Am J Ophthalmol. 1985; 99(4):429–436.

[4] Putterman AM, Fett DR. Müller's muscle in the treatment of upper eyelid retraction: a 12-year study. Ophthalmic Surg. 1986; 17(6):361–367.

[5] Putterman AM. Surgical treatment of thyroid-related upper eyelid retraction. Graded Müller's muscle excision and levator recession. Ophthalmology. 1981; 88(6):507–512.

[6] Putterman AM. Internal vertical eyelid shortening to treat surgically induced segmental blepharotosis. Am J Ophthalmol. 1976; 82(1):122–128.

[7] Putterman AM, Urist M. Surgical treatment of upper eyelid retraction. Arch Ophthalmol. 1972; 87(4):401–405.

14 上睑成形术中漏诊的上睑下垂

Richard L. Scawn, Sri Gore 和 Naresh Joshi

概述

本章强调了在上睑成形术的患者评估中发现和纠正上睑下垂和眉毛下垂的重要性。本章介绍了上睑成形术的手术方法，并对上睑成形术后上睑下垂和眉毛下垂的处理进行了探讨。

关键词：上睑下垂，眼睑成形术，审美，眉提升，细胞增生，肉毒毒素，皮肤褶皱

14.1 引言

对于患者和外科医师来说，眼睑成形术后出现上睑下垂是一个令人苦恼的并发症。

缺乏关于眼睑成形术后上睑下垂发病率的研究数据，但这种现象是常见现象；因此，了解、预防及矫正上睑下垂的方法是有必要的。通过仔细的眼科检查，包括瞳孔的变化和眼球运动，以排除一个神经源性原因，如霍纳综合征导致的上睑下垂。

支持进行眼睑成形术的上睑皮肤松弛症很少表现为完全孤立的其他眼周复旧变化。眉毛和眼睑的美学连续性会影响到睑缘的位置和皮肤松弛的程度，所以在眼睑成形术前必须对它们进行评估。在眼睑成形术前，即使不认为这有临床意义，也要同时检测眉下垂或上睑下垂情况。如果需要进行手术治疗，需要与患者进行讨论。

如果术后发现上睑下垂，必须重新评估眉、上睑和更年期皮肤变化的影响，以便正确制订手术方案。

14.2 预防

"一盎司的预防胜过一磅的治疗"这句格言告诉我们要将注意力集中在可预防的原因上。

预防包括术前评估，排除眉毛或眼睑的病理情况，这将有助于眼睑成形术的手术操作，以避免恶化或引发医源性上睑下垂。

14.2.1 术前预防

在最初的评估中，外科医师应该了解先前做过的手术和其他医美治疗，例如最近注射了肉毒毒素，特别是那些对提升眉毛有影响的治疗，因为其可掩盖潜在的上睑下垂。

根据我们的经验，至少要进行两次术前评估，并给外科医师一次以上的机会来进行病理状态的评估，分析术前的照片，并与患者讨论患者的期望。

应记录术前静态照片及临床检查结果（图14.1）。Coombes等推荐标准摄影系统，并应用于临床实践中，提高了客观性，也反映了额肌过度活动，帮助评估额肌对上睑皮肤松弛症的影响。

14.2.2　术中预防

眼睑成形术后的肿胀和软组织损伤经常会导致暂时性上睑下垂。应该提前告知患者，并确保症状会在未来几天到几周内消退。严格的手术操作和术后护理可以减轻瘀青和肿胀，因此人们认为肿胀和瘀青是可以避免发生的。

局部麻醉剂使用肾上腺素和地塞米松，采用捏压和滚压的方法注射以避免刺穿皮下的眼轮匝肌血管并引起皮下血肿。首选科罗拉多微型解剖针，其允许同时进行切割和止血，以减少出血。患者应继续服用抗高血压药物，并应与内科医师共同探讨暂停抗凝治疗的风险与收益。

眼睑成形术期间可能因血肿形成而导致提肌腱膜功能受损，缝合眶隔至提肌，打开眶隔膜或在眼轮匝肌游离中无意切除了上睑提肌均可导致上睑提肌腱膜功能受损。行眼睑成形术的外科医师必须

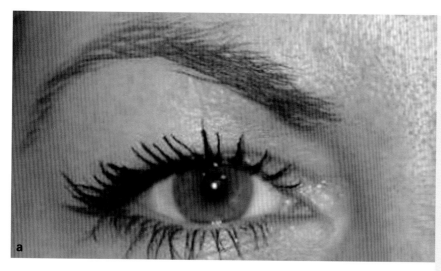

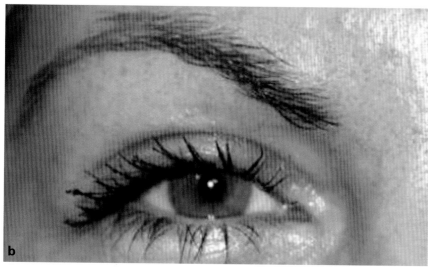

图14.1　（a）眼睑成形术术前。（b）行眼睑成形术术后第5天

了解眼睑的解剖，尤其是在上睑提肌脂肪变性的情况下，也能区分眶隔和上睑提肌。上睑解剖存在种族差异，特别是在上睑提肌融合点处，外科医师应该认识到这一点。当去除眶隔脂肪时，对于经验较少的外科医师，建议在比上睑提肌融合点"高"处打开隔膜，以避免在上睑提肌融合点附近意外损伤上睑提肌。

14.3　眉毛的稳定性

眉毛的下垂，特别是外侧的下垂，是典型老化的特征。前额的颞融合线标志着额肌力量的减弱，额肌的主要作用是提升眉毛。在颞融合线外侧的眼轮匝肌连同附着组织下垂可有限地反向作用压低眉毛。

尽管一些研究者提出眼睑成形术后很少或几乎没有发生眉毛下垂，但Prado等（包括45名患者）通过术前定量和术后数字分析的一系列研究显示眼睑成形术后可发生眉毛下垂。我们倾向于保持眉毛的稳定性切除眼轮匝肌外侧更宽的部分，Widgerow将其称为"轮匝肌楔"（图14.2）。这样做削弱了肌肉对眉毛的抑制力，促使眉毛术后处于中位及潜在升高。

14.4　眼睑成形术后上睑下垂的处理

眼睑成形术后上睑下垂最初通常是保守治疗，因为大多数情况是暂时性的。通常等待至少两次临床检查的静态结果出来后，也就是眼睑成形术后3~6个月再进行修复手术。

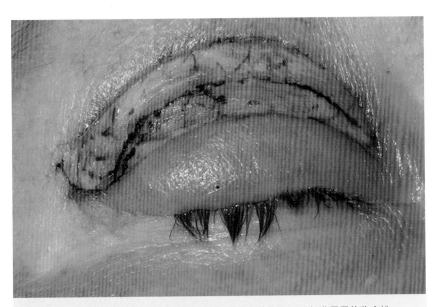

图14.2　眼轮匝肌切除术，切除眼轮匝肌外侧更宽的部分，以促进眉尾的稳定性

眉下垂

继发于眉下垂的上睑下垂可采用手术和非手术方法进行治疗。

肉毒素注射的作用虽然是暂时性的，但对眉下垂有很好的矫正作用，对年轻患者尤其有效。可直接在眉间区注射，以减弱下拉眉头的肌肉力量，而在外侧眼轮匝肌注射可抬高眉尾。

矫正轻微的眉下垂的外科技术包括颞前提眉术或直接提眉术（图14.3）。

在颞前提眉术中，在颞部发际线前方切除一个宽约1cm，长3~4cm的椭圆形皮瓣。钝性剥离暴露颞深筋膜，在椭圆形皮瓣的前（下）弧下剥离出真皮下平面。用4-0聚丙烯缝合线挂住椭圆形皮瓣的深层组织，然后固定在颞深筋膜中，从而抬高颞部眉毛。皮肤用5-0聚丙烯缝合线缝合，切口通常愈合完好，几乎看不到瘢痕。随着眉尾和切除皮肤之间距离的增加，眉尾提升程度会减弱，因此，对于发际线较低的患者，这种方法的提升效果最显著（图14.3）。

在眼睑成形术后，传统提眉术可能会对眉毛下垂的患者有更强有力的矫正效果。它适用于那些眉部抬起不足的人和眉毛突出的人，这有助于掩盖切口。利用现有的褶皱可进一步掩盖瘢痕，这在眼

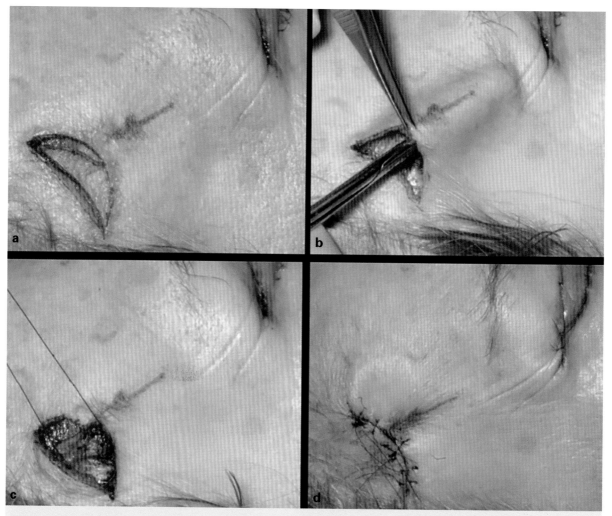

图14.3 颞前提眉术。（a）切除颞前椭圆形的皮瓣。（b）真皮下平面钝性剥离。（c）用4-0聚丙烯缝合线从真皮下组织穿至切口边缘的颞深筋膜。（d）闭合切口

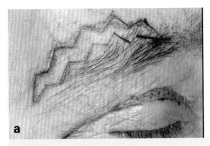
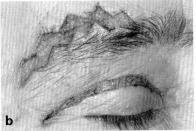
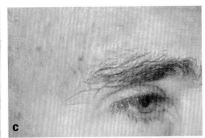

图14.4　（a）切口形状。（b）切口深度。（c）术后切口愈合良好

睑成形术后准备接受修复手术的患者中尤其重要，但这些患者也需要咨询有关术后瘢痕的信息（图14.4）。切除深度延伸到眉部脂肪层，如在传统的提眉术中，需要做两层缝合：用5-0可吸收缝合皮下组织，并用5-0聚丙烯缝线间断缝合皮肤。

14.5　病例

　　一名女性患者因上睑松弛覆盖睫毛而要求治疗。检查显示主要为外侧皮肤松弛症，重睑线模糊，假性上睑下垂，主要是外侧眉下垂。临床检查显示，退化主要发生在眉部，轻柔地手动支撑外侧眉，患者意识到侧面的"罩"消失了。眼睑边缘正常。

　　建议采用颞部提眉术并恢复自然侧眉弓（图14.5）。实现眉部提升的广泛选择包括：眉固定术、皱眉（直接）提眉术、颞前提眉术或内镜下提眉术。根据我们的经验，这种程度的眉下垂采用眉固定术可能不能提供足够的提升和保持足够的时间。虽然内镜在眉年轻化方面有很好的作用，但在这种情况下，使用锯齿状的眉部提升或颞侧前屈肌提升可获得极好的皮肤切除结果和产生最小的瘢痕。本例女性患者，由于侧面眉毛相对稀疏，侧面眉毛与皮肤的距离较短，使前额提眉肌力量增强，可行前额提眉术。

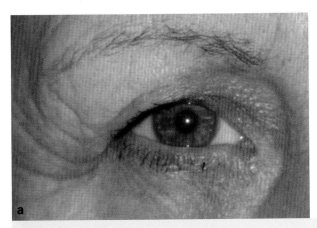
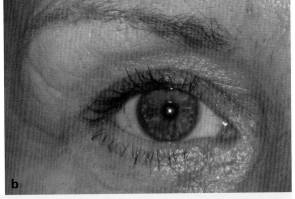

图14.5　（a）术前。（b）颞前提眉术后

上睑下垂与皮肤褶皱对称

在进行上睑下垂矫正手术时，重要的是要将不对称的眼睑边缘位置与不对称的睑板平面或不对称的重睑线区分开来。患者可能认为眼睑是下垂的，但事实上，这种不对称是由于睑板平面的不对称，或者该侧的"眼睑暴露度"不同造成的，因此手术的目的应该是提高或降低重睑线。

中度（≥2mm）双侧上睑下垂，提上睑肌功能正常，可通过外科医师选择提上睑肌提升术或结膜入路米勒肌切除术以等标准方法来矫正。虽然非常罕见，但术后早期出现上睑下垂、兔眼症、下视时上睑下垂和提上睑功能减退，可能是将眶隔缝合到提上睑肌或睑板上；这些患者需要通过皮肤入路手术进行早期探查并恢复正常的解剖结构。

矫正一个轻度的（≤1.0mm）但在美学上令人不满意的上睑下垂可能在技术上更为费力（图14.6）。结膜入路米勒肌切除术提供了一种可预测的矫正轻度上睑下垂的方法。已发表的诺模图提倡切除大约4mm的组织来矫正1mm的上睑下垂，而术前局部的肾上腺素测试是许多此类图的一部分。然而有些人可能会采用结膜入路米勒肌切除术来矫正轻度的眼睑下垂，但皮肤入路手术可能会为调整重睑线提供更多选择。前侧入路小切口微创修复上睑下垂和标准腱膜修复都被证明是有效的方法。前侧入路与结膜米勒肌切除术之间的比较也显示了类似的良好结果。每一种方法都会有倡导者，所以治疗轻度上睑下垂的理想方法可能取决于个体外科医师最擅长哪种技术。在我们的手术中，小切口（10mm）前侧入路手术优先用于矫正轻度的上睑下垂。用单条6-0的聚丙烯缝线将提上睑肌推进瞳孔中部的睑板。皮肤用聚丙烯线缝合，合并提上睑肌前部肌纤维形成褶皱。

14.6 结论

眼睑成形术后上睑下垂可能继发于眼睑和眉毛的病理反应。治疗策略需要根据潜在的病因进行调整。做眼睑成形术的外科医师应该掌握矫正上睑下垂的手术技巧。仔细的术前检查和患者咨询仍然是最重要的项目，在我们看来，这可能会减少在眼睑成形术后进行后续修复手术的需要。

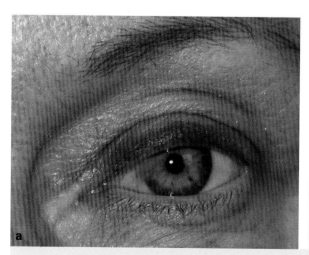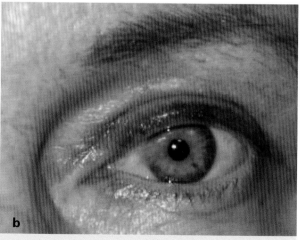

图14.6 前侧入路小切口矫正左侧轻度（微）上睑下垂、睑板平台及眉不对称。（a）术前照片显示轻度（微）上睑下垂。（b）左上睑轻度下垂矫正术后的照片，显示重睑线、睑板平台和眉毛不对称性得到改善

参考文献

[1] Baylis HI, Sutcliffe T, Fett DR. Levator injury during blepharoplasty. Arch Ophthalmol. 1984; 102(4):570–571.

[2] Ben Simon GJ, Lee S, Schwarcz RM, McCann JD, Goldberg RA. External levator advancement vs Müller's muscle-conjunctival resection for correction of upper eyelid involutional ptosis. Am J Ophthalmol. 2005; 140(3):426–432.

[3] Coombes AG, Sethi CS, Kirkpatrick WN, Waterhouse N, Kelly MH, Joshi N. A standardized digital photography system with computerized eyelid measurement analysis. Plast Reconstr Surg. 2007; 120(3):647–656.

[4] Huang W, Rogachefsky AS, Foster JA. Browlift with botulinum toxin. Dermatol Surg. 2000; 26(1):55–60.

[5] Mauriello JA. Unfavorable Results of Eyelid and Lacrimal Surgery—Prevention and Management. Boston, MA: Butterworth-Heinemann; 2000.

[6] Klapper SR, Patrinely JR. Management of cosmetic eyelid surgery complications. Semin Plast Surg. 2007; 21(1):80–93.

[7] Knize DM. An anatomically based study of the mechanism of eyebrow ptosis. Plast Reconstr Surg. 1996; 97(7):1321–1333.

[8] Lam VB, Czyz CN, Wulc AE. The brow-eyelid continuum: an anatomic perspective. Clin Plast Surg. 2013; 40(1):1–19.

[9] Love LP, Farrior EH. Periocular anatomy and aging. Facial Plast Surg Clin North Am. 2010; 18(3):411–417.

[10] O'Doherty M, Joshi N. The "bespoke" upper eyelid blepharoplasty and brow rejuvenation. Facial Plast Surg. 2013; 29(4):264–272.

[11] Prado RB, Silva-Junior DE, Padovani CR, Schellini SA. Assessment of eyebrow position before and after upper eyelid blepharoplasty. Orbit. 2012; 31(4):222–226.

[12] Scawn R, Joshi N, Kim YD. Upper lid blepharoplasty in Asian eyes. Facial Plast Surg. 2010; 26(2):86–92.

[13] Widgerow AD. Upper blepharoplasty with lateral segmental orbicularis excision. Ann Plast Surg. 2003; 50(5):471–474.

[14] Yeatts RP. Current concepts in brow lift surgery. Curr Opin Ophthalmol. 1997; 8(5):46–50.

15 眼睑成形术后眼睑闭合不全

H. Joon Kim

概述

本章讨论了与兔眼症相关的各种原因和症状，重点是眼睑成形术后出现兔眼症。本章总结了不同的非手术治疗方案和手术治疗方案，以减轻与兔眼症相关的症状和体征。

关键词：长期性，瘢痕性，眼睑成形术，外伤，面神经麻痹，干眼症，暴露性角膜病变，全层皮肤移植，类固醇注射，润滑

15.1 患者病史导致特定问题

患者为67岁女性，10年前做过双侧上睑成形术。手术后，她患上了左侧干眼症的兔眼症（图15.1）。她尝试了保守的方法治疗，例如按摩和用瘢痕霜，但她的左眼有持续的异物感、疼痛、瘙痒和红肿症状，只有用人工泪液和药膏可暂时缓解。这些症状逐渐恶化，她提出希望矫正她的兔眼症。

15.2 解剖描述患者的现状

兔眼症，或者无法完全闭上睑，可能是由多种原因引起的。麻痹性兔眼症可由影响面神经的任

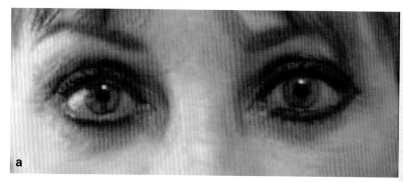
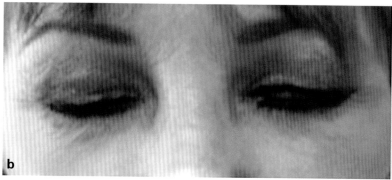

图15.1 （a）表面照片显示患者左上睑轻度回缩，其中上睑高于理想位置。（b）照片显示左侧存在约3mm的兔眼，眼睑试图闭合

何病因引起，如外伤、面神经医源性损伤、脑血管意外、肿瘤切除、感染或被麻痹。眼球突出或收缩也常导致兔眼症，尤其是甲状腺眼病患者。

瘢痕性兔眼症常源于创伤或手术。在眼睑成形术后上睑下垂的病例中，上睑成形术和下睑成形术最常见的原因都是切除皮肤过多。尽管在下睑成形术后出现兔眼症似乎更为常见，但患者在上睑成形术后通常更具症状，这可能是由于上睑受累的角膜暴露更多。如果不进行眼睑水平收紧手术（内眦成形术或外眦成形术），或者生理性或病理性眼球突出症没有得到治疗，也会导致下睑退缩和相关的眼球突出。

前睑板功能不全引起的瘢痕性兔眼症通常可以通过彻底的检查和仔细的术前计划来避免。在计划行下睑成形术时，有必要考虑眼睛向前移位的程度。眼球突出度测量值大于15mm时，通常需要在下睑上植入眼睑间隔物，以避免收缩和发生兔眼症。常用的眼睑间隔移植物包括猪脱细胞真皮基质（Enduragen）、脱细胞猪源膜（Tarsys）或耳软骨移植物，在评价上睑成形术时，区分真上睑下垂和皮肤松弛至关重要。引起皮肤松弛的眉毛下垂。在手术中，当进行上睑成形术时，通常从上睑折痕至上睑缘之间预留至少20mm的皮肤，从而避免过度地切除皮肤。这可以与"夹"技术相结合，用镊子轻轻抓住多余的皮肤，估计需要切除的皮肤数量（如绿色固定钳），直到发现睫毛轻微外翻。

尽管当眼睑张开时，皮肤紧缺往往不被注意，但由于存在兔眼症，随着眼睑闭合，皮肤紧缺变得明显。兔眼症常导致暴露性角膜病变，由于角膜覆盖不良和眼泪迅速蒸发，眼睛表面变得干燥。如果这种情况进而发展，可以导致感染、永久性瘢痕，甚至眼球穿孔和失明。兔眼症的程度往往与暴露性角膜病变的严重程度有关。

15.3 建议解决方案

·对于有干眼症的兔眼症患者，可以使用人工泪液和/或药膏润滑眼睛。如果人工泪液需要频繁使用（例如，每天使用4次以上），最好使用不含防腐剂的人工泪液。

·对于更严重的干眼症，可在夜间使用湿度护目镜，因为眼睛最容易因夜间的兔眼症而干涸。

·对于眼球受到威胁的极为严重的病例，可能需要进行睑板修复术。然而，这并不是一个合理的长期解决方案，因为这会严重限制视力，而且在美学上不具吸引力。

·类固醇软膏，类固醇注射，或5-氟尿嘧啶注射，配合眼睑按摩，在轻度情况下可以尝试放松瘢痕。这些选择在术后即刻阶段最为有效。

·对于下睑成形术后因下睑回缩而引起的兔眼症，放置眼睑间隔物加上睑成形术可以改善其回缩和相关的兔眼症。只有当患者没有严重的前睑板功能不全时，这才是成功的。否则，它可能会导致眼睑下缘外翻或前旋，这仍然需要移植一个完整的厚皮。

·对于长期患有眼球突出症的患者，保守治疗并没有改善，将全层皮肤移植到眼睑是最好的选择。

15.4 技术

标记自然眼睑褶皱，并用局部麻醉剂渗透眼睑（图15.2）。刀片可用于在标记的部位切开皮肤和眼轮匝肌。向后解剖以打开隔膜。关键是打开整个眼睑的隔膜，以确保前睑板瘢痕已经松解，并能充分了解缺损的程度。否则，移植物尺寸可能过小，且兔眼症不能得到完全纠正。此时测量前睑板缺损（图15.3）。然后将注意力转向耳后供体部位。由于颜色和厚度与眼睑相似，这是理想的供体部位。它通常是光滑无毛的，容易获得，并且位置隐蔽。其他可能的供体部位包括对侧眼睑，但通常此处供体有限，并且可能导致不对称。锁骨上区也是另一个很好匹配的潜在供体部位，但瘢痕更明显。标记所需移植物的大小，并用局部麻醉剂浸润。大约30%的移植物在愈合过程中会收缩，因此扩大移植物面积是理想的选择。取全层皮瓣，用4-0可吸收性缝合线缝合（图15.4）。然后用6-0快速可吸收肠线将皮肤移植物缝合到缺损处（图15.5）。然后用4-0丝线将Telfa支撑物缝合到皮肤移植物上。术后5天取出支撑物。

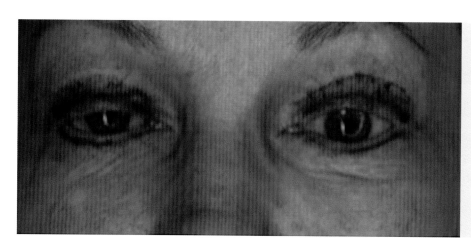

图15.2 术中照片显示左上睑褶皱的切口位置

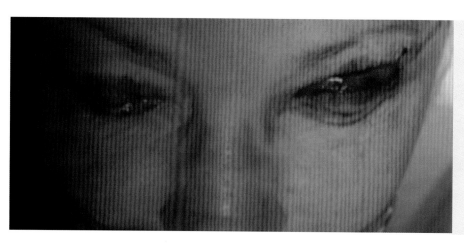

图15.3 通过对皮肤、眼轮匝肌和隔膜进行解剖，松解瘢痕显示前睑板缺损的大小，垂直约为10mm，水平约为25mm

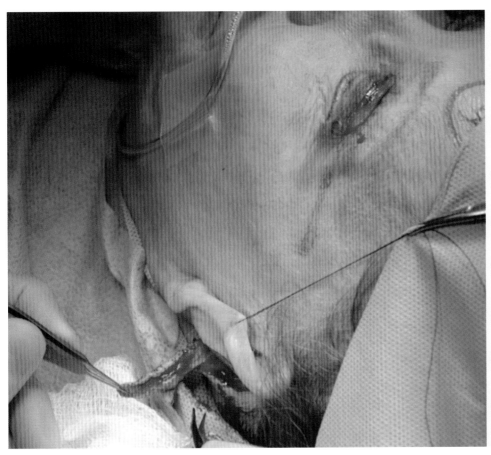

图15.4　正在采集耳后全层皮瓣移植物，然后用4 - 0可吸收缝合线连续缝合关闭移植部位（图未示）

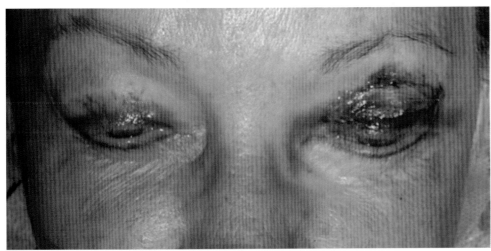

图15.5　全层皮肤移植物的形状和大小与缺损部位相适应，并用6 - 0快速可吸收肠线缝合。将Telfa支撑物缝合到皮肤移植物上以保证其存活（图未示）

15.5 术后照片和结果的评价

照片显示皮肤移植术后3周，兔眼症和干眼症完全消失。由于左上睑不再向上回缩，因此上睑高度也与对侧对称。正如预期的那样，眼睑有残余肿胀（因为这需要2~3个月的时间才能解决），移植物看起来仍然增厚。在一些患者中，皮肤移植需要3~6个月的时间才能痊愈，甚至更长。按摩和使用类固醇霜（或其他瘢痕霜）可以促进更快速的恢复（图15.6）。

15.6 操作要点

·上睑成形术或下睑成形术中过度地切除皮肤或下睑成形术中未能解决眼球突出问题，可能会导致兔眼症或无法完全关闭眼睑。

·兔眼症可导致暴露性角膜病变和患者严重不适，严重时可导致感染和失明。

·通过在上睑从眉毛–眼睑交界处到眼睑边缘留下至少20mm的皮肤，可以避免皮肤短缺引起的兔眼症。

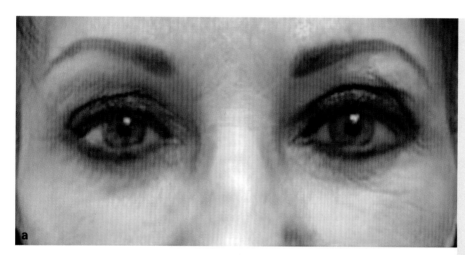
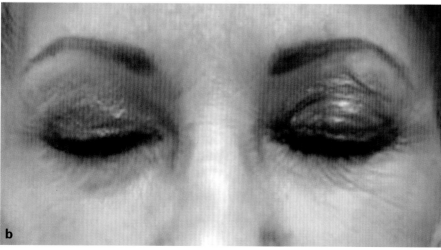

图15.6 （a）患者左上睑全层植皮3周后的临床照片。不出所料，她的左上睑和左下睑仍有水肿，但上睑不再回缩。（b）如图所示，她还能完全闭上左眼，没有任何眼睑闭合不全。移植体略增厚，但在未来3~6个月外观会有所改善

· 轻度的兔眼症可以通过按摩、使用类固醇药膏或注射5-氟尿嘧啶来治疗。

· 对于严重或长期存在的兔眼症患者，需要进行全层皮肤移植来替代短缺的皮肤和解决兔眼症。

· 前睑板瘢痕松解术需要在外耳膜水平进行，皮肤移植物面积稍大，才能完全解决兔眼症。

参考文献

[1] Shorr N, Goldberg RA, McCann JD, Hoenig JA, Li TG. Upper eyelid skin grafting: an effective treatment for lagophthalmos following blepharoplasty. Plast Reconstr Surg. 2003; 112(5):1444–1448.

[2] Wilson MC, Groth MJ, Baylis HI. Complications of upper blepharoplasty. In: Putterman AM, ed. Cosmetic Oculoplastic Surgery. 3rd ed. Philadelphia, PA: Saunders; 1993:349.

16 上睑成形术过度切除的矫正

Oren Tepper，Sergei Kalsow，Elizabeth B. Jelks 和 Glenn W. Jelks

概述

由于过度切除皮肤和/或脂肪而导致的修复手术仍然是二次眼睑成形术的一个相对常见的适应证。过度切除上睑的皮肤和/或脂肪会导致上睑凹陷，这不仅会导致过度手术，还会导致衰老。下睑过度切除脂肪也会出现类似的凹陷问题，而下睑过度切除皮肤则会导致可怕的下睑畸形等并发症。本章讨论了眼睑成形术中常见的过度切除相关问题的矫正，并回顾了矫正这种继发性畸形的外科技术。

关键词：过度矫正，二期眼睑成形术，上睑凹陷术，下睑凹陷术，眼睑扩大术

16.1　患者病史导致特定问题

患者是一名53岁的女性，2年前曾在其他医院接受了上睑成形术。她表达了对"不自然"外观的担忧。她觉得自己看起来"手术过度"，正在寻求矫正上睑的外观。

16.2　解剖描述患者的现状

患者的上眼眶呈凹陷状。中空最明显的是内侧，产生一个A型架畸形。她畸形的骨骼化特征突出了上眼眶边缘的可见性和突出性。尽管她最初的目标是通过眼睑成形术看起来更年轻，但这次手术导致她眼部整体的衰老和萎缩（图16.1）。

16.3　问题分析

由于传统的观念强调切除多余的皮肤、肌肉和脂肪，所以在传统的眼睑成形术之后，过度切除是一个相对常见的问题。皮肤松弛和重力下降会导致大多数眼睑成形术患者的组织过度下垂和膨胀，但退缩也是眼眶周围老化的主要因素。这些隆起的组织常常掩盖了体积的损失，因此在切除明显的"多余"组织时，手术会导致更大的体积损失。这只会加剧持续的退缩，这种退缩会随着年龄的增长而发生，并增加眼眶骨骼化的风险和出现空洞外观的风险。

以下因素可导致眶上区不希望的深部凹陷形成：

·内侧和中央脂肪垫过度移位会造成中央凹陷。

·眶前眼轮匝肌过度移位会暴露眶上缘。

·过度切除下部脂肪垫将减少眼眶中的脂肪总量，使眼球下沉，并间接转化为上凹。

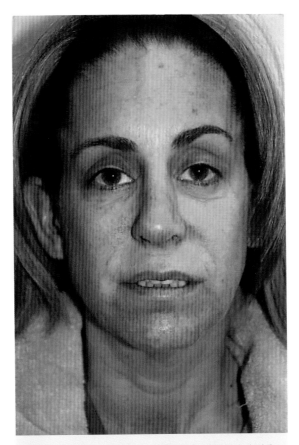

图16.1 患者的上睑由于先前的上睑成形术中皮肤和脂肪的过度切除而表现出骨骼化的外观

　　在任何操作中，避免过度分配体积（通常对应于脂肪）应该是优先考虑的事项。外科医师的目标应该是解决明显过多的组织，同时记住退缩是老化眼睛的核心特征。如果外科医师采用脂肪切除方法，一种可能有助于避免过度切除的技术是在手术过程中按压眼球，使腱膜前脂肪膨胀。脂肪切除术的终点不应超过将腱膜前脂肪切回眼眶的程度。外科医师应该将自身释放的多余脂肪与需要手术处理和拉动的脂肪区分开来，并集中切除前者。

　　保留脂肪以避免过度切除的方法还包括使用双极电凝（BICO）来减少膨出的脂肪的假疝。该技术仅通过皮肤和前中隔眼轮匝肌进行小切口操作，以暴露眼眶隔膜和下面的脂肪。然后将BICO应用于隔膜以引起类似于"疝气修复"的凸起的中隔脂肪的收缩和消失。值得注意的是，作者并没有严格依赖双极仪器来实现这一技术，但他们确实认为，一般来说，在不切除传统脂肪的情况下掩盖这种隆起，运用这种双极仪器是一种很有价值的方法。

16.4 针对问题的建议解决方案

上睑成形术后过度切除的手术解决方案是体积替换。这可以通过以下方式实现：

· 自体游离脂肪移植。

· 透明质酸填充物注射。

· 眼眶脂肪移位皮瓣。

· 真皮脂肪移植。

每个选项都有独特的优势，应与患者讨论并与特定的畸形相匹配。不管治疗方法如何，都会受到先前手术瘢痕和医源性解剖改变的影响。

在我们的实践中，自体脂肪移植长期以来一直是体积增加的主要手段，因为它是一种天然的填充物，可以避免排异反应、敏感反应、无菌脓肿或结节，而且供体部位发病率最低。透明质酸填充物提供了一种替代游离脂肪移植的方法，为眼睑成形术后过度切除提供了体积。这些填充物被注射到皮下或眼轮匝肌下脂肪中，不同的透明质酸的成分已经被描述，例如瑞蓝（Restylane），与更多液体制剂如乔雅登（Juvederm）相比，其可提供更大的投射，但需要更多的剂量。每个眉毛需要的量通常是0.5~1mL，一般来说，过多的量比过少的量看起来更糟糕。注射与眉毛平行，止于眶上缘的下边缘。可见和可触摸的不规则是一个问题，可以通过按摩、混合注射或最终用透明质酸溶解酶来解决。受益时间因患者而异，但据报道，超过2年约有10%的患者在这段时间内需要额外、小剂量注射（图16.2）。

眼眶脂肪移位皮瓣和真皮脂肪移植也可用于手术治疗切除过多的眼睑成形术患者。眼眶脂肪移位包括180°旋转中心脂肪垫的外侧端，以填充内侧区域的体积。由于大多数过度切除的眼睛几乎没有剩余的腱膜前脂肪垫，这种手术对于体积较小的缺陷的益处有限。当体积严重不足，且有可见的眼眶骨边缘时，真皮脂肪移植可能是更好的选择。这些都可以作为一个全层真皮片，从臀间褶皱获得一层薄薄的皮下脂肪，去上皮化，放置在眼眶脂肪囊和眼眶上缘下方的眼轮匝肌之间。吸收率估计只有10%~20%。过度矫正和过度移植的重量可能会损害眼睛的开放，并造成一种变形的外观。这通常会在10~14天内自然消退，并在2~3个月内完全消退。

如前所述，作者认为自体脂肪移植应该是治疗这种畸形的金标准。当考虑到可靠性、风险、侵袭性和持久性等因素时，我们认为自体脂肪移植是最优的治疗方法。

16.5 技术

矫正涉及体积的置换。目标是使上睑轮廓光滑，矫正眼睑凹陷的外观，消除肉眼可见的上眼眶。移植的脂肪沉积在皮肤和眶隔之间。它不是在原来的脂肪被过度切除的隔后放置，而是在隔前。必须小心不要矫枉过正，所以经常推荐少量连续进行脂肪移植。

脂肪移植的效果都是不可预知的。即使把脂肪平均分配，也不能说脂肪就能平均存活。因此，脂肪移植可能导致不规则。另外，也可以使用填充物，如瑞蓝（Restylane）或柏丽（Belotero）。

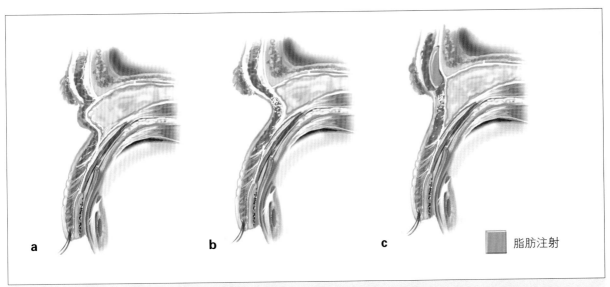

图16.2　（a）为手术前上睑及上眼眶典型轮廓的横断面示意图。上眼眶的体积由睑板前肌、眶中隔前脂肪和腱膜前脂肪提供。（b）典型的术后横断面图，上睑腱膜前脂肪过度切除，眼轮匝肌前形成的瘢痕组织，以及相关的收缩导致上睑眶-睑沟畸形。（c）正确的眶上睑沟畸形的注射脂肪的横断面图。注射脂肪用小口径（20号）、钝头、侧孔套管针将脂肪注射至上眼眶边缘上方。眶隔没有被破坏，脂肪也没有被放置在眶内。

16.6　术后照片和关键评估结果

术后结果显示上睑轮廓更平滑自然、丰满度恢复，上眼眶边缘不再明显。结果，畸形得到了矫正，患者的眼睛看起来更年轻、更轻、更柔和（图16.3）。

16.7　操作要点

·眶周区老化不仅涉及重力下降，还涉及萎缩。

·进行眼睑成形术时，注意眼周组织体积已经不足。

·脂肪切除的点是压迫球体时脂肪轻度突出。

·考虑脂肪保存技术，如行皮肤和肌肉切除术时，在轻度鼓起的中隔周围进行简单的电凝收紧。

·凹陷外观的处理包括在特定位置以正确的数量填充体积。

·体积填充可为自体脂肪移植、透明质酸填充物（Restylane、Juvenderm、Belotero）、眼眶脂肪转位皮瓣或直皮脂肪移植。

·应采用安全的注射技术，将血管内注射的风险降至最低。

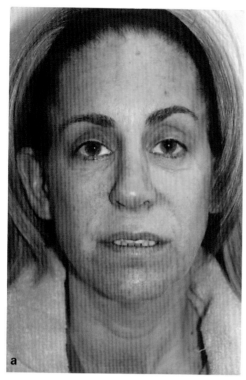

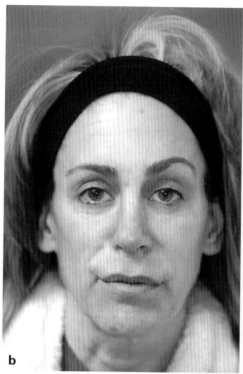

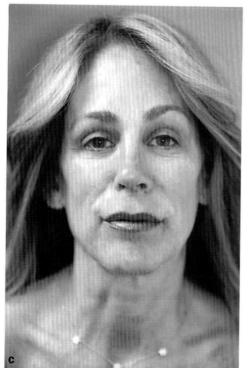

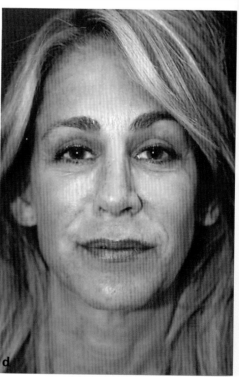

图16.3（a~d）为患者上睑脂肪结构体积移植3次后病情进展情况。第1、2和3次发生在32个月内，第1次开始，第2次在25个月，第3次在32个月。值得注意的是，由于面部体积不足，患者接受了脂肪分区移植。这改善了面部体积，补充治疗了上眼眶眼睑沟畸形

参考文献

[1] Hardy TG, Joshi N, Kelly MH. Orbital volume augmentation with autologous micro-fat grafts. Ophthal Plast Reconstr Surg. 2007; 23(6):445–449.

[2] Jeon MS, Jung GY, Lee DL, Shin HK. Correction of sunken upper eyelids by anchoring the central fat pad to the medial fat pad during upper blepharoplasty. Arch Plast Surg. 2015; 42(4):469–474.

[3] Lambros V. Observations on periorbital and midface aging. Plast Reconstr Surg. 2007; 120(5):1367–1376, discussion 1377.

[4] Lambros V. Volumizing the brow with hyaluronic acid fillers. Aesthet Surg J. 2009; 29(3):174–179.

[5] Lee W, Kwon SB, Oh SK, Yang EJ. Correction of sunken upper eyelid with orbital fat transposition flap and dermofat graft. J Plast Reconstr Aesthet Surg. 2017; 70(12):1768–1775.

[6] Morley AMS, Taban M, Malhotra R, Goldberg RA. Use of hyaluronic acid gel for upper eyelid filling and contouring. Ophthal Plast Reconstr Surg. 2009; 25(6):440–444.

[7] Ramil MR. Fat grafting the hollow upper eyelids and volumetric upper blepharoplasty. Plast Reconstr Surg. 2017;140:889-897.

[8] Rohrich RJ, Coberly DM, Fagien S, Stuzin JM. Current concepts in aesthetic upper blepharoplasty. Plast Reconstr Surg. 2004; 113(3):32e–42e.

[9] Romeo F. Upper eyelid filling with or without surgical treatment. Aesthetic Plast Surg. 2016; 40(2):223–235.

[10] Rose JG, Jr, Lucarelli MJ, Lemke BN, et al. Histologic comparison of autologous fat processing methods. Ophthal Plast Reconstr Surg. 2006; 22(3):195–200.

[11] Tonnard PL, Verpaele AM, Zeltzer AA. Augmentation blepharoplasty: a review of 500 consecutive patients. Aesthet Surg J. 2013; 33(3):341–352.

[12] van der Lei B, Timmerman ISK, Cromheecke M, Hofer SOP. Bipolar coagulation-assisted orbital (BICO) septoblepharoplasty: a retrospective analysis of a new fat-saving upper-eyelid blepharoplasty technique. Ann Plast Surg. 2007; 59(3):263–267.

17 上睑成形术过度切除

Hisham Seify

概述

在会诊中我们经常可以看到过度切除上睑的情况，患者也经常要求切除多余的皮肤。最基本的操作步骤是正确判断，补救方法是通过添加脂肪或其他填充物来重建缺失的组织。

关键词：A型架畸形，上睑成形术，脂肪移植，上睑脂肪过多

17.1　患者病史导致特定问题

患者是一位60岁的白人女性，她在两年前接受了双侧上睑修复术（图17.1）。她表示，为了得到"更紧致"的上睑，她要求更多地去除皮肤。

17.2　解剖描述患者的现状

患者呈现上睑凹陷不对称（A型架畸形）。最常见的原因是在她初次的眼睑成形术中，中央脂肪垫和眼轮匝肌被过度切除。患者最初的要求是去除更多的皮肤，以获得更紧致的上睑。在这种情况下，切除更多的组织会导致畸形恶化。这种情况可以通过在上睑增加组织来补救。重建的选择包括注

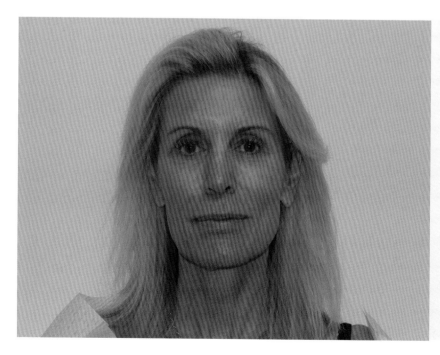

图17.1　这位患者是一位60岁的白人女性，两年前接受了双侧上睑成形术。她以A型架畸形为表现

射填充剂、真皮脂肪移植，或脂肪移植。她认为脂肪移植是最好的选择。由于存在的不对称性，每一侧所需的脂肪量会有所不同。

17.3　针对问题的建议解决方案

·上睑不对称，进行脂肪注射（右多于左）。

17.4　技术

手术可以在局部麻醉或全身麻醉下进行。在这个病例中，患者正在接受其他手术，所以是在全身麻醉下进行的。

局部麻醉沿眶上缘注射，每侧1~1.5mL。注射过程中以术前照片为指导，手术方案为右侧注射2mL，左侧注射1.5mL，术前会诊时可用生理盐水加利多卡因演示注射效果。

在肿胀液（500mL生理盐水、50mL利多卡因、0.5mL肾上腺素1：1000）浸润后从腹部获取脂肪，腹部仅用250mL浸润肿胀麻醉液。在抽吸之前，让液体静置20min。使用Tulip系统（2mm套管）进行抽吸（图17.2）。允许脂肪沉淀以分离液体组分；注射前丢弃液体部分。在两个注射器之间转移脂肪，以获得均匀的填充物，并避免脂肪结块（微脂肪移植）。离心法、单纯移植法或任何其他方法都可以作为准备注射用脂肪的方法，这取决于外科医师的经验。

眶周注射用0.9mm钝形脂肪移植套管，皮肤穿刺用18G针头，避免造成切口。沿眶上缘注射（图17.3）。在上方的间隔进行注射，以尽量减少并发症。右手逆行注射，以避免注射到血管中。左手是

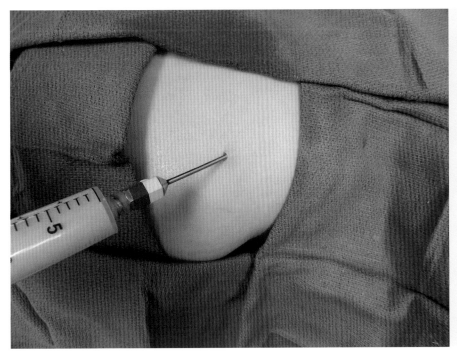

图17.2　使用2mm套管收集脂肪

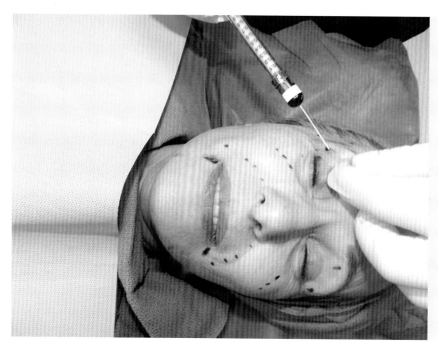

图17.3 用0.9mm套管将脂肪注入眶上沟

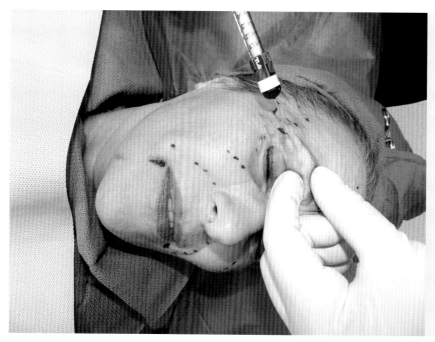

图17.4 右手逆向注射，左手引导右手进行注射，避免出现任何不规则现象

用来沿骨性眼眶底面混合脂肪的。轻微的矫枉过正是为了避免出现任何不规则现象，不规则可能是难以矫正的。应避免直接注射到眼睑皮肤中，这会导致注射后出现肿块（图17.4）。

17.5　术后照片和关键评估结果

现在，患者上睑的外观更为美观，无须移除皮肤（图17.5）。我们也建议她进行体积补充，特别是在右侧眼睑，但她对目前这个结果很满意。

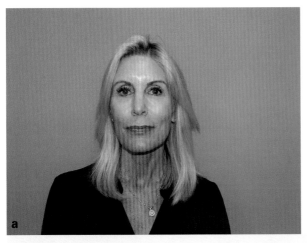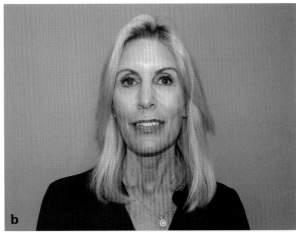

图17.5 （a、b）矫正后患者的术后照片，右侧2mL，左侧1.5mL

17.6 操作要点

· A型架畸形更常见于上睑成形术中脂肪和肌肉的过度去除。

· 在某些情况下，可能会出现下垂，就好像有多余的皮肤一样，如果没有对这种情况进行适当的评估，就不应考虑切除多余皮肤的诉求。

· 从技术角度来看，可以使用脂肪或透明质酸填充物。使用钝针逆行注射技术是首选，以避免意外地注射入血管。

· 应以轻微过度矫正为目标，同时避免出现任何肿块或违规行为。

· 在矫正过度的情况下，应尽早按摩填充物。如果患者后来出现肿块，应评估病情，注射5-氟尿嘧啶或稀释的类固醇。在极端情况下，可以进行手术切除。

· 脂肪移植不是一门精确的学科。很难评估最终存活下来的脂肪量。矫形过度应谨慎地与保守的方法相平衡，以避免出现并发症。应该劝告患者可能需要再次注射。

参考文献

[1] Goldwyn R, Cohen M. The Unfavorable Result in Plastic Surgery: Avoidance and Treatment. 3rd ed. Philadelphia, PA: Lippincott; 2001.
[2] Persichetti P, Di Lella F, Delfino S, Scuderi N. Adipose compartments of the upper eyelid: anatomy applied to blepharoplasty. Plast Reconstr Surg. 2004; 113(1):373–378, discussion 379–380.
[3] Kane MAC. Nonsurgical periorbital and brow rejuvenation. Plast Reconstr Surg. 2015; 135(1):63–71.
[4] Pacella SJ, Nahai FR, Nahai F. Transconjunctival blepharoplasty for upper and lower eyelids. Plast Reconstr Surg. 2010; 125(1):384–392.
[5] Lindenblatt N, van Hulle A, Verpaele AM, Tonnard PL. The role of microfat grafting in facial contouring. Aesthet Surg J. 2015; 35(7):763–771.
[6] Seify H, Roderick, Hester T. The use of microfat grafting in periorbital rejuvenation: review of 100 consecutive facelifts: 24. Plast Reconstr Surg. 2005; 116(3, Suppl):31–32.

18 眼睑成形术中皮肤和脂肪切除不足

Oren Tepper，Brian Mikolasko，Elizabeth B. Jelks 和 Glenn W. Jelks

概述

眼睑成形术后皮肤和/或脂肪切除不足是一种相对常见的抱怨，需要进行二次手术。近期倾向于采用更保守的上睑成形术的趋势可能会使进行下睑切除术的患者人数增多。本章讨论眼睑成形术相关的眶周手术解剖，并提出处理多余皮肤和脂肪的方法。

关键词：切除不足，二期眼睑成形术，经结膜入路，外侧脂肪，内侧脂肪，眼睑丰满

18.1 患者病史导致特定问题

患者之前接受过上下睑成形术，她对术后的结果不满意，并对上下睑持续的"丰满"感到困扰（图18.1）。

18.2 解剖描述患者的现状

患者在就诊时的情况可以用以下特征来描述：

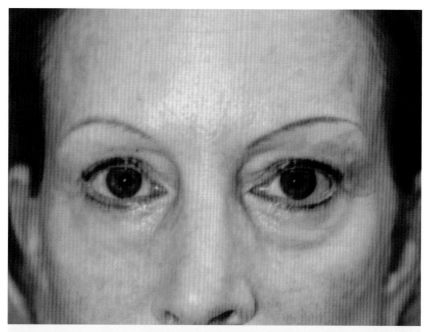

图18.1 患者既往行上睑成形术和下睑成形术。上睑中部过度"丰满"，外侧有持续性的沉重感，下外侧眶隔脂肪导致眼-颊交界处轮廓不规则

·皮肤过多和内侧脂肪残留导致上睑丰满。

·下睑外侧脂肪较多。

分析

眼睑成形术不满意的结果一般可分为两种情况：①切除过度。②切除不足。本章描述了上睑成形术和下睑成形术后由于切除不足而导致的问题。二次眼睑成形术的真实发生率尚不完全清楚，但在20年的时间里，在一系列近1000例的眼睑成形术中，我们发现二次眼睑成形术的发生率为10%。二次眼睑成形术的原因包括皮肤松弛症、上睑下垂，以及原发性眼睑成形术引起的普遍不满意。

上述问题代表了先前接受上睑成形术的患者相对常见的投诉/畸形。对于上睑来说，经常可以看到一侧有多余的皮肤和鼻侧脂肪切除不充分。在下睑，脂肪最常存在于外侧脂肪区。

持续存在的上睑皮肤

持续性上睑丰满是原发性上睑成形术后常见的主诉，最常见于侧部。在解剖上，由于中央上睑脂肪有向侧面移动的趋势，外侧多余的皮肤没有固定在睑板上，所以随着年龄的增长，会变得丰满。由于额叶对颞眉的支撑减少，泪腺脱垂进一步恶化。在评估患者的初次眼睑成形术和二次眼睑成形术时，需要考虑这些解剖变化。此外，外科医师还必须了解眉毛的位置和功能，特别是眉毛代偿性抬高的潜在作用。皮肤松弛症和严重的颞部脱发通常通过抬高前额来弥补，以保持眼部有最大的视野。

眼睑成形术后上睑皮肤过多可能是多种因素造成的，包括难以判断皮肤切除的范围以及限制切口最外侧的范围。此外，在某些情况下，眉下垂可能是罪魁祸首，也可能是先前存在或新出现的眉下垂的结果，如肉毒素注射后可能发生。因此，了解此类患者的肉毒素注射状况/病史非常重要。值得注意的是，切除不足与眉下垂的区别在于皮肤褶皱是否过多。

持续存在的上睑脂肪

上睑腱膜前脂肪位于中央或内侧的两个隔室中的一个。中央脂肪垫会随着年龄的增长而萎缩，而更密集、更富含干细胞的内侧脂肪垫则是眶内脂肪的延伸，随着年龄的增长，脂肪垫会变得更加突出，甚至在初次眼睑成形术之后也是如此。

初次眼睑成形术后可发现上睑脂肪切除不足，通常与内侧脂肪室有关。从技术角度来看，这是有道理的，因为在上睑成形术中，内侧脂肪通常更难以可视化和解剖。鼻侧脂肪通常可以通过其特有的"苍白"的颜色来区分，在眼睑成形术中，外科医师必须识别并清除这个明显的隔层中的多余脂肪。

有趣的是，最近对上睑成形术中脂肪保存技术的重视可能也增加了上睑成形术中脂肪"切除不足"的可能性。随着外科医师越来越关注如何避免中空和骨架化，过度保守的结果是可能发生的。

持续存在的下睑脂肪

外侧眶隔脂肪持续存在是最常见的结果之一，需要进行二次下睑成形术。随着年龄的增长，一个有趣的现象是下睑脂肪垫假疝的发展，主要是在外侧方面，这可能是由于眼球和外侧睑缘下降。特别是在老年人中，萎缩的软组织覆盖进一步加剧了轮廓的不规则性，从而产生了一种丰满感，打断了矢状位视图中定义年轻的眼眶–脸颊复合体的一个理想的适度凸起的线条。

下外侧脂肪袋在初次眼睑成形术中容易切除不足，原因与前面提到的相似，包括近期多采用保守性眼睑成形术的趋势，以及相对难以进入和识别的解剖位置，尤其是经结膜入路。此外，最近采用的有利于脂肪保存或移位的方法也可能增加外侧脂肪持续存在的风险。例如，一些外科医师更喜欢内侧和中央脂肪的重新定位技术，通过这种技术，这些隔室与多余的隔膜一起被移动，并被转移到骨膜下的口袋中。由于外侧脂肪隔室位于悬韧带的正上方，并且缺乏足够的活动能力来重新定位，因此仅处理外侧脂肪隔室是无法实现良好效果的。

18.3　建议的解决方案

· 像所有的二次手术一样，外科医师必须考虑由切口瘢痕、影响睑板的内部瘢痕和医源性改变的解剖学造成的独特挑战。

· 如果该问题涉及眉下垂的部分，应与患者进一步讨论手术和非手术提升眉毛的方法。

· 上睑多余的脂肪和皮肤应通过之前的上睑成形术切口进行处理。

· 残余的外下睑脂肪可通过相同的上睑成形术切口去除。

· 多余的皮肤可以通过皮肤夹紧的方法去除，相对容易和安全。

18.3.1　上睑皮肤

当处理多余的上睑外侧皮肤时，外科医师不应该简单地依赖于初次眼睑成形术中使用的标准新月形切口，因为它的中心往往是最宽的，而且可能不能充分解决外侧皮肤的过度丰满问题。在这种情况下，外科医师应该考虑选择一个更像"手术刀形状"的切口，最宽的部分发生在外侧，中间逐渐变细。这往往呈20号手术刀刀片的形状，向下沿着睑板上的折痕延伸，在眉毛下方的自然折痕中向外侧延伸，略超过眉毛的外侧，在眼角上方和外侧约1cm处向内侧结束。老年人可能会在鱼尾纹侧看到缝合线，但在年轻人中没有这样的自然折痕，这将留下一个可见的缝合线（图18.2）。

18.3.2　上睑脂肪

上睑脂肪可以通过相同的上睑切口来切除。去除多余的皮肤，必要时可用针尖电烧灼法切除眼轮匝肌。如果不需要进一步地切除皮肤，也必须去除多余的脂肪，可以通过皮肤、肌肉和隔膜建立一个小切口通道，以切除脂肪。

另外，一个孤立的鼻侧脂肪袋可以通过结膜入路处理。这项技术在保留眶隔的同时进行，避免了造成可见的瘢痕和通过瘢痕组织进行剥离。手术通过睑板边缘上方3~4mm的内侧切口进行，并通过

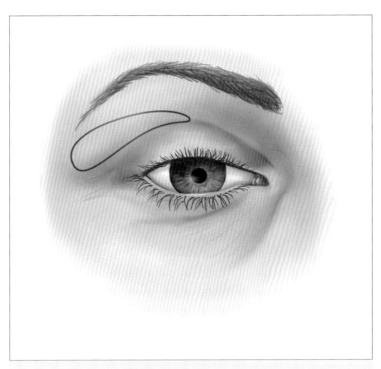

图18.2 改良的上睑皮肤切除。注意切口是根据患者的特殊畸形量身定做的，这样多余的外侧部分就可以合并进去

结膜继续手术，直到看到多余的脂肪为止。充分切除可能会稍微困难一些，但这是一种安全有效解决先前手术患者遗留的孤立的上内侧丰满问题的方法。

无论采用何种方法，从任何一个部位过度地去除脂肪都会加剧眼部的老化。因此，应该最低限度地切除内侧的脂肪垫，以了解过度的位置将留下一个空洞、骨骼化的外观。为了避免过度切除，当轻轻按压眼球时，切除的量应该是轻微的脂肪突出部分（图18.3）。

18.3.3 下睑外侧脂肪

下睑的解剖结构使其成为一个特别具有挑战性的领域，手术前必须考虑美学和功能。在我们的实践中，我们赞成通过上睑成形术切口切除下睑的外侧脂肪。采用钝性剪刀和精细点状电切术将1~2cm的肌下、骨膜上皮肤和肌肉瓣提升到外眼角和下睑外侧周围。皮瓣从上睑切口外侧边缘的下边缘开始，用绝缘的Desmarres牵开器抬高组织，直到外侧支持带可视化。下睑外侧脂肪室被位于外侧支持带下方的隔层所覆盖，当对球体施加轻微压力时，多余的脂肪会膨胀。切除应保守，因为过多地去除脂肪会留下空洞的外观。去除0.5mL的脂肪就能导致明显的变化，有些人认为这是由于眼球在向后移动。我们最终的目标是用镊子轻轻去除脂肪和用电烙术创建一个适当的轮廓（图18.4）。

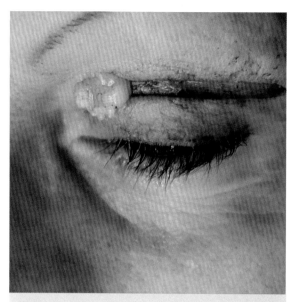

图18.3 通过上睑成形术切口切除患者上睑内侧隔室脂肪

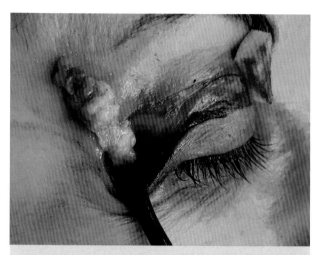

图18.4 通过上睑切口进入下睑外侧脂肪室的技术演示。如果以前有过上睑切口，或者患者同时进行了上睑手术，那么下睑外侧的脂肪区可以很容易地通过上睑入路进入并显示出来。值得注意的是，这种方法也可以用来执行外眦的加固手术

18.4 术后照片

术后照片见图18.5。

18.5 操作要点

· 上睑外侧皮肤切除不足是最常见的问题。

· 上睑中间脂肪切除不足是最常见的问题。

· 下睑外侧脂肪切除不足是最常见的问题。

· 评价眼睑成形术后持续存在的上睑丰满应区分皮肤松弛症和眉下垂。

· 通过最宽处横向延伸切口可以切除多余的上侧眼睑皮肤。

· 孤立的上睑鼻侧脂肪可以通过结膜入路在二期眼睑成形术中进行处理。

· 虽然初次眼睑成形术中的下睑经结膜入路是一种可以降低眼睑畸形风险的有效方法，但由于可视化和进入问题，它可能会增加外侧隔室脂肪残留的比例。

· 与内侧和中央脂肪垫相比，过多的下睑外侧脂肪缺乏重新定位的活动性，因此应切除。

· 下外侧眼睑脂肪可以相对容易地通过上睑成形术切口来切除。

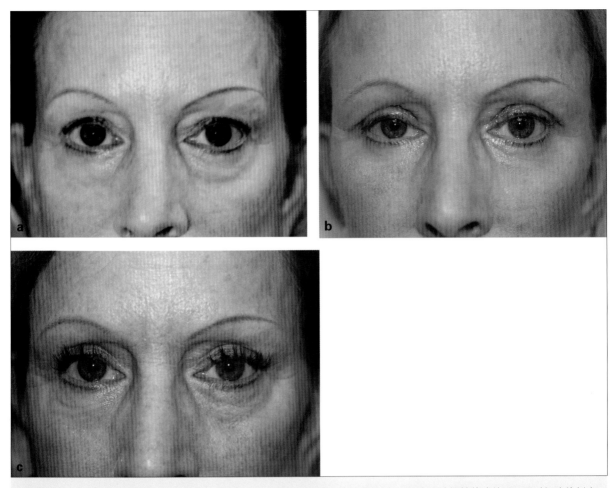

图18.5　（a）初次眼睑成形术前。（b）术后1周。（c）二次眼睑成形术后1年。注意上睑褶皱的改善以及同时切除外侧皮肤。较低的侧面脂肪隔室在切除多余脂肪后也显示出丰满度降低，在眼睑 – 脸颊交界处具有更柔软、更年轻的过渡

参考文献

[1] Baker S, LaFerriere K, Larrabee WF, Jr. Lower lid blepharoplasty: panel discussion, controversies, and techniques. Facial Plast Surg Clin North Am. 2014; 22(1):97–118.

[2] Hahn S, Holds JB, Couch SM. Upper lid blepharoplasty. Facial Plast Surg Clin North Am. 2016; 24(2):119–127.

[3] Har-Shai Y, Hirshowitz B. Extended upper blepharoplasty for lateral hooding of the upper eyelid using a scalpel-shaped excision: a 13-year experience. Plast Reconstr Surg. 2004; 113(3):1028–1035, discussion 1036.

[4] Honrado CP, Pastorek NJ. Long-term results of lower-lid suspension blepharoplasty: a 30-year experience. Arch Facial Plast Surg. 2004; 6(3):150–154.

[5] Januszkiewicz JS, Nahai F. Transconjunctival upper blepharoplasty. Plast Reconstr Surg. 1999; 103(3):1015–1018, discussion 1019.

[6] Jelks GW, Glat PM, Jelks EB, Longaker MT. The inferior retinacular lateral canthoplasty: a new technique. Plast Reconstr Surg. 1997; 100(5):1262–1270, discussion 1271–1275.

[7] Korn BS, Kikkawa DO, Hicok KC. Identification and characterization of adult stem cells from human orbital adipose tissue. Ophthal Plast Reconstr Surg. 2009; 25(1):27–32.

[8] Mendelson BC, Luo D. Secondary upper lid blepharoplasty: a clinical series using the tarsal fixation technique. Plast Reconstr Surg. 2015; 135(3):508e–516e.

[9] Mullins JB, Holds JB, Branham GH, Thomas JR. Complications of the transconjunctival approach. A review of 400 cases. Arch Otolaryngol Head Neck Surg. 1997; 123(4):385–388.

[10] Murri M, Hamill EB, Hauck MJ, Marx DP. An update on lower lid blepharoplasty. Semin Plast Surg. 2017; 31(1):46–50.

[11] Rohrich RJ, Coberly DM, Fagien S, Stuzin JM. Current concepts in aesthetic upper blepharoplasty. Plast Reconstr Surg. 2004; 113(3):32e–42e.

[12] Stanciu NA, Nakra T. Revision blepharoplasty. Clin Plast Surg. 2013; 40(1):179–189.

[13] Whipple KM, Lim LH, Korn BS, Kikkawa DO. Blepharoplasty complications: prevention and management. Clin Plast Surg. 2013; 40(1):213–224.

[14] Wong CH, Mendelson B. Extended transconjunctival lower eyelid blepharoplasty with release of the tear trough ligament and fat redistribution. Plast Reconstr Surg. 2017; 140(2):273–282.

19 冠状前额成形术改善了眼眶周围的外观，使之年轻化，而不是单纯依靠面部和眼部的整形

Jack A. Friedland

概述

前额整形术应该考虑纠正前额和眼眶周围区域的畸形和老化迹象，单靠面部和眼睑整形是不能充分进行治疗的。

关键词：前额整形术，眶周年轻化，眼睑成形术，面部整形术，额头横向皱纹，眉间皱纹，眉毛下垂

19.1 患者病史导致特定问题

这位64岁的女性希望进行面部年轻化手术（图19.1）。她体重超重，她尝试减肥，但失败了。她接受了自己的现状，并希望能继续进行手术，虽然建议她接受前额手术以及眼睑和面部整形手术，但她选择只做后者，包括双侧外眦整形和口周皮肤磨削术。

19.2 解剖描述和患者的现状

患者最初对手术结果很满意，但不到1个月，由于出现眉毛下垂、额头横向皱纹、垂直的眉间皱纹、鼻根有横向的皱纹而变得不满意（图19.2）。

问题分析

尽管患者前额发际线较高，担仍建议采用开放式冠状位前额成形术来矫正残余的畸形。由于患者已经接受了眼睑成形术，因此不推荐通过上睑成形术对提眉肌和皱眉肌进行手术，内镜下眉弓提升术是一种可接受的方法，但外科医师更倾向于采用开放式方法，因为术后效果维持时间长，效果好且并发症少。

19.3 建议的解决方案

· 在评估患者前额和眼睑的情况时，必须将眉毛置于正常水平（女性上眼眶边缘上方1cm处，然后测量并标记上睑皮肤，以便在患者处于直立位置时进行切除。
· 额头横纹最好通过开放入路直接处理额肌来消除。

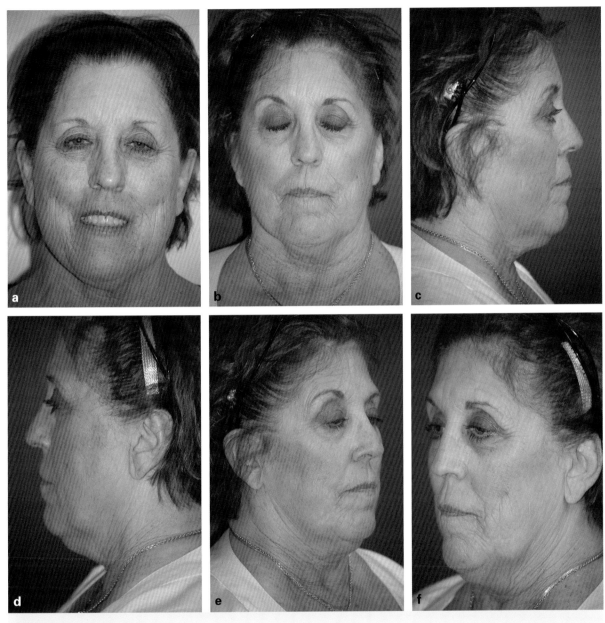

图19.1　（a~f）患者术前视图

· 可以很容易地切除大部分的皱眉肌和直肌，并且可以达到良好的止血效果，从而没有在前额皮瓣下插入引流管的必要性。

· 虽然通常只切除1cm的头皮，但在需要提升眉毛的一侧多切除一些头皮，可以纠正眉毛的不对称问题。

· 没有必要悬吊提眉缝合线，或者通过皮质隧道缝合线将头皮瓣固定到颅骨上，或将皮瓣刺入固定的可吸收装置中以将其保持在抬高的位置。

· 进行头皮切口缝合后前额整形术已完成，如果感觉需要切除较少的皮肤，则重新评估和修改上睑皮肤切除的标记。

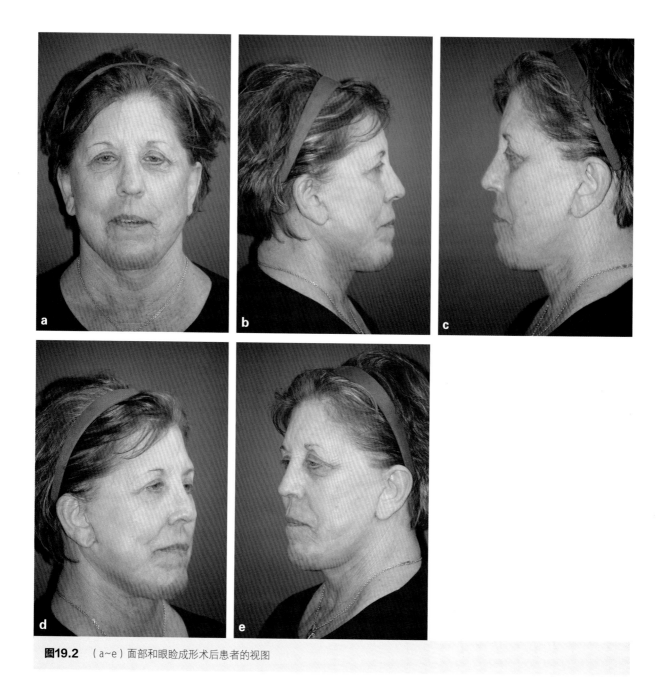

图19.2 （a~e）面部和眼睑成形术后患者的视图

· 与试图修改头皮切除术相比，从眼睑去除较少的皮肤更为容易，正是因为这个原因，在眼睑手术前进行前额整形术。

· 在这种情况下，如果已经进行了眼睑手术，则通过观察和确定患者能否完全闭上睑而不产生张力来决定是否要切除部分头皮。

19.4 技术

准备好头发后，在切口处剪掉一小块头发（不剃光）；将1%的利多卡因和1：100 000肾上腺素加入用于止血，注射到整个眶上区域，延伸至耳朵并向上包括冠状切口。冠状皮瓣在高于颅骨的水平上升高，但在上眶缘上方约1cm处，在骨膜下水平解剖。制作标记以识别前额肌的修饰区域，然后部分切除降眉间肌和皱眉肌，移除约75%。在手术区域确保止血后，将额部前额皮瓣重新划线，切除少量皮瓣，切口边缘重新接近。用3-0Monocryl缝合线在皮下减张缝合，再用3-0尼龙线缝合头皮皮肤边缘（不连续，以减少对毛囊的损伤，防止脱发）。不使用缝合夹。将注意力转移到做眼窝整形，然后是面部整形。在完成所有步骤后，在面部和整个头部覆盖少量的敷料。

19.5　术后照片和结果的评价

患者的外观得到改善，所有显著的老化迹象、横向皱纹、眉间皱纹、下垂的眉毛、鱼尾纹和多余的眼睑皮肤都消失了。患者仍然可以抬起眉毛，眉毛和额头发际线之间的距离与术前保持不变（图19.3）。

19.6　操作要点

·额头和眶周区域的面部表情肌是对抗性的。当额肌处于收缩状态时，降眉间肌和皱眉肌的作用就会消失，反之亦然。

·手术改造肌肉的目的是改善患者在休息时的外观，同时保持抬起眉毛的能力。推荐并实施的手术技术达到了这个目的。

·在进行眼睑和下面部手术的同时，没有理由不进行前额年轻化治疗。

·了解面部表情肌肉的解剖和功能对获得良好和持久的效果至关重要。

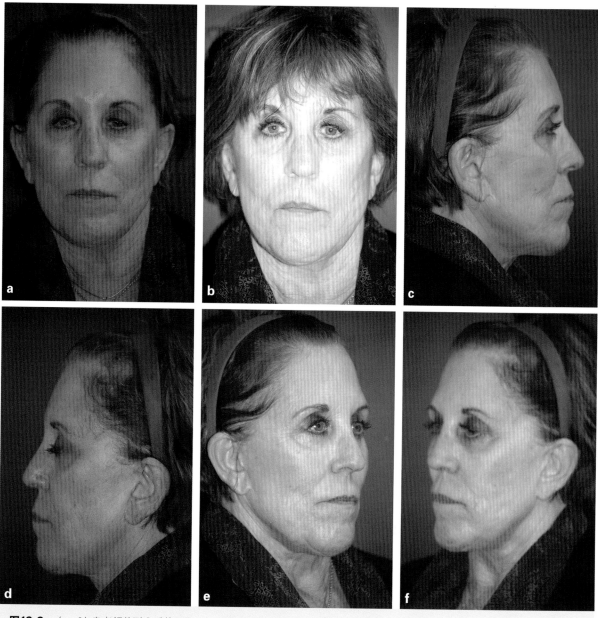

图19.3 （a~f）患者额整形术后的图像

参考文献

[1] Friedland JA, Jacobsen WM, TerKonda S. Safety and efficacy of combined upper blepharoplasties and open coronal browlift: a consecutive series of 600 patients. Aesthetic Plast Surg. 1996; 20(6):453–462.
[2] Friedland JA, Lalonde DH, Rohrich RJ. An evidence-based approach to blepharoplasty. Plast Reconstr Surg. 2010; 126(6):2222–2229.
[3] Maffi TR, Chang S, Friedland JA. Traditional lower blepharoplasty: is additional support necessary? A 30-year review. Plast Reconstr Surg. 2011; 128(1):265–273.
[4] Elkwood A, Matarasso A, Rankin M, Elkowitz M, Godek CP. National plastic surgery survey: brow lifting techniques and complications. Plast Reconstr Surg. 2001; 108(7):2143–2150, discussion 2151–2152.

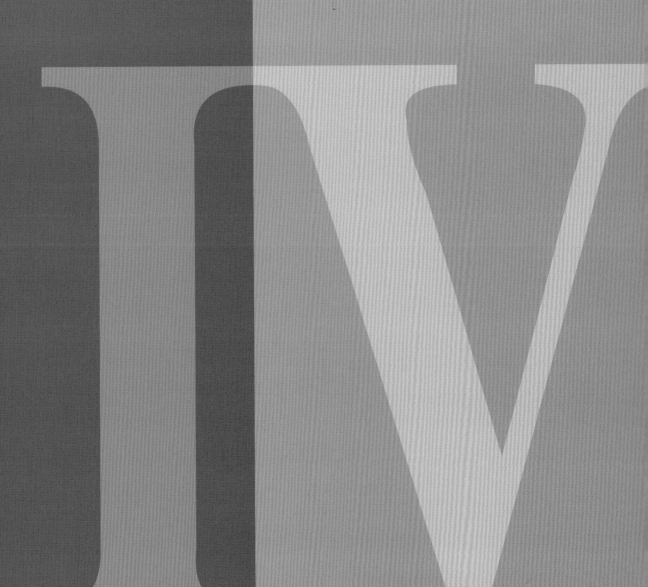

第四部分

球结膜水肿

20 球结膜水肿：临床概述

Farzad R. Nahai 和 Foad Nahai

20.1 引言

结膜水肿是眼睑成形术后较常见且相对良性的并发症之一。它最常与下睑手术有关，尤其是涉及外眦区的手术。

液体聚集在Tenon囊和结膜之间的自然平面上（图20.1）。

典型的外观如图20.2所示，集合点在角膜处有明显的界线，这是由于Tenon囊和结膜在角巩膜缘的下缘、巩膜上的牢固附着所致。

球结膜水肿的结果是手术后结膜对炎症的反应，过敏，创伤，感染，甚至Graves病。眼睑成形术后的结膜水肿很可能是炎症所致。眦角手术也增加了淋巴破裂的可能性，这是一个促成因素。球结膜水肿的诱发条件包括眼睑闭合不全、眼睑松弛、眼表病理和结膜松弛。

一旦最初的炎症导致结膜水肿积聚，就可以开始循环延长过程（图20.3）。随着结膜干燥，更多的炎症随之发生，使眼睑从角膜移位并发眼睑闭合受限。这导致进一步的角膜干燥并且循环持续直到通过治疗中断。润滑和修复将暂时中断循环，直到永久解决。

20.2 处理球结膜水肿

可以在手术中看到球结膜水肿。术后可早期（第1周）或晚期（2~3周）出现球结膜水肿。处理包括保守和侵入性治疗（图20.4、图20.5）。

20.2.1 术中

有时，我们会在手术过程中看到球结膜水肿，应该立即给予解决。缝合线的位置（图20.6）和打开结膜和腱韧带（图20.7）是合适的选择。我们通常在所有我们认为可能有术后球结膜水肿的患者中放置一个临时的睑板缝合线（图20.8）。我们发现缝合线降低了球结膜水肿的发生风险。

20.2.2 术后

在第1周内早期和轻度的水肿最初使用地塞米松、肾上腺素和润滑剂进行保守治疗的（图20.5）。眼部修复术中可治疗轻度的水肿。

严重的化脓性病变会导致眼睑闭合不全，最好的治疗方法是结膜切除和引流。我们在检查室进行局部麻醉。在滴注丁卡因滴剂后，我们在肿胀处注射1%的利多卡因和1∶100 000的肾上腺素，或2.5%的去氧肾上腺素来收缩血管。在放大镜下进行结膜切断，确保不仅打开结膜，而且打开前腱膜囊。球结膜水肿立即得到缓解；可以使用药膏进行处理，偶尔也可以使用补片。

　　长时间、超过1个月，或复发性化脓性疾病可能需要评估和治疗眼睑闭合问题。

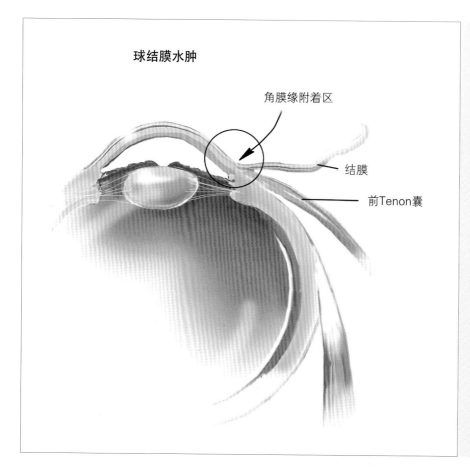

球结膜水肿

角膜缘附着区

结膜

前Tenon囊

图20.1　Tenon囊、结膜和球结膜水肿液。结膜与角膜缘下巩膜的牢固粘连

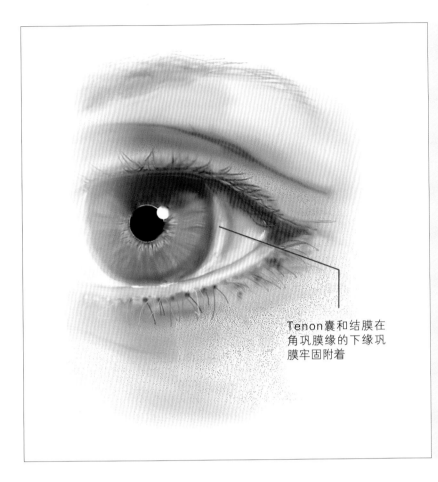

图20.2 Tenon囊和结膜在角巩膜缘的下缘巩膜牢固附着

Tenon囊和结膜在角巩膜缘的下缘巩膜牢固附着

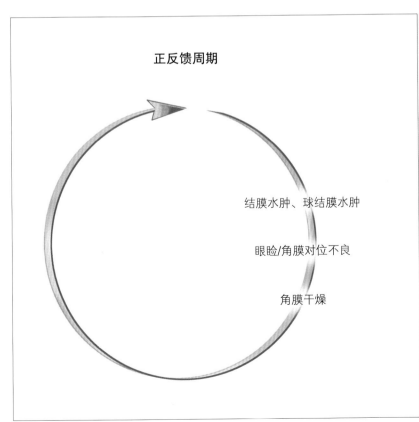

图20.3 产生球结膜水肿和小凹形成的正反馈周期的事件序列

正反馈周期

结膜水肿、球结膜水肿

眼睑/角膜对位不良

角膜干燥

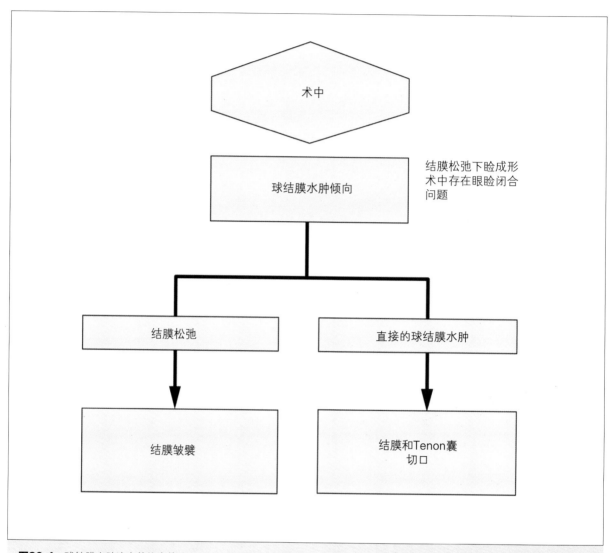

图20.4 球结膜水肿治疗的综合算法（1）

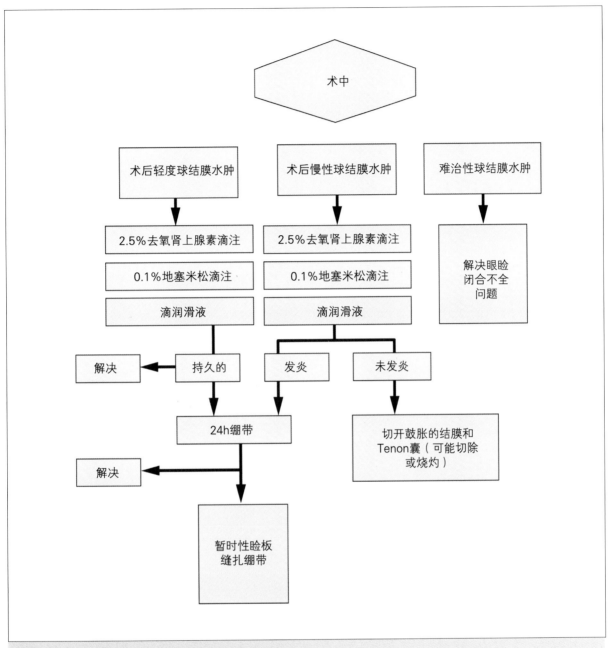

图20.5 球结膜水肿治疗的综合算法（2）

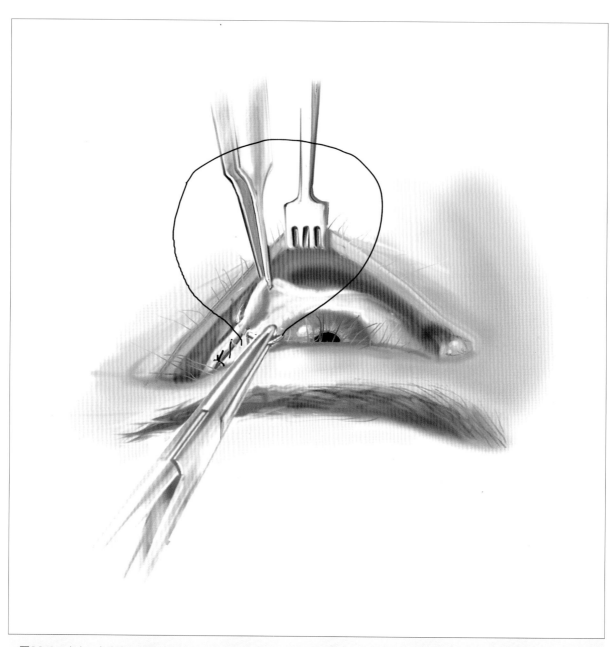

图20.6 术中下穹隆附近的球结膜折叠缝合以防止术后发生球结膜水肿。使用快速可吸收缝合线，并远离角膜

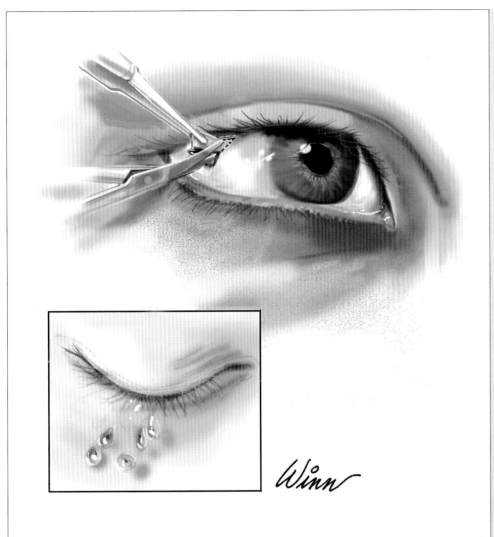

图20.7 一次切开结膜释放脓性液。下面的Tenon囊用剪刀铺开，让液体流出。了解结膜、Tenon囊和脓性液之间的关系。为了最大限度地释放液体，需要穿透Tenon囊

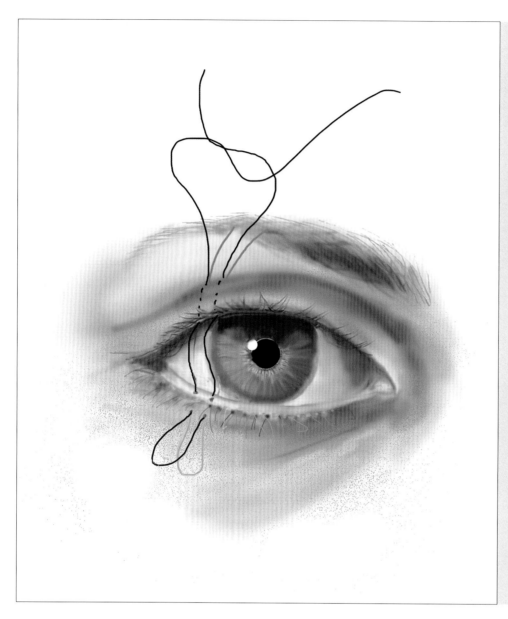

图20.8 术中边缘间断缝合或缝合睑板以预防术后球结膜水肿。这个操作通常是用6-0尼龙线完成的。缝线在中间厚度处进入和离开眼睑，并避免与眼表面潜在接触

参考文献

[1] Enzer YR, Shorr N. Medical and surgical management of chemosis after blepharoplasty. Ophthal Plast Reconstr Surg. 1994; 10(1):57–63.

[2] Gausas RE, Gonnering RS, Lemke BN, Dortzbach RK, Sherman DD. Identification of human orbital lymphatics. Ophthal Plast Reconstr Surg. 1999; 15(4):252–259.

[3] McCord CD, Kreymerman P, Nahai F, Walrath JD. Management of postblepharoplasty chemosis. Aesthet Surg J. 2013; 33(5):654–661.

[4] McGetrick JJ, Wilson DG, Dortzbach RK, Kaufman PL, Lemke BN. A search for lymphatic drainage of the monkey orbit. Arch Ophthalmol. 1989; 107(2):255–260.

[5] Nijhawan N, Marriott C, Harvey JT. Lymphatic drainage patterns of the human eyelid: assessed by lymphoscintigraphy. Ophthal Plast Reconstr Surg. 2010; 26(4):281–285.

21 美容手术后的球结膜水肿

Farzad R. Nahai 和 Foad Nahai

概述

美容性眼睑手术后可能发生球结膜水肿，尤其是下睑手术更具侵袭性。能够认识和治疗这种情况对患者的安全和满意度非常重要。球结膜水肿可由局部创伤、暂时性淋巴阻塞和巩膜外露引起。如果保守措施不足以治疗球结膜水肿，则可能需要进行手术干预。本章介绍了这样一个例子以及如何处理它。

关键词：球结膜水肿，结膜切除术，眼部修补

21.1 病史导致的具体问题

这位患者是一位67岁的女性，最初来到诊所时对面部年轻化很感兴趣（图21.1）。她在2006年做

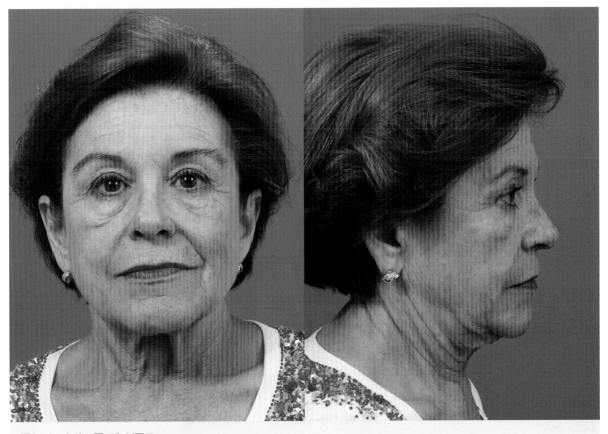

图21.1 术前正面图和侧面图

过白内障手术，每周抽1包烟。她没有任何干眼症的症状。在检查中，她表现出中度到重度的泛面老化症状，包括上下睑皮肤松弛症，她的眼睑张力正常。会诊后，建议采用上下睑成形术，眶周、口周巴豆油皮肤整容术。

手术很顺利，包括眼睑中部提升术、眼角固定术、鱼尾纹的巴豆油剥脱术（除了脸部和颈部提升术和上睑成形术）。病程期间，两侧均进行暂时性外侧睑缘缝合。手术后，医师开了妥布霉素地塞米松眼药膏。术后1周，取下暂时的睑缘缝合线，停用软膏。当时，她没有出现球结膜水肿的迹象。

21.2　患者当前状态的解剖学描述

术后3周，经检查发现，她的右眼有迟发性球结膜水肿（图21.2a）。她的眼睑闭合正常。右眼主要是外侧巩膜三角区有明显的球结膜水肿。球结膜水肿表现为巩膜积液/水肿，通常表现为外侧三角形，但在较严重的病例中也可表现为内侧水肿。从解剖学上讲，水肿发生在眼的最外层（眼睑结膜的反射）和下面的延髓鞘（也称为腱囊）之间的空间内。重要的是，要注意巩膜在直肌插入角膜巩膜连接点厚约6mm处可薄至0.4mm。结膜牢固地黏附于整个巩膜周围的角膜巩膜，代表了球结膜水肿形成的终止点（图21.2a，请看照片中7点到8点位置之间的右眼）。

针对问题的建议解决方案

- ·滴眼药水。
- ·应用含类固醇的眼药水或眼药膏。
- ·暂时性外侧睑缘缝合法。
- ·夜间有或没有应用压缩眼罩。
- ·行结膜切除术，24h内施行。

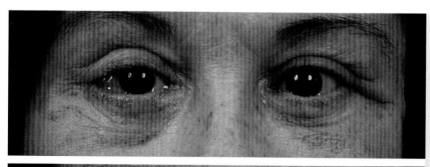
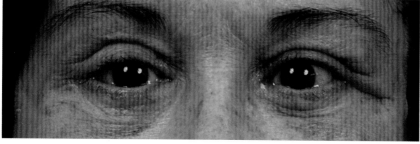

图21.2　（a）显示右侧迟发性球结膜水肿，主要累及外侧巩膜三角。请注意，球结膜水肿作用的内侧范围受到角膜缘组织附着物的限制。（b）为结膜切除术后1周。球结膜水肿完全解决

本病例最初用FML（氟米龙眼用混悬液，USP 0.1%无菌）滴剂治疗。1周后，没有改善，所以进行了结膜切除术。

21.3 技术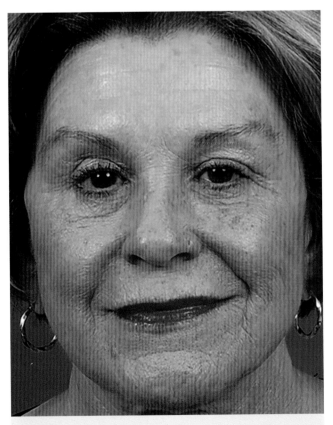

结膜切除术的操作相对简单明了。患者躺在检查台上，使用丁卡因（盐酸丁卡因滴眼液，USP 0.5%无菌）滴眼液，在放大镜下观察局部麻醉效果。用一把细的单牙钳抓住覆盖在水肿区的结膜，从巩膜向上伸出。接下来，用韦斯科特剪刀进行水平方向的撕裂，直到液体流出。一旦结膜切除，可能会发生少量出血。一般来说，在这个区域使用含类固醇的抗生素溶液或药膏，然后使用24h的眼罩。在更严重的球结膜水肿和/或有兔眼症的情况下，如果复发，可能需要重复进行结膜切除术。

21.4 术后照片和关键结果评估

术后照片显示在单次结膜切除术后球结膜水肿消退（图21.2b）。在没有兔眼症的情况下，通常只需要一个单一的手术。在更严重的球结膜水肿病例中，如果出现了兔眼症，有时需要进行二次结膜切除术。术后的长期照片证实了眼睑成形术的结果（21.3）。

图21.3 经过1年以上长期随访时的照片，显示了眼睑成形术的结果

21.5　教学要点

· 美容环境中的球结膜水肿可能是以下任何一种或多种因素所致的结果："热"和/或"环境"致角膜暴露、眼睑闭合不全和下睑淋巴管破裂。

· 一般来说，下睑手术越有侵袭性，就越有可能发生球结膜水肿。

· 球结膜水肿的预防措施包括术中保护巩膜、暂时性睑板缝合、含类固醇眼膏的预处理，以及尽量减少术后短期的兔眼症。

· 球结膜水肿的治疗策略包括用于湿润的眼药水、含类固醇眼药水或眼药膏、眼睑修复术和结膜切除术。

参考文献

[1] Cole HP III, Wesley RE. Conjunctiva: structure and function. In: Bosniak S, ed. Principles of Ophthalmic Plastic and Reconstructive Surgery. Philadelphia, PA: Saunders; 1996:159–163.

[2] Enzer YR, Shorr N. Medical and surgical management of chemosis after blepharoplasty. Ophthal Plast Reconstr Surg. 1994; 10(1):57–63.

[3] Jones YJ, Georgescu D, McCann JD, Anderson RL. Snip conjunctivoplasty for postoperative conjunctival chemosis. Arch Facial Plast Surg. 2010; 12(2):103–105.

[4] Kakizaki H. Tip for preventing chemosis after swinging eyelid procedure. Orbit. 2011; 30(2):82.

[5] McCord CD, Kreymerman P, Nahai F, Walrath JD. Management of postblepharoplasty chemosis. Aesthet Surg J. 2013; 33(5):654–661.

[6] Patrocinio TG, Loredo BAS, Arevalo CEA, Patrocinio LG, Patrocinio JA. Complications in blepharoplasty: how to avoid and manage them. Rev Bras Otorrinolaringol (Engl Ed). 2011; 77(3):322–327.

[7] Thakker MM, Tarbet KJ, Sires BS. Postoperative chemosis after cosmetic eyelid surgery: surgical management with conjunctivoplasty. Arch Facial Plast Surg. 2005; 7(3):185–188.

[8] Weinfeld AB, Burke R, Codner MA. The comprehensive management of chemosis following cosmetic lower blepharoplasty. Plast Reconstr Surg. 2008; 122(2):579–586.

22 下睑：临床概述

Ted H. Wojno

概述

下睑手术较上睑手术更易发生并发症，本章将详细讨论这些问题的处理方法。

关键词：睑外翻，眦赘皮，眼球闭锁，回缩，睑板松弛

引言

这本书中有相当多的章节是关于下睑手术的。原因很简单。下睑的手术可能会更加复杂，并发症也会更多。虽然上睑相对于角膜缘的位置主要由提上睑肌决定，但下睑的位置受下睑牵开器（睑袋筋膜和肌肉下睑板）、睑板的张力、内外侧眦韧带的完整性和眼球相对突出的程度影响。在这些参数中做一个改变，下睑的水平和形状可能会有明显的改变。

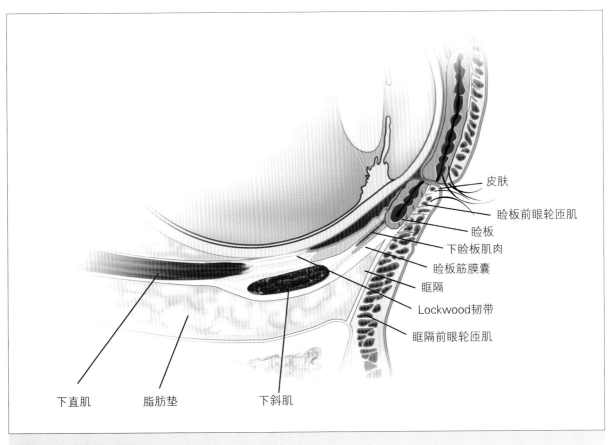

皮肤
睑板前眼轮匝肌
睑板
下睑板肌肉
睑板筋膜囊
眶隔
Lockwood韧带
眶隔前眼轮匝肌

下直肌　　　脂肪垫　　　下斜肌

图22.1 下睑结构矢状面

下睑的垂直张力主要是由于下睑牵开器引起的（图22.1）。睑袋筋膜（类似于提上睑肌）起源于下直肌，沿睑板下缘插入。与提上睑肌不同，这个结构中没有横纹肌纤维。下睑板肌肉（类似于米勒肌）起自睑袋筋膜，并插入下睑板下缘。通常情况下，下睑板肌肉只不过是睑袋筋膜内分散的平滑肌纤维。下睑牵开器的作用是向下凝视时降低下睑的高度。当向下看时，下直肌收缩，牵开器上的拉力传递到睑板上，眼睑向下移动，以保证视力不受阻碍。下睑牵开器的手术松解使眼睑边缘在球体上向上隆起，而在修复复旧性内翻时，经常需要收紧牵开器。

沿眼球的水平张力由睑板和内、外眦韧带维持，常被称为"睑板悬吊带"。随着年龄的增长，这些结构变得松弛，在下睑手术中必须进行手术矫正。外眦的重建是困难的，任何正常位置和形状的变化都是显而易见的，往往是患者对美容手术不满意的来源。内眦韧带手术可能会损伤下泪小管和泪囊，导致过度泪囊撕裂或泪囊炎。

各种眼球突出程度的测量方法在制订手术计划中也很重要。这种情况通常被比作一个大腹便便的人勒紧腰带。他越勒紧腰带，肚子就越鼓。同样地，当眼球相对突出时，通过手术收紧眼睑可能会导致眼睑边缘在眼球上向下滑动，导致令人反感的眼睑回缩。这通常是通过释放下睑牵开器和在牵开器的切口边缘和睑板的下缘之间插入间隔片来矫正，从而有效地延长牵开器并增加下睑的支撑。Hirmand等发现，他们研究的患者中有18例以上突眼测量读数回缩，并制订了手术矫正方案。我发现在做下睑手术时这个突眼测量是很重要的。

下睑手术后的下睑错位可根据表22.1概念化。

重要的是要认识到，回缩、外眦圆突、外翻和斜视可以单独存在，也可以以任何组合形式存在。同样重要的是要区分下睑回缩（眼睑边缘仍然朝向球体，但低于正常水平）和外翻（眼睑边缘远离眼睛），内翻（眼睑边缘向内旋转，导致睫毛摩擦眼球）也必须与倒睫（睫毛后向偏离眼睑边缘的正常位置）区分开来。眼睑内翻和倒睫都是眼睑手术中非常少见的并发症。

易导致下睑错位的因素列在表22.2中。

同样，这些因素中的任何一个都可以单独存在，或者可以发生在多个组合中。

在术前患者评估中有两项关于下睑松弛度的经典测试。在"眼睑拉伸测试"（"拉开测试"）

表22.1 眼睑手术后下睑错位

· 回缩（巩膜外露）

· 外眦外圆（圆眼畸形）

· 外翻

· 兔眼症

· 内翻

· 倒睫

表22.2 眼睑手术后下睑错位的易感因素

· 睑缘和眦松弛

· 重垂下睑

· 中面部下垂

· 平坦的颧骨隆起

· 实际和相对眼球突出

· 多余的皮肤切除

· 中间片状瘢痕

中，检查者抓住下睑上面皮肤边缘，使它远离眼球（图22.2）。与眼球的距离大于10mm，说明眼睑术后下睑错位的风险较大。当测量距离低到5mm时眼睑错位的风险非常低，此时是正常值。第二个测试是"快速回弹测试"（图22.3）。检查者将下睑往下拉向眼眶边缘，并迅速松开。正常的下睑会快速而干净地"弹回"到原来的位置，而过度松弛的下睑则需要较长的时间才能恢复到原来的状态，甚至可能会一直处于外翻状态，直到下一次眨眼。

如果在术后出现外翻/眼睑退缩，可以按照Patipa所述方法进行"两指测试"以确定导致问题的病因。在这项测试的第一步中，检查者将食指放在下睑外侧，并将其推向眼眶外侧缘（有效地进行下睑的水平收紧）。如果用这个动作矫正了外翻/眼睑退缩，则表示下睑水平缩短（图22.4）。重要的是只把眼睑往侧面推而不是往上推。如果眼睑外翻仍然存在，检查者用中指在眼睑中1/3处向上推压，如果这一额外步骤消除了外翻/眼睑退缩，则可能需要进行后睑板或中睑板移植（图22.5）。一些人增加了一个"三指测试"的额外步骤，即用第三根手指从脸中部向上推皮肤。在这里，如果外翻/眼睑退缩减少，可能还需要进行皮肤移植或中面部提升，这表明眼睑的皮肤相对不足。

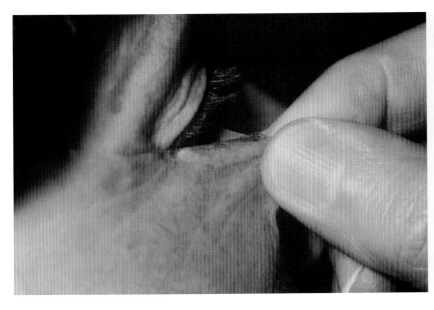

图22.2 在"眼睑拉伸测试"中，测试者用拇指和食指将下睑拉离眼球

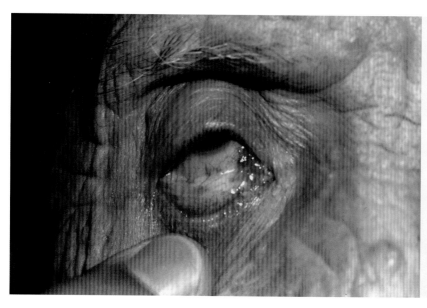

图22.3 在"快速回弹测试"中，测试者向下拉下睑，并迅速将其松开

也许，下睑美容手术中最大的范式转变是从脂肪切除到脂肪填充的转变。这最初是由Loeb和Hamra提出的，后来被许多研究者详细阐述。"泪槽"是下睑和脸颊之间的连接处，对其解剖结构的了解，促使了各种外科治疗和非外科治疗的发展，这些治疗提高了我们以优异的美容效果勾勒这一区域的能力。我相信下睑脂肪的重新定位和增加不仅改善了这个区域的美观，而且增加了我们手术干预的效果维持期，这对我们的患者非常有益。

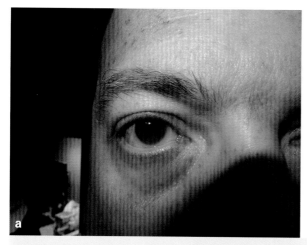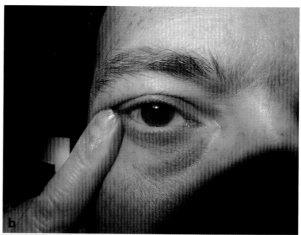

图22.4 （a）术后下睑退缩。（b）在"两指测试"的第一步中，检查者用食指将下睑推向眼眶外侧缘，有效地缓解了（a）中的收缩

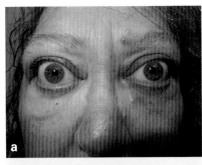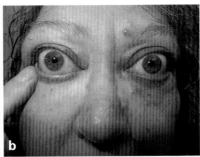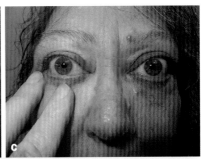

图22.5 （a）甲状腺眼病患者下睑退缩。（b）在"两指测试"的第一步中，检查者将下睑推向眼眶外侧缘，但在这种情况下，眼睑外翻仍存在。（c）在"两指测试"的第二步中，检查者用中指在下睑的中1/3处向上推压。回缩消除，表明可能需要通过一个后睑板移植物来矫正

参考文献

[1] Hamra ST. Arcus marginalis release and orbital fat preservation in midface rejuvenation. Plast Reconstr Surg. 1995; 96(2):354–362.

[2] Hirmand H, Codner MA, McCord CD, Hester TR, Jr, Nahai F. Prominent eye: operative management in lower lid and midfacial rejuvenation and the morphologic classification system. Plast Reconstr Surg. 2002; 110(2):620–628, discussion 629–634.

[3] Loeb R. Naso-jugal groove leveling with fat tissue. Clin Plast Surg. 1993; 20(2):393–400, discussion 401.

[4] Patel MP, Shapiro MD, Spinelli HM. Combined hard palate spacer graft, midface suspension, and lateral canthoplasty for lower eyelid retraction: a tripartite approach. Plast Reconstr Surg. 2005; 115(7):2105–2114, discussion 2115–2117.

23 干眼症

Ted H. Wojno

概述

　　"干眼症"的病因通常很难确定，并且往往是多因素导致的。本章将描述引起这种不适的常见原因，并指导外科医师诊断和处理此类不适，尤其是在眼睑手术的术后阶段。

　　关键词：干眼症，干燥性角结膜炎，角膜前泪膜，睑板腺功能障碍，基本分泌物泪液测试，角膜炎，人工泪液

23.1　病史导致的具体问题

　　该患者是一名60岁的白人女性，她接受了双侧上下睑成形术，并在手术后1个月复诊，主诉发生严重刺激和双眼灼伤（图23.1）。伴随有视力波动和双眼间歇性流泪。她每天多次使用冷敷和非处方的人工泪液，但症状并没有缓解。她除了戴双光眼镜外，没有其他眼科问题。她过去的病史显示，没有全身或眼睛过敏史，基本是完全健康的。

23.2　患者当前状态的解剖学描述

　　这个患者的抱怨在眼睑整形手术后很常见。眼睑成形术后导致"干眼症"的病因是多因素的。

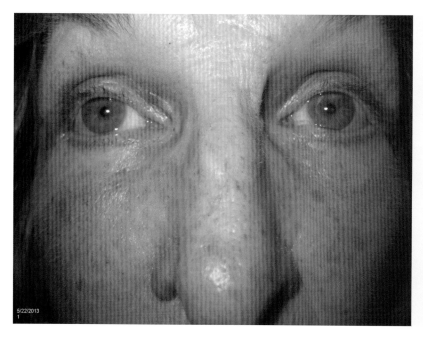

图23.1　一位60岁女性在双侧上下睑成形术后1个月出现眼部不适和红斑

从眼科的角度来看，干眼症是由于泪液分泌减少或泪液蒸发增加所致的。患者典型的症状是眼睛发炎、红肿、间歇性视力模糊。严重时，干眼症会严重影响生活质量。

泪膜层可以概念化为三层"三明治"（图23.2）。内层黏液层由结膜杯状细胞产生。它的功能是保护眼睛表面，并提供一个光滑的表面，以黏附在上面的水层。中层水层是由分布于眼睑结膜、主泪腺和副泪腺的Wolfring和Krause的基本分泌腺产生的。外层脂质层主要由眼睑的睑板腺产生，防止水层蒸发。这三层中的任何一层被破坏都会导致干眼症。

泪液分泌减少（泪液层缺乏）是干眼症最常见的原因。这种情况在40岁以上的女性中更为常见，而且发病率会随着年龄的增长而增加。应用利尿剂、抗组胺药、抗胆碱能药、抗抑郁药，患有结缔组织疾病，以前曾行LASIK手术，低湿度环境和其他原因都会加重这种症状。约10%的泪液缺乏患者会出现干燥综合征。没有证据表明眼睑成形术本身会改变泪液成分的基本分泌，但手术后干眼症的症状很常见。它通常是通过补充非处方的人工泪液和软膏来治疗的。对大多数患者来说，经常使用泪液补充剂就足够了。严重的病例可能需要放置硅胶点状塞（以减缓泪液从眼表蒸发）、环孢霉素滴眼液（恢复）以增加泪液的产生，有时局部使用类固醇滴眼液（可导致白内障和提高眼压）以减少炎症。

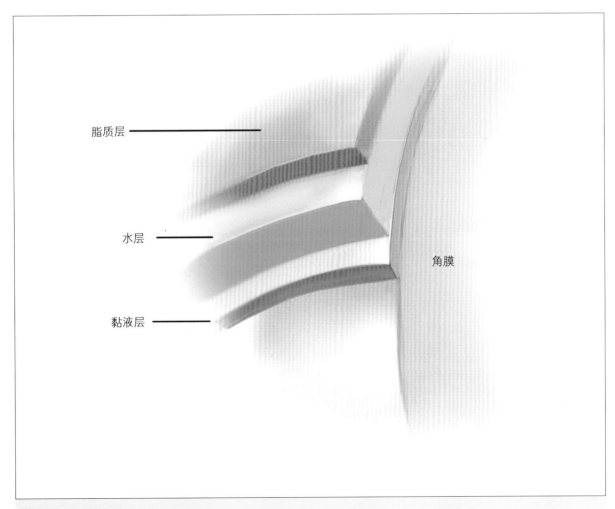

脂质层

水层

黏液层

角膜

图23.2 角膜前泪膜层示意图

蒸发性干眼症（脂质层不稳定性）通常是由睑板腺功能障碍引起的，这在酒渣鼻患者中尤为常见。作者从33多年的实践中获得的临床印象是，在如此易感的患者中，眼睑手术可能会使酒渣鼻的症状加重，并增加睑板腺功能障碍的发生率。睑板腺功能不全通常通过敷温热敷料和注意眼睑卫生，以及使用婴儿洗发水，应用眼睑磨砂膏或非处方眼睑磨砂膏制剂来控制。顽固性病例通常口服环四环素2个月（每天50mg），以使睑板分泌正常化。

蒸发性干眼症还归因于眼睑的机械失调，例如眼球内陷、眼睑回缩和外翻。即使是极少量的角膜暴露，也会在眼睛的显微镜检查中发现明显的角膜炎症状。同样，因外翻而暴露的结膜也会引起足够的不适，从而引起患者不适。轻度的外翻、眼睑回缩和兔眼通常会随着时间和保守疗法（如眼睑按摩）的治疗而消退。持续且严重的眼睑位置异常将需要通过手术来治疗，在最坏的情况下可能需要植皮。

23.3 建议的解决方案

- 用荧光素和光源笔检查眼部表面。
- 使用局部眼科麻醉滴眼液进行基本的泪液分泌测试。
- 检查眼睑是否有外翻、回缩和（或）兔眼症。
- 按压眼睑检查睑板分泌物。
- 在患者脸上寻找酒渣鼻的迹象。

23.4 技术

检查眼表最可靠的方法是使用裂隙灯。鉴于这种仪器通常不是在整形外科医师办公室中能找到的，因此仍然可以通过将自来水湿润条中滴出的荧光素滴入患者眼中来评估是否存在角膜炎（图23.3、图23.4）。这些湿润条很容易从各种医疗供应商处购买。借助电源笔可以观察到中度至重度角膜炎（图23.5）。如果可以的话，钴蓝色灯源笔会显示出典型的荧光绿色，从而大大有助于确诊。角膜的荧光素染色提示干眼综合征。

基本的泪液分泌试验可以通过滴入局部麻醉剂滴眼液（如0.5%的普鲁卡因），然后滴入1%或2%的利多卡因进行更彻底的眼表麻醉来进行。用纸巾擦干眼睛，然后将一条Schirmer试纸条（同样可以从许多供应商处购买）放在下睑外眦外，并等待5min（图23.6、图23.7）。润湿小于10mm提示患有水缺乏性干眼症（图23.8）。

目视评估眼睑是否有外翻和眼睑回缩。电源笔可能有助于揭示下睑从眼表面有细微位移。下睑的位置通常应在角膜下缘或上方。下巩膜或上巩膜通常显示有异常。请患者轻轻地闭上眼睛以检查是否有角膜炎。同样，电源笔通常是有帮助的。外翻、眼睑回缩和兔眼症可能表明手术中去除了过多的皮肤，或者未解决过多的水平下睑松弛现象。

要检查睑板腺，请将手指放在下睑边缘下方，然后将眼睑轻轻按压在眼球上（图23.9）。对上睑进行相同的操作。通常在睫毛后部的睑板腺的孔中可以观察到少量的透明油。在睑板腺功能障碍中，

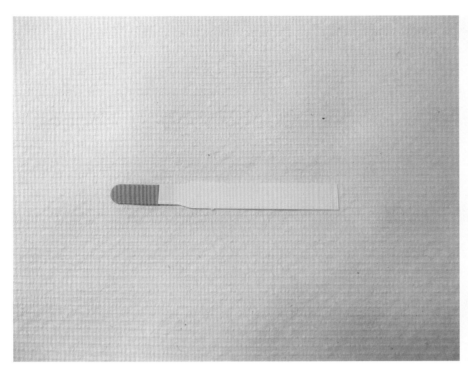

图23.3　荧光素浸渍的眼
科试纸

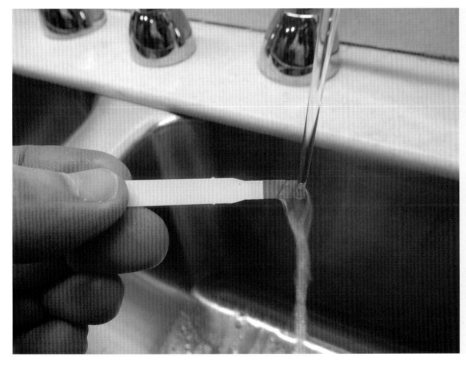

图23.4　在自来水中润湿
荧光素条

可以观察到来自腺体的深黄色油，而在严重情况下，则注意到有浓稠的奶酪样分泌物。

寻找酒渣鼻的典型发现，例如中面毛细血管扩张和有小脓疱。寻找酒渣鼻患者结膜上睑边缘褐紫红色的证据，这在酒渣鼻中可经常见到。

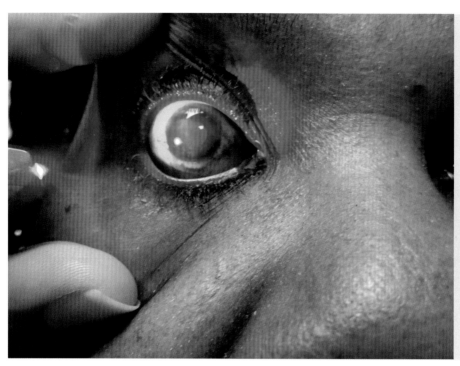

图23.5　应用荧光素显示角膜炎后，角膜的钴蓝光源笔照明

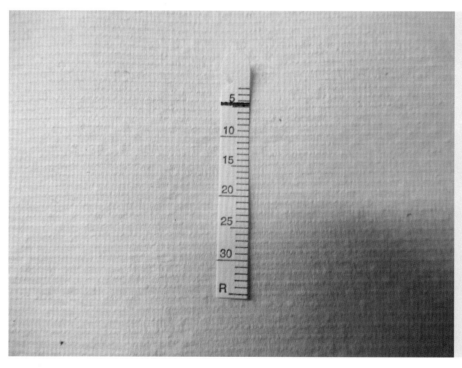

图23.6　用Schirmer试纸条来测量泪液产生量

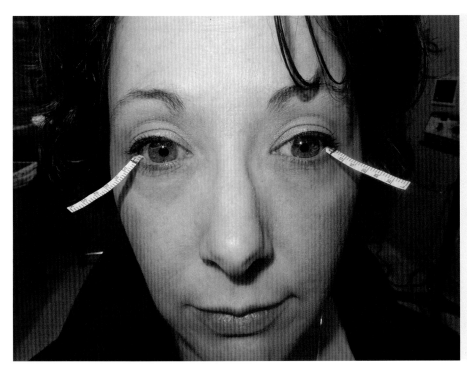

图23.7 在两个下睑外眦处的Schirmer试纸条

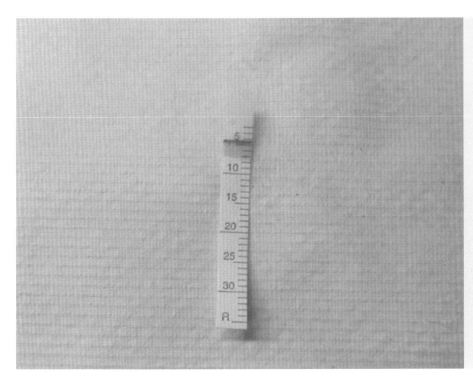

图23.8 5min后取下的Schirmer试纸条后，展示最少的泪液生产量

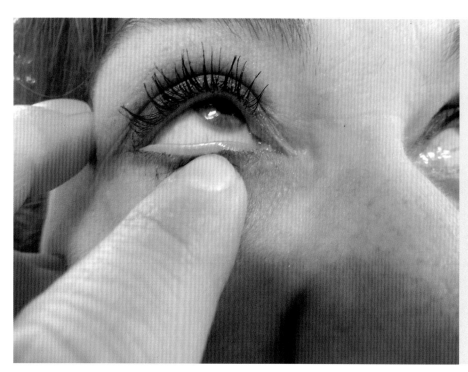

图23.9　轻轻按压下睑以评估睑板分泌物的质量

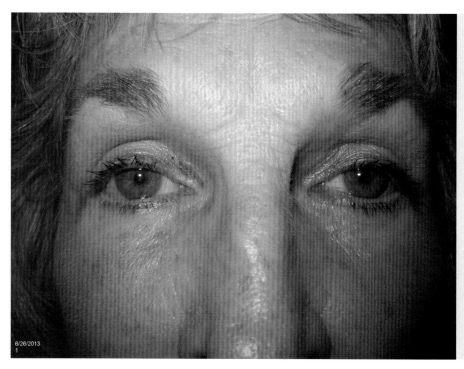

图23.10　同一患者如图23.1所示。口服多西环素2个月后，眼部刺激症状消失

23.5 术后照片和重要结果评估

本例患者未见角膜炎，经荧光素染色及基本正常的泪液分泌物试验（5min后Schirmer试纸条湿润超过10mm）检查未见外翻、眼睑回缩、兔眼症。上下睑的压力显示出睑板腺有厚而呈奶酪状的分泌物。对中面部的检查显示许多毛细血管扩张，提示下面部有酒渣鼻症状。患者为北欧血统，有酒渣鼻家族史。2个月的疗程，每天服用50mg多西环素，她的反应很好，眼部红肿和刺激症状消失了。她还说，她以前认为正常的中面部毛细血管扩张症已得到明显改善（图23.10）。

23.6 教学要点

- 眼睑整形术后常见干眼症。
- 干眼症的起源是多因素的。
- 外科医师容易诊断和处理的干眼症的最常见原因。
- 如果对基本疗法无反应，可将患者转诊至眼科医师处。

参考文献

[1] Akpek EK, Klimava A, Thorne JE, Martin D, Lekhanont K, Ostrovsky A. Evaluation of patients with dry eye for presence of underlying Sjögren syndrome. Cornea. 2009; 28(5):493–497.

[2] American Academy of Ophthalmology Cornea/External Disease Panel. Preferred Practice Pattern Guidelines. Dry Eye Syndrome. San Francisco, CA: American Academy of Ophthalmology; 2013. Available at www.aao.org/ppp.

[3] Schiffman RM, Walt JG, Jacobsen G, Doyle JJ, Lebovics G, Sumner W. Utility assessment among patients with dry eye disease. Ophthalmology. 2003; 110(7):1412–1419.

24 脂肪移植术后下睑畸形的预防与治疗

Juan Diego Mejia 和 *Foad Nahai*

概述

眶周区域在衰老过程中受到萎缩的影响很大。由于大多数萎缩归因于皮下脂肪的流失，因此如果需要，自体脂肪是理想的软组织填充物。然而，将脂肪转移到下睑并非没有并发症。甚至具有丰富经验的外科医师都指出，由于可能出现脂肪不规则和结块，下睑是结构性脂肪移植最困难的区域之一。即使有降低其发生率的指南，但术后脂肪不规则仍是将脂肪移植到下睑后最常见的并发症。最好采取预防措施以避免这些违规行为。注入少量脂肪，将脂肪置入较深的平面中，避免过度矫正，可以避免并发症的发生。如果术后出现不规则现象，不规则肿块的特征和患者的喜好将有助于确定最佳治疗方案。

关键词：脂肪转移，眶周脂肪移植，眶周凹陷，眶周年轻化，下睑，不规则

24.1 引言

体积减小是面部衰老的标志之一。除了眼睑和脸颊的变化外，眼睑的颜色和皮肤也会发生变化，这也是可见变化的原因。恢复体积的方法包括注射填充物、真皮脂肪移植物和脂肪。由于随着年龄的增长，大部分体脂减少继发于脂肪的损失，因此用自体脂肪移植来替代这部分损失的体积是合适的。尽管随着年龄的增长脂肪萎缩最常见，但它也可能是药物引起的，是医源性的或特发性的。眶周空洞很容易受到这种变化的影响，并且变得非常明显。自体脂肪移植到这些空洞处是眶周年轻化过程中的重要步骤。对于鼻腔沟和泪沟明显的患者，自体脂肪移植可以单独进行或作为下睑成形术的辅助手术。在没有多余皮肤和极少或没有眼睑袋的患者中，仅通过脂肪移植就可以改善鼻唇沟、泪沟和眼睑–脸颊交界处的骨化。然而，有过多皮肤和突出脂肪垫的患者更适合进行下睑成形术。除了作为理想的填充物外，自体脂肪还有其他用途。将脂肪植入下睑可提供结构支持，从而纠正轻度巩膜暴露表现。下睑皮肤变薄、起皱的患者在接受脂肪移植后，皮肤质量也会得到改善。脂肪置入的层次必须是表浅的，这使得患者更容易受到术后不规则情况的影响。脂肪移植可以改善下睑周围的黑眼圈。这是通过增加凹处位置的体积和产生平滑的过渡线来实现的，从而减少了眼睑阴影。

然而，将脂肪移植到下睑并不是没有并发症的。即使在这一领域具有丰富经验的外科医师也认为，下睑是脂肪移植最困难的区域之一，因为可能会出现脂肪不规则和结块。

24.2 病史导致的具体问题

该患者在眶下部注射了过量的自体脂肪后就诊（图24.1）。将脂肪注射在该患者所有层面。除了明显过量注射脂肪外，她右侧的眼睑收缩比左侧更明显。考虑到移植脂肪存活的不可预测性，这种情况并不少见。在大多数患者中，经结膜入路和经皮脂肪去除已被证明是一种相对直接和有效纠正这一问题的方法。然而，我们也遇到过这样的患者，他们的眼轮匝肌内的过度脂肪移植被证明是很难去除的。

该患者选择了经皮入路，以解决她的眼睑回缩和皮肤过多问题，以及去除多余的注射脂肪。注射的脂肪与眶周脂肪几乎没有相似之处，并保持了其移植区域的外观和形态特征（图24.2）。通常，移植的脂肪颜色更白、纤维含量更多。在该患者中，大部分累及的脂肪深及眼轮匝肌下，相对较易去除。除了去除脂肪外，患者还接受了外眦再固定术和骨膜下正中面部提升术（图24.3）。

由于去除多余的脂肪具有挑战性，因此在将脂肪移植到眶周区域时应始终采取预防措施，以避免术后异常（图24.4）。这些措施包括：

· 每次退出时注射少量脂肪（0.03~0.05mL）：注射面部其他部位每次退出时注射0.1mL脂肪即可。由于下睑的皮肤很薄，那么多的脂肪会留下可见的肿块。为了防止这种情况的发生，每次通过眶周凹陷时，应注射该剂量的1/3~1/2（0.03~0.05mL）。

· 脂肪在深层平面的位置（眼轮匝肌下，对着骨膜）：下睑皮肤包含一层非常薄的真皮，皮下隔层几乎不存在。唯一真正能防止可见肿块出现的保护层是眼轮匝肌。脂肪在眼轮匝肌下平面的置入减少了术后不规则的机会。

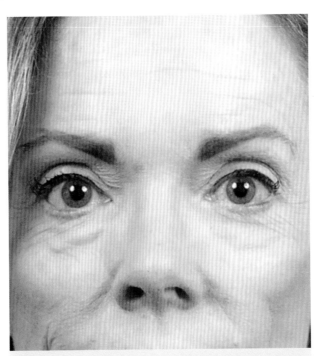

图24.1 该患者在眶下部注射了过量的自体脂肪后就诊。将脂肪注射在该患者所有层面。除了明显过量注射脂肪外，她的右眼睑收缩比左眼睑更为明显

· 不要矫枉过正：由于下眼眶周围区域几乎没有运动，移植到该区域的大部分脂肪得以存活。对于下睑，每侧1~3mL脂肪通常就足够了。

· 如果在注射后发现有明显的肿块，应立即采取措施进行纠正：如果在注射后立即发现肿块，持续加压通常是有效的。但是，在置入脂肪的时候，不要认为加压会改变下睑缘的形状。不容易变平的大块脂肪可能需要抽脂。

· 对于表面注射，请考虑使用纳米脂肪移植物，包括进一步加工、乳化和过滤脂肪抽吸物。这些脂肪的细胞活力低，但富含脂肪干细胞，这说明其对皮肤年轻化具有积极作用。

24.3 术后畸形处理

据报道，有几种方法可以处理下睑脂肪的畸形、结块和过度移植。根据我们的经验，手术切除已被证明是最有效的方法。

· 按摩：当肿块较小且弥漫时，立即进行术后按摩可以软化并重新定位多余的脂肪。应当以滚动运动的方式对肿块进行按摩，使其对下面的骨骼产生足够的压力。Coleman建议进行30s的按摩，每天进行4~6次，持续几周。

· 类固醇注射：将诸如曲安奈德等类固醇注射到肿块中有助于减少其体积。然而，这在某种意义上是无法预测的，因为它还会导致皮肤变薄，皮下组织过度萎缩，色素沉着过度，皮肤下存在可见的晶体以及毛细血管扩张。皮肤和皮下组织的变薄实际上可以使肿块更明显。此外，对脂肪移植物的影响可能是暂时的，当团块恢复时，它们可以反弹成更大的体积。

· 吸脂术：是一种简单、微创的方法。用来渗入脂肪的套管也可以用来抽吸脂肪。在做吸脂手术之前，Coleman建议在脂肪囊周围穿孔以获得脂肪。可能需要比预期更多的吸力，在此过程中，外

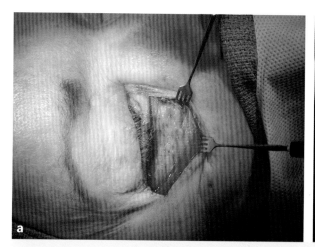
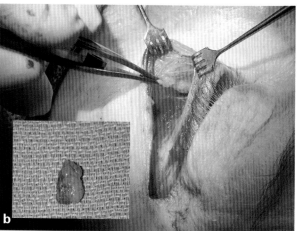

图24.2 （a，b）该患者选择了经皮入路，这样她的眼睑回缩和多余皮肤也可以得到解决，同时可以去除多余的注射脂肪。如上所示，注入的脂肪与眶周脂肪几乎没有相似之处，并保持了其移植区域的外观和形态特征。通常，移植的脂肪颜色更白，纤维含量更多。在该患者中，大多数累及脂肪深及眼轮匝肌下，相对较易去除。除去除脂肪外，患者还接受了外眦再固定术和骨膜下中面部提升术

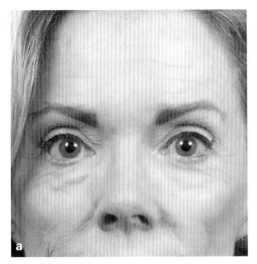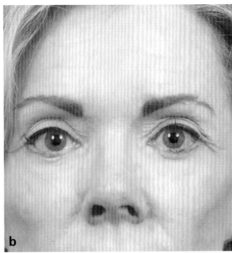

图24.3 （a）脂肪移植前和（b）脂肪移植后，通过皮肤肌肉入路进行眼轮匝肌修复和中面部提升术

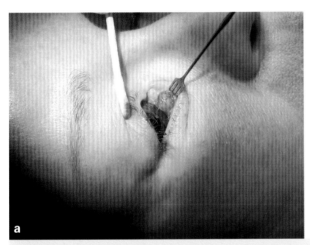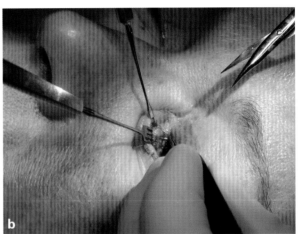

图24.4 （a、b）患者在内侧过度注射脂肪移植物。在这种情况下，由于多余的脂肪被很好地界定，仅限于眼睑的内侧部分，深至轮齿，因此选择结膜切除术进行双侧切除。此外，由于没有多余的皮肤，我们选择经结膜入路

科医师应多次停下来评估下睑。下睑的外观和触感将表明外科医师切除了足够的脂肪。外科医师应准备进行一些额外的脂肪移植，作为脂肪抽吸术的辅助手段，以达到最佳效果。必须告知患者，纠正问题可能需要不止一个过程。根据我们的经验，脂肪坚硬并且不易被吸收。

·直接切除：当肿块较小且易于识别时，可通过在脂肪移植物正上方的皮肤上做小切口将其切除。然而，多个不规则的存在会使各种皮肤切口在美学上令人不愉快。对于较大的肿块，可能需要更长的切口。在这些情况下，吸脂或通过眼睑整形术切除脂肪可能是一个更好的选择，同时要记住后者可能发生的并发症（下睑错位）。同样，必须警告患者，可能需要进行2~3个疗程才能达到最佳效果。

·其他化学试剂：多余脂肪移植物的脂解也可能是术后异常的潜在解决方案。以"脂溶剂"和"脂稳剂"（Artesan Pharma，Lüchow，Germany）名称销售的药剂包含溶解在脱氧胆酸钠中的磷脂酰胆碱。许多临床研究表明，这类药剂通过皮下注射后，脂肪组织体积减小，其临床效果显著。然而，

一项随机、双盲、安慰剂对照研究对45位健康成年人中多次注射磷脂酰胆碱和脱氧胆酸盐后，下睑脂肪垫没有得到任何改善。由于变化，磷脂酰胆碱和脱氧胆酸盐似乎可以减少脂肪细胞的体积，破坏细胞膜完整性，使脂肪细胞功能发生障碍和细胞坏死。它们的脂解作用与脂解途径的诱导无关。最近的研究得出结论，磷脂酰胆碱不是这些溶液中的活性物质。相反，细胞膜完整性的变化更可能归因于脱氧胆酸盐的去污作用。重要的是要注意，这些物质对脂肪细胞的作用可能不是特异性的，需要进行进一步的研究以确定它们对周围组织的作用。尽管患者通常在注射后耐受良好，但是在患者中可以看到局部炎症反应，例如红斑、疼痛和水肿。

24.4　教学要点

· 自体脂肪移植治疗眶周空洞是有效的，但并非没有问题。尽管人们普遍认为并非所有移植脂肪都会存活，但术后异常仍是令人沮丧的并发症。

· 预防措施是最好的治疗方法。每次都注射少量脂肪，将脂肪放置在较深的层面中，避免过度矫正，可以帮助避免并发症的发生。

· 尽管并非所有脂肪都会吸收，但最好避免过度移植。

· 如果术后出现不规则现象，肿块的特征和患者需求将指导治疗方案。

· 根据我们的经验，手术切除已被证明是有效且安全的方法。

参考文献

[1] Ablon G, Rotunda AM. Treatment of lower eyelid fat pads using phosphatidylcholine: clinical trial and review. Dermatol Surg. 2004; 30(3):422–427, discussion 428.

[2] Codner MA, Nahai F, Hester TR, McCord C, Day CR. Role of fat in the lower eyelid. Perspect Plast Surg. 2001; 15:1.

[3] Carraway JH, Coleman S, Kane MAC, Patipa M. Periorbital rejuvenation. Aesthet Surg J. 2001; 21(4):337–343.

[4] Coleman SR, ed. Infraorbital and cheek regions. In: Structural Fat Grafting. St. Louis, MO: Quality Medical Publishing; 2004:293.

[5] Coleman SR. Structural fat grafting: more than a permanent filler. Plast Reconstr Surg. 2006; 118(3, Suppl):108S–120S.

[6] Coleman SR. Revisional fat grafting of the cheek and lower eyelid. In Grotting JC, ed. Reoperative Aesthetic and Reconstructive Plastic Surgery. 2nd ed. St. Louis, MO: Quality Medical Publishing; 2006:403.

[7] Coleman SR. Facial augmentation with structural fat grafting. Clin Plast Surg. 2006; 33(4):567–577.

[8] Kranendonk S, Obagi S. Autologous fat transfer for periorbital rejuvenation: indications, technique, and complications. Dermatol Surg. 2007; 33(5):572–578.

[9] Reeds DN, Mohammed BS, Klein S, Boswell CB, Young VL. Metabolic and structural effects of phosphatidylcholine and deoxycholate injections on subcutaneous fat: a randomized, controlled trial. Aesthet Surg J. 2013; 33(3):400–408.

[10] Rittes PG. The use of phosphatidylcholine for correction of localized fat deposits. Aesthetic Plast Surg. 2003; 27(4):315–318.

[11] Salti G, Ghersetich I, Tantussi F, Bovani B, Lotti T. Phosphatidylcholine and sodium deoxycholate in the treatment of localized fat: a double-blind, randomized study. Dermatol Surg. 2008; 34(1):60–66, discussion 66.

[12] Spector JA, Draper L, Aston SJ. Lower lid deformity secondary to autogenous fat transfer: a cautionary tale. Aesthetic Plast Surg. 2008; 32(3):411–414.

[13] Stutman RL, Codner MA. Tear trough deformity: review of anatomy and treatment options. Aesthet Surg J. 2012; 32(4):426–440.

[14] Treacy PJ, Goldberg DJ. Use of phosphatidylcholine for the correction of lower lid bulging due to prominent fat pads. J Cosmet Laser Ther. 2006; 8(3):129–132.

[15] Tawfik HA, Zuel-Fakkar N, Elmarasy R, Talib N, Elsamkary M, Abdallah MA. Phosphatidylcholine for the treatment of prominent lower eyelid fat pads: a pilot study. Ophthal Plast Reconstr Surg. 2011; 27(3):147–151.

[16] Tonnard P, Verpaele A, Peeters G, Hamdi M, Cornelissen M, Declercq H. Nanofat grafting: basic research and clinical applications. Plast Reconstr Surg. 2013; 132(4):1017–1026.

[17] Tonnard PL, Verpaele AM, Zeltzer AA. Augmentation blepharoplasty: a review of 500 consecutive patients. Aesthet Surg J. 2013; 33(3):341–352.

25 自体组织增生：下睑畸形

Glenn W. Jelks 和 Elizabeth B. Jelks

概要

通过七步参量序列对眼睑和相邻的眶周区域进行彻底的体格检查，可提高对与自体组织增生引起的下睑畸形的处置的成功率。计算机辅助复合照相技术可帮助记录、评估和管理眼睑和眼眶畸形。

关键词：下睑异位，下睑脂肪移植物畸形，脂肪移植的并发症，眶周畸形的区域分析，复合照相分析

25.1 患者病史导致特异性下睑问题

这位35岁的男性1年前曾在两个鼻咽交界处进行过自体脂肪组织注射，以治疗"泪沟畸形"（图25.1a）。用生理盐水和利多卡因混合液浸润后，通过注射器抽吸腹部脂肪组织。通过离心获得脂肪组织，并用1mL注射器和21G针头将2mL脂肪组织注射到每侧鼻面交界的皮下组织中。在过去的1年中，患者在右侧鼻面交界区域出现了大小2cm×1cm的疼痛、柔软和固定的肿块（图25.1b）。

他还抱怨经常流泪和右眼"发炎"。他想要切除肿块，减轻他的不适。他担心眼睑不对称、瘢痕、下睑异位、角膜外露、流泪和视力受损。他没有其他重大的医疗问题。大脑、眼眶和鼻旁窦计算机断层扫描显示"右侧下睑从内眦区域向外侧弥漫性增厚"。这是一个浸润性的过程，很可能是炎症，请结合临床确切诊断。邻近的骨结构和鼻旁窦腔清晰可见。

25.2 患者现状的解剖学描述及解剖学分析

该患者表现出一种最棘手的情况，即在先前注射的"填充物"区域出现持续性肿块（图25.1b）。这是一个复杂的问题，需要进行深思熟虑的评估。记录和预防下睑异位至关重要。

推荐的评估方法如下：
· 计算机辅助合成照片，可记录对称性、变形和严重性（图25.2）。
· 分区解剖学分析，定义受累区域（图25.3）。
· 七步分析，可预测受累程度（图25.4）。

25.2.1 综合摄影分析
见图25.2。
请注意以下几点：

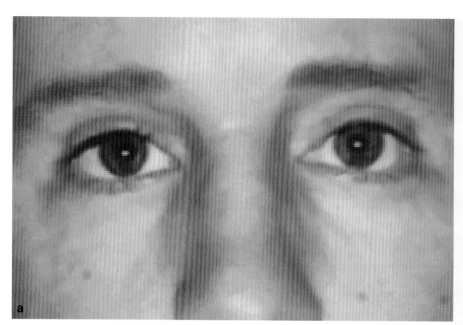

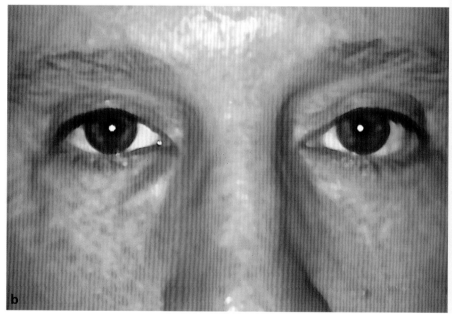

图25.1 （a）注射前7年。
（b）注射后1年

・区域性中面部体积丢失的不对称性。

・右下睑比左下睑高1mm。

・最小的下睑皮肤过多或皱纹。

25.2.2　区域分析

见图25.3a。

25.2.3　分区解剖

见图25.3b、c。

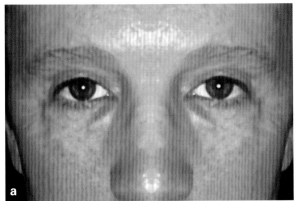

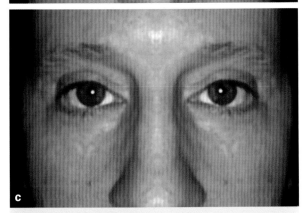

区域分析

I区，上睑：
正常

II区，下睑：
抬高的位置，肿块受累

III区，内眦：
睑缘升高，肿块受累

IV区，外眦：
正常

V区，眶周：
鼻窦，中面部，脸颊轮
廓和肿块的影响

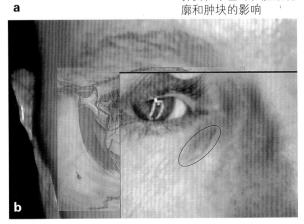

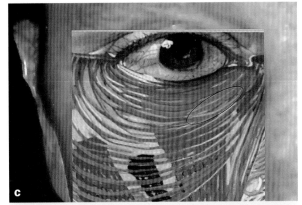

图25.2 计算机辅助合成照片分析。（a）右半脸的合成图像。（b）注射1年后的患者图像。（c）左半脸合成图像。注意：区域性中面部体积丢失和右下睑垂直位移不对称。创建用于面部分析的合成摄影图像的技术：定义凝视时的面部图像的中线（a）；将脸分成两部分；复制左右两半；水平翻转，然后合并到创建的右半脸合成图像（b）和左半脸合成图像（c）上

图25.3 （a）区域分析。I区，上睑：正常；II区，下睑：抬高的位置，肿块受累；III区，内眦：睑缘升高，肿块受累；IV区，外眦：正常；V区，眶周：鼻窦，中面部，脸颊轮廓和肿瘤的影响。（b）照片和解剖图对肿块轮廓的重叠覆盖图像。（c）肿块轮廓的解剖覆盖图像

25.2.4　七步分析

见图25.4。

25.3　问题和技术的推荐解决方案

· 皮肤切口位于肿块边缘（图25.5a）。

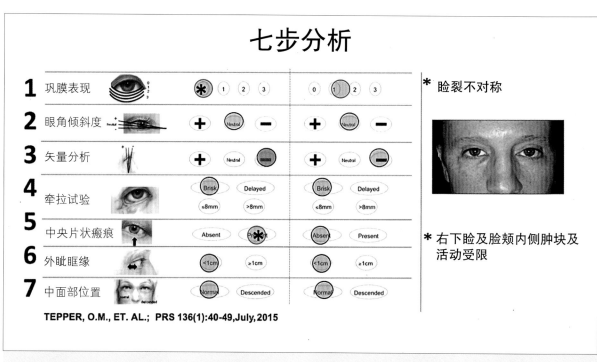

图25.4　七步分析。睑裂不对称，II、III和V区肿块，右下睑、眦部和脸颊的运动受限

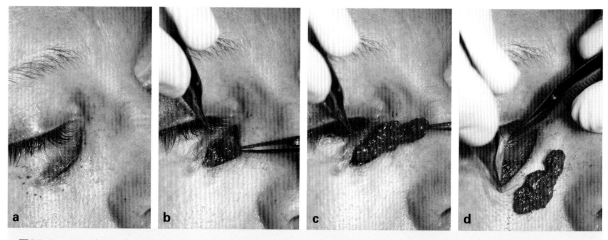

图25.5　（a）肿物上缘皮肤切口。（b~d）从皮下组织和眼轮匝肌至眶隔层次的手术解剖

·从皮下组织和眼轮匝肌至眶隔层次的手术解剖（图25.5b~d）。

·通过松解和切除粘连的瘢痕组织释放下睑和颊部运动限制。

·切除肿块伴部分眶隔前和眶骨前眼轮匝肌（部分脸部和眶部眼轮匝肌）。

·拉拢眼轮匝肌的缝合线。

·缝合皮肤伤口。

·肿块大体检查：

·2cm×1cm×1cm不规则组织，包裹着3mm球形黄色实心物质（图25.6）。

·组织病理学结果：明显的炎症性淋巴细胞、白细胞和单核细胞增殖，骨骼肌内脂质物质细胞空泡化。

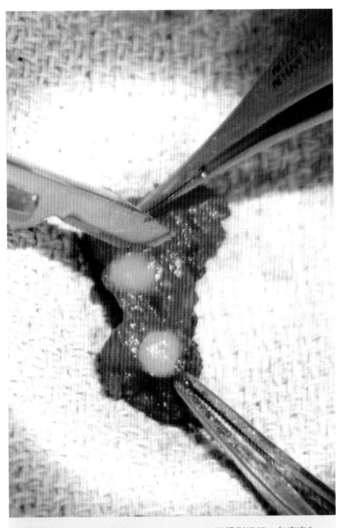

图25.6　肿块大体检查：2cm×1cm×1cm不规则组织，包裹有3mm球形质硬黄色物质。病理组织学结果：炎症性淋巴细胞、白细胞和单核细胞明显增生，骨骼肌内脂质物质细胞空泡化

25.4 术后照片和对结果的评估

术后9个月和术后2年的照片显示右下睑内侧肿物切除，内眦、下睑和脸颊位置改善。术后5年，两眼下睑位置均下降，巩膜显露不足1mm。

所有术后照片中均显示右侧鼻面交界区域凹陷，右侧下睑、脸颊和中面部轮廓不规则（图25.7、图25.8a~i）。

复合计算机辅助摄影分析记录了手术结果和区域性容积减少的影响。

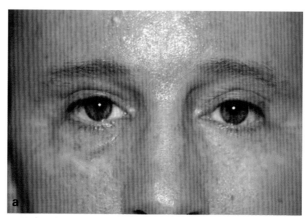

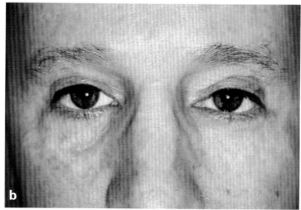

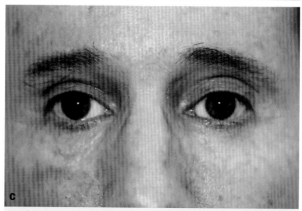

图25.7 （a）术后的9个月情况。（b）术后2年的情况。（c）术后5年的情况

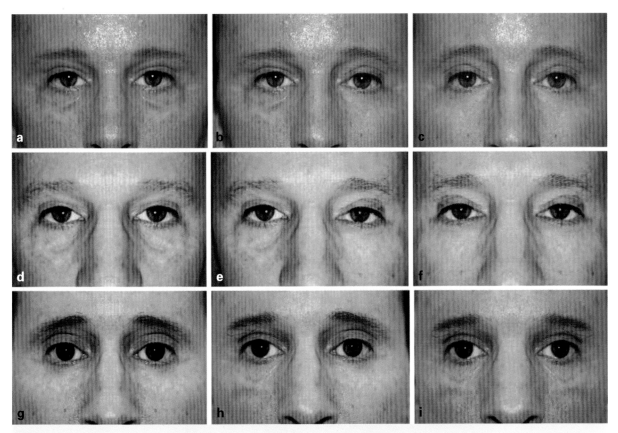

图25.8 （a）术后9个月右半脸合成照片。（b）术后9个月。（c）术后9个月左半脸合成照片。（d）术后2年右半脸合成照片。（e）术后2年。（f）术后2年左半脸合成照片。（g）术后5年右半脸合成照片。（h）术后5年。（i）术后5年左半脸合成照片

25.5 教学要点

·需要完整、准确的既往治疗史、创伤史、感染史或相关区域的先天性畸形史，以确定任何先前存在的问题或导致这些问题的情况。术前照片非常有用。

·计算机辅助合成照片分析为问题的评估和管理提供了一个有价值的工具。手术后导致右侧鼻面交界区凹陷，未改善右侧脸颊及中面部轮廓的不规则性。手术切除肿物及眶周组织功能障碍区；然而，右脸颊、中面部和鼻面交界区域的轮廓仍然不规则。面部区域化肌肉下的容积补充可能是有益的。

·进行分区分析，以确定解剖受累程度和功能受损的后果，如：眼球突出和下睑闭合功能受损（Ⅱ区），撕裂和泪道引流障碍（Ⅲ区），外眦异位（Ⅳ区），脸颊、中面部、鼻面交界和颞部畸形（Ⅴ区）。

·对眼睑和眶周区域进行全面的体格检查，已证明有七步分析为确定先前存在或潜在的下睑或外眦异位提供信息。

参考文献

[1] Cotofana S, Schenck TL, Trevidic P, et al. Midface: clinical anatomy and regional approaches with injectable fillers. Plast Reconstr Surg. 2015; 136(5, Suppl):219S–234S.

[2] Jelks GW, Jelks EB. Prevention of ectropion in reconstruction of facial defects. Clin Plast Surg. 2001; 28(2):297–302, viii.

[3] McCord CD, Jr. The correction of lower lid malposition following lower lid blepharoplasty. Plast Reconstr Surg. 1999; 103(3):1036–1039, discussion 1040.

[4] Spinelli HM, Jelks GW. Periocular reconstruction: a systematic approach. Plast Reconstr Surg. 1993; 91(6):1017–1024, discussion 1025–1026.

[5] Jelks GW, Jelks EB. The influence of orbital and eyelid anatomy on the palpebral aperture. Clin Plast Surg. 1991; 18(1):183–195.

[6] Rzany B, DeLorenzi C. Understanding, avoiding, and managing severe filler complications. Plast Reconstr Surg. 2015; 136(5, Suppl):196S–203S.

[7] Tepper OM, Steinbrech D, Howell MH, Jelks EB, Jelks GW. A retrospective review of patients undergoing lateral canthoplasty techniques to manage existing or potential lower eyelid malposition: identification of seven key preoperative findings. Plast Reconstr Surg. 2015; 136(1):40–49.

[8] Zide Barry M, Jelks GW. Surgical Anatomy of the Orbit. New York, NY: Raven Press; 1986.

26 美容手术后下睑异位

Richard D. Lisman 和 Alison B. Callahan

概述

下睑成形术最常见的并发症是下睑退缩（PBLER）。这可以理解为下睑力的不平衡，负的向下的力超过了下睑向上的支撑力。在外科修复中，确定哪些负向量导致退缩是很重要的，以便能够正确处理它们。本章描述了下睑整成形术后下睑退缩的评估，以及用全层皮肤移植修复浅层缺损为主的下睑退缩手术。

关键字：眼睑退缩，眼睑成形术，植皮术，经皮入路，过度切除术，Frost缝合，浅层

26.1 导致特定眼睑问题的病史

这位55岁的女性曾做过双侧上下睑整形术（图26.1）。术后，她的下睑出现了渐进性的异位。她被转诊到我们诊所，她表达了对下睑和眼部表面不适的关注。当试图用手指提起眼睑时，她的眼睑几乎没有上移的能力。

26.2 患者当前状态的解剖学描述

下睑成形术最常见的并发症是下睑退缩。这可以理解为下睑力量失衡的结果，负的向下的力超过了下睑向上的支撑力。下睑成形术后常见的异常负向量包括过度的皮肤切除，眼睑前、中层的瘢痕化，外眦异位/松弛。下睑异位和眼睑退缩除了会造成不佳的美学效果外，还会因为眼睑闭合不良和过度暴露而导致眼睛的失代偿。

在临床上评估眼睑成形术后的下睑退缩并确定修复方法时，重要的是要确定上述3个常见的负向量（过度的皮肤切除，眼睑前、中层的瘢痕化和外眦松弛）中的哪一个导致下睑退缩。这可以通过尝

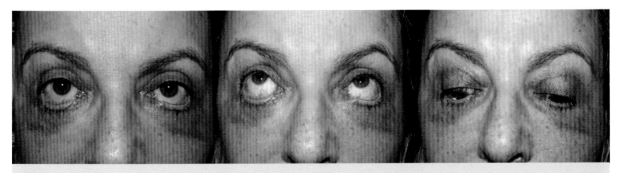

图26.1 经皮入路下睑成形术后双侧下睑退缩，表现为（a）向前看，（b）向上看，（c）向下看

试用手指向上来提升下睑的方式来评估，首先在眦侧，然后在下睑中央位置（图26.2）。

如果在外眦上施加向上的推力，眼睑抬高到足够高的位置，而不会在眼球下弯曲或引起中央或内侧下睑的不自然弯曲，则外眦松弛可能是主要的病因，实施简单的睑板悬吊足以矫正异位。但是，如果遇到很大的阻力，或者眼睑产生弯曲畸形，则可能会产生其他负向矢量，并且实施简单的睑板悬吊很可能会失败。

接下来应该尝试用手指在眼睑中央位置抬高下睑。如果下睑能在无阻力下很容易上抬到足够高度，那么眼睑中层瘢痕是需要克服瘢痕形成的主要因素，则推荐采用眼睑后层间隔移植加外眦成形术。我们更喜欢使用硬腭移植物，尽管耳软骨和脱细胞真皮也通常成功地用作眼睑后层间隔移植物，以帮助矫正眼睑成形术后下睑的退缩。

就像本章介绍的患者一样，当下睑的任何位置的向上推力无法将下睑提升至合适的位置时，可以解释为存在真正的眼睑前层组织缺乏。过度的皮肤切除导致眼睑前层组织缩短，将下睑向下、向外拉，形成外翻。在这些情况下，张嘴时可能还会观察到下睑的移动/退缩。眼球长期暴露于环境中会导致干眼症、暴露性角膜和视网膜病变，如果不及时治疗，可能会导致更严重的角膜代偿失调。不幸的是，对于真正的眼睑前层组织缺乏，简单的睑板悬吊或眼睑后层延长手术都不能充分解决病理问题。

问题分析

使用上述方法将指导您进行适当的手术干预。如果发现皮肤切除过度，应采取措施纠正皮肤不足问题。如果在术后早期发现，可以在第2天或第3天拆除缝线，并使伤口裂开，以便随后形成肉芽。在整个瘢痕反应过程中都需要按摩来对抗挛缩的内在力量。不幸的是，大多数眼睑前层组织缺乏在术

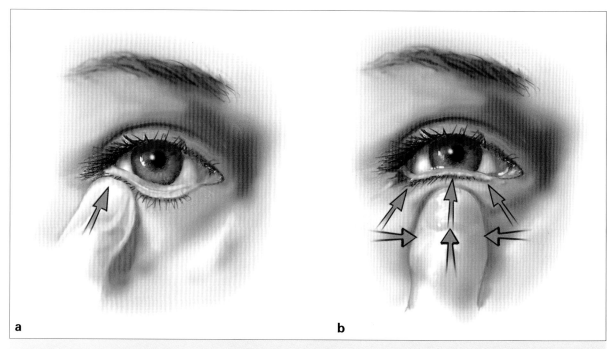

a   b

图26.2　尝试用手指向上推来抬高下睑。（a）外眦。（b）下睑中央部

后变得明显。在这个时刻，由于眼睑前层组织缺乏严重，为了恢复眼睑的自然结构和功能，必须通过皮肤移植来补充其长度。这可以通过从任何地方采集皮肤来实现，但我们首先推荐采用耳后皮肤，因为它最像薄的眼睑皮肤；锁骨上或手臂内侧皮肤也是不错的选择。在其他情况下，同侧上睑的皮肤也是很好的选择；然而，在处理下睑退缩和闭合受损时，我们建议不要采用上睑皮肤以免进一步损害闭合。为了更接近极薄的眼睑皮肤，我们建议从移植的全层皮肤的后面大量去除组织，使其更接近于断层皮肤，同时避免真正移植断层皮肤而出现色沉。

26.3　建议解决方法

全层皮肤移植与外眦支持：
· 松解眼睑前层组织。
· 用睑板条悬吊下睑。
· 用（薄的）全层皮肤移植物补充不足的眼睑前层。
· 通过后方收紧的改良的Frost缝合将皮肤移植物和下睑伸展开。

26.4　技术

使用15号刀片做外眦切口（鱼尾纹），用虹膜/小的锋利的眼睑整形剪刀将其延伸至下睑缘。然后锐性分离将表皮从下面的瘢痕中剥离出来，同时用皮钩将伤口的下边缘提起，并将邻近的皮肤拉离剥离处。瘢痕带用剪刀松解，当剥离至下眼眶边缘时切开。

然后进行睑板悬吊式外眦成形术，首先进行外眦切开术和外眦松解术。用30号刀片（作者偏好）在黏膜和皮肤交界处切开，使眼睑前后层分离。在眶缘外侧用15号刀片和/或科罗拉多电凝睑板条制作一个囊带。在释放了之前皮肤短缺的向下的力量和松解伴随的瘢痕之后，下睑现在应该可以自由地提升到想要的位置。睑板悬吊术有多种缝线选择，但作者更倾向于采用双股4-0PDS线，分别向上和向下穿过睑板条，然后通过两道骨膜孔固定在眶外侧内侧面，我们还用4-0PDS线将睑板条的外侧软组织缝到骨膜上。从而进一步支撑悬吊物并覆盖下方的Polydek结，以防止因线带反应形成囊肿。然后用两根6-0的铬缝线重新建立外眦角，再用一根6-0的丝线进行加固。

现在，下睑处于放松位置，即可显示眼睑前层组织缺乏（皮肤不足）的真实大小。有些外科医师选择全层皮肤移植。同样，我们建议使用耳后皮肤（如果有）。必须在不破损的情况下尽可能地从后表面使移植物变薄，以帮助获得更适合眼睑皮的厚度。这可以通过在手指上伸展反转移植物，并用弯曲的史蒂芬剪刀去除多余的皮下组织来实现。

每个移植物可以缝合到位，确保稍微大一点，以对抗预期的挛缩。我们更喜欢用6-0丝线达到轻微的炎症反应，以利于移植。值得注意的是，在外眦的6-0丝线中，有一条应穿透更深的肌肉，以形成外眦后方的折痕，消除外眦的蹼（图26.3）。

最后，也许是最重要的一点，应通过Frost缝合将皮肤移植物和下睑向上拉伸至眉毛上方，并通过长枕样荷包将移植物压向后方。这既有利于保证皮肤移植物后表面的血液供应，又可以抵消在伤口

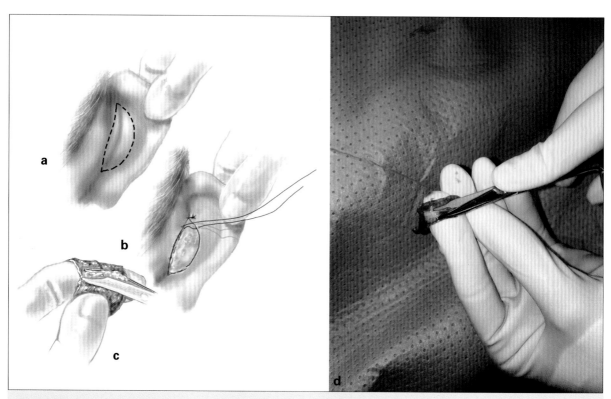

图26.3 收集耳后皮肤移植物的技术。（a）供体移植物的位置。（b）关闭供体创面。（c、d）使移植物后（皮下）组织变薄

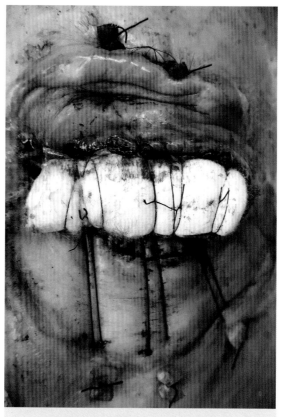

图26.4 改良的Frost缝合

愈合过程中将眼睑向下拉的瘢痕张力。为此，可以将3根双臂6-0丝线穿过皮肤移植物并穿过上睑，然后使用改良的Frost缝合将其缝合到眉头。缝合应首先穿过移植物皮肤的下缘，然后是移植物上缘从灰线穿出，然后从上睑灰线前方穿出，最后到达眉毛。在将每个缝合线固定在植皮下边缘和眉上之前，将一个长枕状荷包放置在植皮组织之上（但在缝合线下方），收紧缝合线后将荷包压向后方（图26.4）。

26.5 术后照片和对结果的严格评估

术后1年，可以很容易地看到下睑的高度、轮廓和眼球注视的方向。眼睑仍有轻微的变色和不规则，随着时间和/或二次干预的进行，这些变色和不规则会继续变淡和改善（图26.5）。

移植物给外科医师带来了审美上的挑战，并且需要患者和外科医师有极大耐心，以考虑到轮廓和过渡边缘随时间而逐渐变得平顺。然而，只要有足够的时间，它们就能很好地融入周围的组织，而不需要进一步的干预。为了加速或改善这一过程，皮肤磨蚀术、激光，以及最近已被成功地用于使眼睑皮肤移植物外观光滑的5-氟尿嘧啶已被应用于临床。尽管如此，对于良好的美容效果所需的时间和其他的美容干预的可能性而言，必须事先与患者确定预期。

为了进一步说明该技术的使用，并将其与眼睑整形术后继发性下睑退缩的其他治疗方法进行对比，还应包括长期术后结果的其他图像（图26.6）。

26.6 教学要点

·眼睑退缩是下睑成形术后最常见的并发症。
·经结膜的方法避免了易于挛缩的前和/或中层伤口，从而避免了许多并发症。
·术前识别有发生下睑退缩风险的患者至关重要。
·当出现松弛时，应在手术时通过外侧眦部拉紧术和保守的皮肤切除来处理。
·采用系统的方法来评估下睑退缩，可以使手术需求程度最小化。

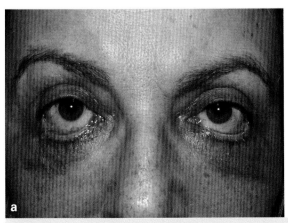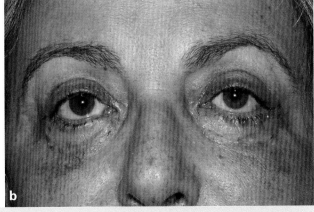

图26.5 （a）术前和（b）术后（1年）比较

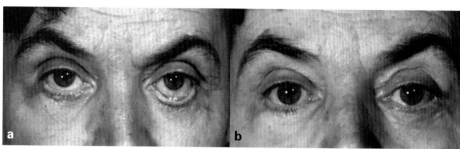

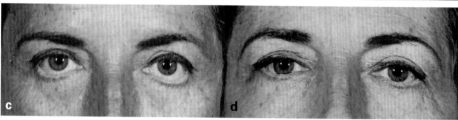

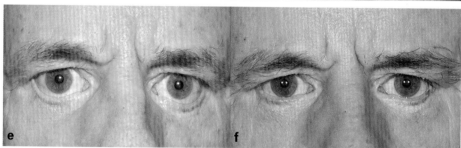

图26.6 （a、b）左下睑全层植皮前后（眼睑成形术后退缩）。（c、d）双侧睑板悬吊前后（下睑松弛）。（e、f）硬腭移植前后（眼睑中层瘢痕）

· 如果眼睑不容易用手指抬高，眼睑前层组织缺损是最强烈的退缩因素，修复时可能需要植皮。

· 如果这项技术能在适当的患者咨询下得到实施，并且达到预期效果所需要的时间长度，就有可能获得极好的结果。

参考文献

[1] Baylis HI, Perman KI, Fett DR, Sutcliffe RT. Autogenous auricular cartilage grafting for lower eyelid retraction. Ophthal Plast Reconstr Surg. 1985; 1(1):23–27.

[2] Baylis HI, Long JA, Groth MJ. Transconjunctival lower eyelid blepharoplasty. Technique and complications. Ophthalmology. 1989; 96(7):1027–1032.

[3] Belinsky I, Patel P, Charles NC, Lisman RD. Ointment granulomas following sutureless transconjunctival blepharoplasty: diagnosis and management. Ophthal Plast Reconstr Surg. 2015; 31(4):282–286.

[4] Eberlein A, Schepler H, Spilker G, Altmeyer P, Hartmann B. Erbium:YAG laser treatment of post-burn scars: potentials and limitations. Burns. 2005; 31(1):15–24.

[5] Li TG, Shorr N, Goldberg RA. Comparison of the efficacy of hard palate grafts with acellular human dermis grafts in lower eyelid surgery. Plast Reconstr Surg. 2005; 116(3):873–878, discussion 879–880.

[6] Lelli GJ, Jr, Lisman RD. Blepharoplasty complications. Plast Reconstr Surg. 2010; 125(3):1007–1017.

[7] McCord CD, Miotto GC. Dynamic diagnosis of "fishmouthing" syndrome, an overlooked complication of blepharoplasty. Aesthet Surg J. 2013; 33(4):497–504.

[8] McKinney P, Zukowski ML, Mossie R. The fourth option: a novel approach to lower-lid blepharoplasty. Aesthetic Plast Surg. 1991; 15(4):293–296.

[9] Pacella SJ, Nahai FR, Nahai F. Transconjunctival blepharoplasty for upper and lower eyelids. Plast Reconstr Surg. 2010; 125(1):384–392.

[10] Perkins SW, Dyer WK, II, Simo F. Transconjunctival approach to lower eyelid blepharoplasty. Experience, indications, and technique in 300 patients. Arch Otolaryngol Head Neck Surg. 1994; 120(2):172–177.

[11] Yoo DB, Azizzadeh B, Massry GG. Injectable 5-FU with or without added steroid in periorbital skin grafting: initial observations. Ophthal Plast Reconstr Surg. 2015; 31(2):122–126.

27　圆眼畸形

Gabriele Cáceres Miotto 和 Clinton McCord

概述

　　圆形眼畸形是由于外眦的老化和松弛或继发于手术或外伤后的外眦韧带的拉伸、损伤或瘢痕而形成的不讨人喜欢的眼形。外侧巩膜三角区由于失去外眦韧带的完整性而变得更圆和扭曲。除了眼部外形不美观外，许多患者还说他们的眨眼费力、经常流泪、夜间眼睛不能完全闭合，还有许多与眼睛位置和润滑有关的非特异性抱怨。严重病例表现为巩膜外翻和/或下睑退缩。对于存在圆眼畸形的患者，可采用下睑肌皮瓣成形术进行软组织复位和补充，并与外眦固定术或外眦成形术相结合，以修复重建外眦韧带的支撑和位置。有时，行钻孔外眦固定术或外眦成形术是必要的，以给予足够的支撑，并恢复最佳功能的眨眼机制。为纠正下睑退缩导致的严重的圆眼畸形，也有必要使用下睑垫片。

　　关键词：圆眼，鱼嘴综合征，外眦裂开，眼睑成形术，干眼，外眦成形术，外眦固定术

27.1　导致特异性问题的病史

　　正常的眼裂在角膜两侧可见巩膜，称为内侧巩膜三角区和外侧巩膜三角区。当外眦韧带的完整性或强度丧失会使外侧巩膜三角区变得更圆和扭曲变形，从而出现圆眼畸形。圆眼畸形可由外眦的老化和松弛引起，也可由手术或外伤引起外眦韧带的拉伸、损伤或瘢痕形成引起。

　　圆眼畸形患者通常表现出以下症状：

- 眨眼机制差，导致慢性干眼症，但持续使用眼药水或润滑剂并不会消退。
- 眼睛流泪。
- 眼睑手术后眼睛的美学形状不佳或抱怨"小眼睛"。
- 眨眼时出现鱼嘴综合征。
- 眼睑闭合不全。
- 与眼睛位置异常或润滑有关的非特异性症状。
- 巩膜外露和/或下睑收缩。

　　如图27.1所示的患者在其他诊所进行了上下睑成形术后出现了圆眼畸形。主要症状是眼睑形状不美观、眼睑闭合不良，以及由于眨眼机制不良而导致的过度溢泪。经检查，她表现为眼形不佳，巩膜外侧三角呈圆形、巩膜外露、眼睑闭合不良。

　　如图27.2所示的患者在其他诊所进行了上下睑成形术后也出现了圆眼畸形。主要症状是眼睑外形不美观和闭合不全。检查时，她表现为外侧巩膜三角区变形、轻度巩膜外露、眼睑闭合不良。她还伴有眼睑下垂。

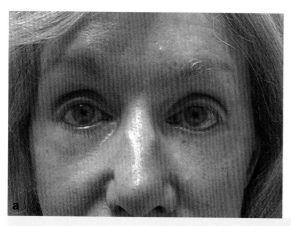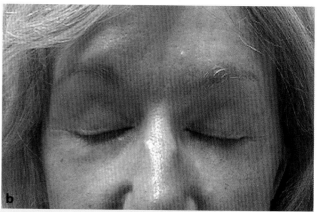

图27.1　（a、b）一例53岁女性患者，在上一次眼睑成形术后出现外眦裂开、小而圆的外侧巩膜三角、睫毛畸形、眼睑闭合不全

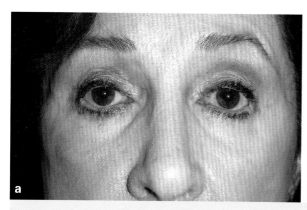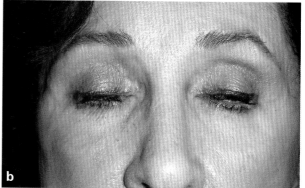

图27.2　（a、b）一位61岁女性患者，在上一次眼睑成形术后，出现圆眼畸形、眼睑闭合不全

27.2　患者当前状态的解剖学描述

在这两种情况下，外侧巩膜三角的变形都很明显。外侧巩膜三角最外侧角由正常的尖形变为圆钝和向下移位。外侧巩膜三角的圆形使眼裂看起来不自然，失去了眼睛的自然杏仁形状。这种情况在休息时尤其明显，对于眼球深陷的患者可能更为严重。其他问题，如眼睑闭合不良和巩膜外露也存在。

圆眼畸形常发生动态变形。在眨眼过程中，外眦更容易移位，这种异常的眨眼生物力学导致眼睑闭合不全。圆眼畸形患者也会出现鱼嘴综合征的表现。"鱼嘴综合征"是一种眨眼时眼睑的动态变形，类似于鱼嘴的同心运动。正常的眨眼是由于内眦眼轮匝肌收缩引起的，内侧眼轮匝肌是一个非常有力的肌肉群。当这种强烈的内侧收缩在外侧眼角发现阻力或反拉力时，眼睑就会垂直收缩。当外侧韧带松弛或断裂时，眨眼时的内侧眼轮匝肌收缩，会将眼睑有力地拉向鼻侧，从而使眼睑变圆无力（图27.3）。

由于外眦韧带无力，鱼嘴综合征还会导致上睑睫毛向内侧和下方移位。这个睫毛畸形称为"牛眼睫毛"畸形，是鱼口综合征的一种表现：上睑睫毛变直，指向鼻部和下方（图27.4）。这种畸形在静息状态和用力眨眼时可见。

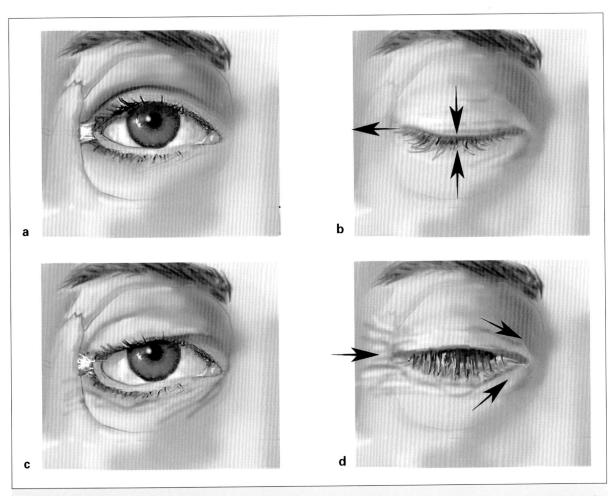

图27.3 （a~d）由于外眦韧带无力导致眨眼机制较差，呈现圆眼畸形（From Codner MA, McCord Jr CD. Eyelid & Periorbital Surgery. 2nd ed. New York, NY: Thieme; 2016.）

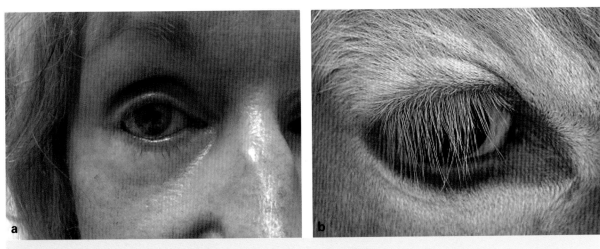

图27.4 （a、b）圆眼畸形表现的"牛眼睫毛"畸形

27.3 建议解决方案

对于出现圆形眼畸形的患者，采用下睑肌皮瓣成形术进行软组织复位和补充，同时行外眦固定术或外眦成形术以修复外眦韧带的支撑和位置。

推荐给患者的治疗方法如图27.1所示。

·下睑肌皮瓣成形术，骨膜下松解颧眶韧带及眶周附着体，松解下睑退缩，外眦韧带通过外眦固定术锚定，钻孔固定于外侧眶缘，眼轮匝肌悬吊。

我们推荐给患者的治疗方法如图27.2所示。

·下睑肌皮瓣成形术入路，骨膜下松解颧眶韧带及眶周附着体，因过度松弛而导致的水平眼睑缩短，钻孔固定的眦肌肌腱锚固术、眼轮匝肌悬吊术。

27.4 技术

通过下睑缘切口，提升肌皮瓣，保留1条睑板前眼轮匝肌（图27.5a、b）。颧眶韧带和骨膜附着在骨膜下平面松解，使下睑和上脸颊从更深的平面释放（图27.5c）。然后，松解下睑退缩，使眼睑向后展开，必要时行下睑提升术（对图27.1所示的手术演示）。当外侧眶缘骨膜瘢痕化、减弱或变形，但没有下睑松弛时，如图27.1所示，在外侧眶缘钻孔行外眦固定术（图27.6）。当患者由于下睑松弛超过水平的位置时，如图27.2所示的患者，实施下睑多余部分切除并用钻孔锚定的外眦成形术（图27.7）。

在眶外侧缘钻一个孔，根据眼的突出度和最佳的眼睑位置进行外眦固定术或外眦成形术。在眶缘内侧面很好地定位内侧钻孔位置是重建正常解剖结构的关键步骤。

对于外眦固定术（病例1），用双股4-0永久性缝合线如Mersilene穿过外眦韧带。缝合线的两股部穿过钻孔并固定于颞筋膜上。将外眦韧带固定在眶缘内侧是避免外眦区屈曲和变形的关键措施。外眦固定术完成后，将外侧眼轮匝肌从皮肤上剥离下来，拉起/悬吊将下睑和上脸颊重新定位到解剖位置。眼轮匝肌外侧悬吊缝合到颞深筋膜，并将相应的皮肤重新定位，用不可吸收6-0缝合线关闭切口（图27.8）。

对于外眦成形术（病例2），用双股4-0永久性缝合线如Mersilene穿过下睑的睑板和上睑剩余的外眦韧带。缝合线的两股都穿过钻孔并固定于颞筋膜上。将新的外眦（下睑板缘）固定于眶缘内侧是避免外眦区屈曲变形和重建正常解剖位置的关键措施。最后从皮肤上剥离最后仅存的眼轮匝肌，拉起/悬吊下睑和上脸颊。眼轮匝肌固定在颞深筋膜上，皮肤相应地重新定位，并用不可吸收的6-0缝线缝合（图27.8）。

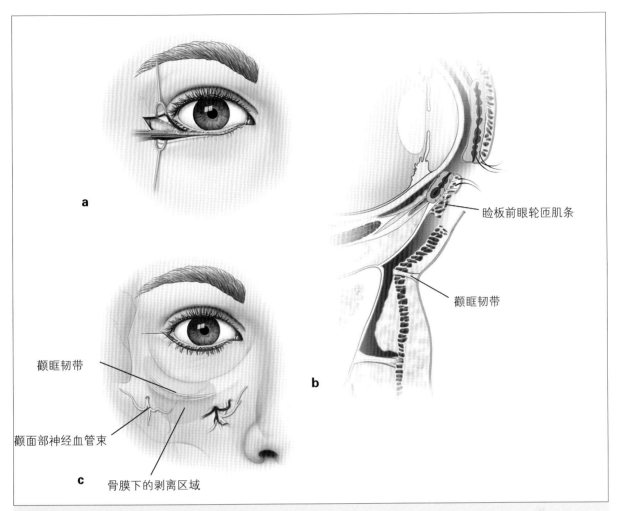

图中标注：
睑板前眼轮匝肌条
颧眶韧带
颧眶韧带
颧面部神经血管束
骨膜下的剥离区域
a
b
c

图27.5 （a）下睑成形术中肌皮瓣切口的图示。（b）术中图像显示肌皮瓣下方和受损的外眦区。（c）骨膜下剥离（阴影区域覆盖颧骨和上颌骨）是组织动员和重新定位所必需的。这包括释放该区域的颧眶韧带

27.5 术后照片及评价结果

27.5.1 病例 1

术前图片见图27.9a、b。患者在先前的上下睑成形术后表现为外侧巩膜三角区变圆、巩膜外露、"牛睫毛"畸形以及眼睑闭合不良。

术后图片见图27.9c、d。患者在实施下睑肌皮瓣成形术、下睑退缩松解、钻孔的外眦固定术和眼轮匝肌悬吊术后6个月的表现。圆眼恢复为杏仁状，外侧巩膜三角区正常。巩膜外露和眼睑闭合不全的矫正也得以实现。还有矫正了"牛睫毛"畸形。这名患者可能受益于为矫正非常软微的残余巩膜外露，而于左下睑置入垫片，在手术时被认为是不必要的。

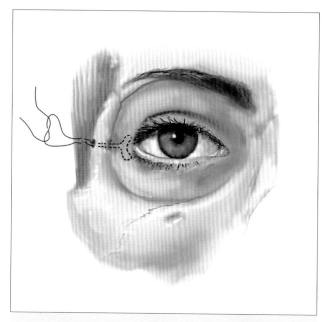

图27.6 通过钻孔固定外眦韧带上、下支的外眦固定术，通常在下睑松弛但过度松弛（无须缩短眼睑）时进行。（引自Codner MA, McCord Jr CD. Eyelid & Periorbital Surgery. 2nd ed. New York, NY: Thieme; 2016. ）

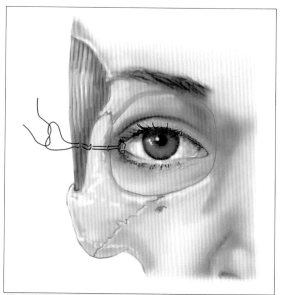

图27.7 当有下睑过度松弛时，行钻孔固定上、下支外眦成形术，切除下睑多余部分是为了提供最佳的眼睑闭合和眼睛形状。（引自Codner MA, McCord Jr CD. Eyelid & Periorbital Surgery. 2nd ed. New York, NY: Thieme; 2016. ）。

27.5.2 病例2

术前图片见图27.10a、b。患者在先前的上下睑成形术后，出现外侧巩膜三角区变形、巩膜轻度外露、下睑松弛和眼睑闭合不良，她还伴有上睑下垂。

术后图片见图27.10c、d。患者为矫正上睑下垂及圆眼畸形术后6个月，实施了下睑肌皮瓣成形术、下睑退缩松解术、下睑缩短术、外眦钻孔固定术及眼轮匝肌悬吊术。圆形的眼睛恢复到正常的杏仁形状。巩膜外露及眼睑闭合不全得以全部矫正。

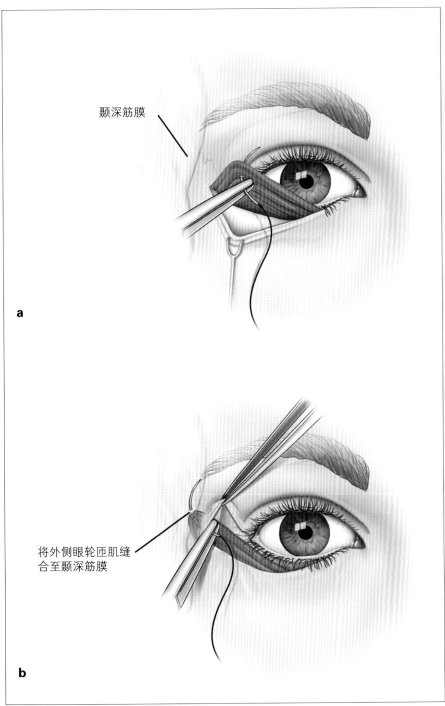

颞深筋膜

a

将外侧眼轮匝肌缝
合至颞深筋膜

b

图27.8 （a、b）用于悬吊和
支撑下睑的眼轮匝肌瓣。为了
达到长期支撑，肌肉用2~3个
锚定缝线缝合到深颞筋膜上

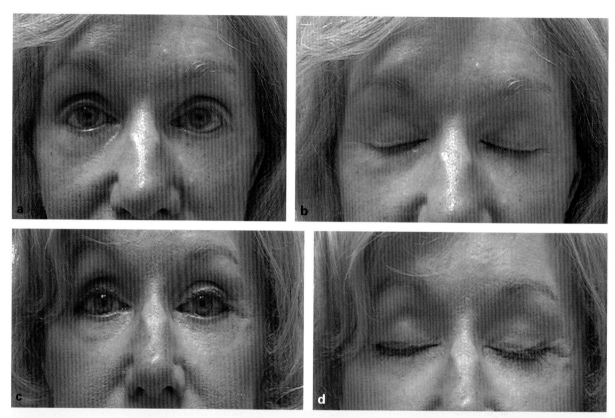

图27.9 （a、b）53岁女性，行上下睑成形术后，出现外眦断裂、巩膜外三角形变得小而圆、睫毛畸形、眼睑闭合不全。（c、d）同一患者，行下睑肌皮瓣成形术，骨膜下松解颧眶韧带及眶周附着体，下睑退缩松解，经钻孔将下眦韧带锚定于眶外缘的外眦韧带固定术，眼轮匝肌悬吊

27.6　教学要点

- 圆眼畸形发生在眼睑外眦韧带缺乏完整性或失去力量时，主要发生在眼睑手术之后。
- 症状和体征包括眼睛形状的轻微到严重的静态和动态变形。
- 识别与畸形相关的体征和症状有助于选择适当的治疗方法。
- 治疗的主要目的是通过外眦锚定来恢复外眦的完整性。
- 根据个人的特点（主要是继发性病例），采用钻孔固定的外眦固定术或外眦成形术。
- 在制订手术计划时考虑相关畸形的治疗，如下睑退缩、巩膜外露或眼睑闭合不全。

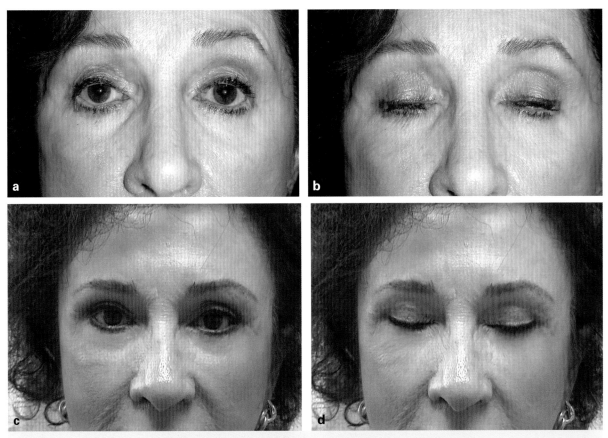

图27.10 （a、b）一位61岁的女性，在别处行过上下睑成形术后，出现圆眼畸形。表现为眼睑形状不好看，眼睑不合拢。外侧巩膜三角区畸形，巩膜轻度外露，眼睑闭合不全，伴有上睑下垂。（c、d）本例患者经下睑肌皮瓣成形术入路，骨膜下松解颞眶韧带及眶周附着体，因过度松弛而行眼睑水平缩短，经钻孔固定外眦韧带的外眦成形术，眼轮匝肌悬吊

参考文献

[1] Hirmand H, Codner MA, McCord CD, Hester TR, Jr, Nahai F. Prominent eye: operative management in lower lid and midfacial rejuvenation and the morphologic classification system. Plast Reconstr Surg. 2002; 110(2):620–628, discussion 629–634.

[2] McCord CD, Boswell CB, Hester TR. Lateral canthal anchoring. Plast Reconstr Surg. 2003; 112(1):222–237, discussion 238–239.

[3] McCord CD, Codner MA. Correction of complications in aesthetic eyelid surgery. In: Eyelid & Periorbital Surgery. 1st ed. St. Louis, MO: Quality Medical Publishing; 2008:269–315.

[4] McCord CD, Miotto GC. Dynamic diagnosis of "fishmouthing" syndrome, an overlooked complication of blepharoplasty. Aesthet Surg J. 2013; 33(4):497–504.

[5] Muzaffar AR, Mendelson BC, Adams WP, Jr. Surgical anatomy of the ligamentous attachments of the lower lid and lateral canthus. Plast Reconstr Surg. 2002; 110(3):873–884, discussion 897–911.

[6] Shorr N. Madame Butterfly procedure with hard palate graft: management of postblepharoplasty round eye and scleral show. Facial Plast Surg. 1994; 10(1):90–118.

28 外眦成形术：外眦韧带紧缩及颧脂肪垫提升（微型面颊提升术）

Michael Patipa, Michael A. Connor 和 Patrick Tenbrink

概述

外眦韧带在检查中经常被忽视，但对于任何对下睑手术感兴趣的患者以及任何外眦有断裂症状的患者来说，它是最重要的眼睑结构之一。术前发现外眦韧带松弛时，拉紧韧带可以使外眦角获得较好的美容外观、防止术后眼睑异位、改善下睑功能。

关键词：外眦韧带，眦成形术，条纹（褶皱），面中部下垂，下睑松弛，下睑退缩，干眼症

28.1 导致特异性问题的病史

病例

这是一位62岁的女性，有眼睛干涩的病史（图28.1）。她在3年前做了下睑整形手术。2.5年前做了面部拉皮、内镜提眉和上睑成形术。2年来她的情况都很好，后来她注意到了下睑的突出。她用利尿剂治疗，病情没有好转。她去看了另一位医师，他推荐她应用填充物，但她没有做。她的甲状腺功能检查呈阴性。她因为下睑和中面部的褶皱而求诊。

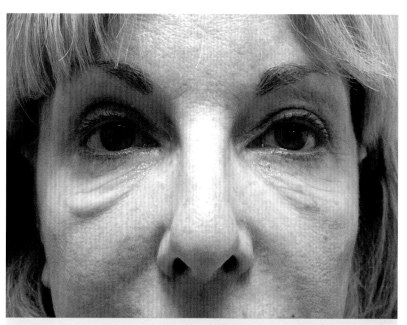

图28.1 一位62岁的女性，右侧干眼症和面颊部有褶皱，3年前接受下睑整形术，2.5年前接受拉皮、提眉术和上睑成形术

28.2 患者当前状态的解剖学描述

28.2.1 病例

该患者表现出在下睑整形手术后遇到的最常见问题（图28.2a~d），她的外眦韧带松弛，中面部有突出褶皱，并有明显的干眼症状。

28.2.2 问题分析

经检查，患者外眦韧带松弛。她的外眦角具有活动性（图28.2a）。当手指放在外眦韧带处时，它会将下睑推回到正常的解剖位置（图28.2b）。然而，颧面部突出的褶皱仍然存在。将一个手指放在外眦角上，一个手指放在颧突上，将下睑和中面部复位到正常的解剖位置（图28.2c）。在进行手术之前，患者需要进行适当的检查。她进行了游离T3、游离T4、甲状腺刺激免疫球蛋白以及甲状腺自身抗体的检查。所有的检查结果都是阴性的。根据评估结果，我们安排了一次外眦韧带收紧和颧脂肪垫提升（微型面颊部提升术）联合下睑整形术。它的目的是将下睑和中面部恢复到正常的解剖位

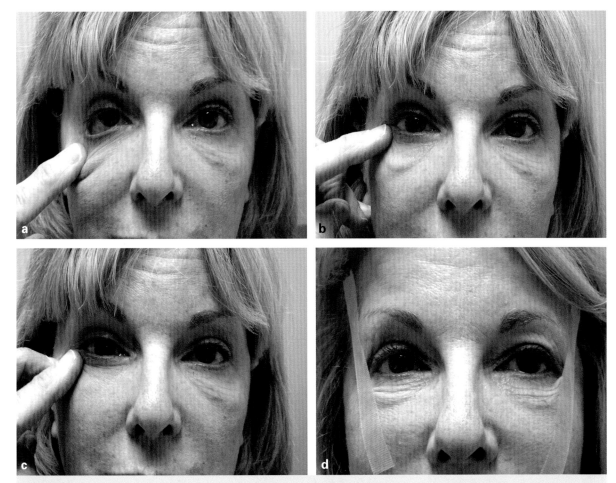

图28.2 （a）手指试验显示外眦韧带松弛。（b）一个手指将外眦韧带拉向外侧眶缘。（c）两个手指将外眦韧带拉向眶缘，提起眶颧韧带，为下睑提供垂直支撑。（d）胶带试验使患者能够看到和感觉到在外眦韧带收紧和微颧部提升术后可能达到的效果

置，并提供一个美观的下睑和中面部。将一条0.5in的胶带粘在颧突处，然后紧紧向上拉到太颧区，将下睑提升到正常的解剖位置，帮助患者预览术后下睑的形态。患者需要了解下睑多余的皮肤及褶皱在术后将会消失（图28.2d）。胶带测试的目的是为了演示或预览下睑的位置。

28.3 建议的解决方案

· 带肌皮瓣的下睑整形术。
· 收紧外眦韧带，将外侧睑板重新固定到眶外侧结节上。
· 颧脂肪垫提升，将松弛的眶颧韧带重新固定到眶外侧结节上。

干眼、外露、溢泪
病例

这是另一种功能性疾病的临床表现，也可以使用下面描述的技术来解决。这是一位67岁的女性。她在别的诊所做了上睑和下睑的整形手术。随后她切除了右下睑内侧基底细胞癌并进行了重建。她因明显的干眼症和由于干眼症引起的过度反射性流泪而被转诊。因为眼睛干涩，她看了好几位医师。检查发现，她有下睑退缩（图28.3、图28.4）。

她的外眦韧带松弛。她有颧脂肪垫下降，外眦角有活动性和明显异常的回跳试验。她接受了一项使用永久Polydek线进行的双侧外眦韧带收紧和颧脂肪垫提升术（微型颊部提升术）。她说手术后她的过度流泪和干眼症状得到明显改善。

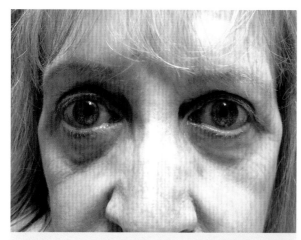

图28.3 术前照片

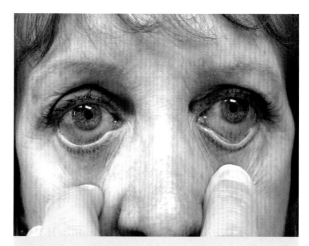

图28.4 术前牵拉试验

28.4 技术

颧骨脂肪垫已标记（图28.5a）。实施通过下睑缘切口的下睑成形术（图28.5b、c），睑缘肌皮瓣提升（图28.5d）。进行外眦切开术，松解外韧带的下支，切除0~3mm松弛的外眦腱（图28.5e、f）。置入泪腺拉钩，在骨膜上平面剥离至颧面血管束而不侵犯血管，颧脂肪垫被释放。如果颧面感觉神经血管复合体被触及，这不是问题，因为它是一个非常小的感觉神经，不会造成术后困难（图28.5g、h）。外眦韧带下完全松解。

带有S14针的5-0维克利双股缝线被用于外眦韧带轻到中度松弛，并仅有中等张力的初次中面部整形手术中。当是复杂的再次手术时，用带有半圆形切割针的4-0Polydek（编织Mersilene）缝合线将外眦带重新固定到眶外侧结节。缝线以3针锁边缝合的方式穿过外侧睑板。双股缝线的上服置于外眦韧带上支下方。下服缝线位于上服缝线下方2~3mm处。缝合线穿过外侧眶骨膜，从而将外侧韧带重新附着嵌入到外侧眶结节处（图28.6）。用一条6-0的普通缝线穿过上、下睑的外侧灰线，并打结，形成外眦角。然后将睑板缝合线系紧，将下睑重新附着在眶外侧结节上。用皮钩从外侧拉开，将Polydek缝合线的一端从上到下穿过眼轮匝肌和颧脂肪垫，将其埋入并系在一起，将颧脂肪垫重新固定到眶外侧结节上以模拟眶颧韧带（图28.6c~f）。当有多余皮肤时，保守地切除两个三角形皮肤。

将5-0Vicryl缝合线通过埋入式缝合，分别穿过下眼轮匝肌和上眼轮匝肌，并打结将其固定在眶外缘的骨膜上。这条线收紧了眼轮匝肌悬吊带，也在眶外侧结节上形成了一个眼轮匝肌袋，最大限度地减少了外眦韧带Polydek缝线的感染概率。随后用6-0的普通肠线缝合关闭皮肤切口（图28.7）。

一根5-0Prolene双针缝合线按照Frost缝合法分别穿过下睑外侧和眉毛外侧。当肌皮瓣提升时，将此Frost缝合线固定在下睑的衬垫上（图28.8）。当没有下睑缘切口时，将Prolene缝线穿过下睑边缘的灰线然后穿过眉毛外侧并绑在棉垫上。患者每天使用抗生素眼药膏2次涂抹切口，氟米龙眼药水每日滴眼4次，疗程1周。使用传统的冷敷方式冷敷。

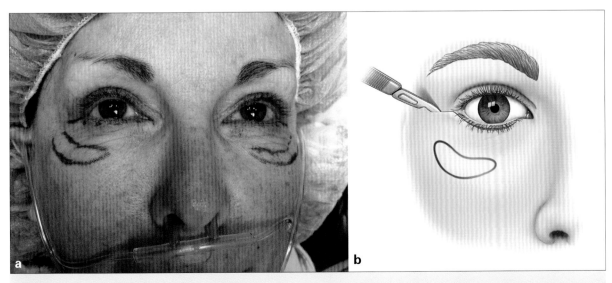

图28.5 （a、b）术前患者坐直，标记出颧脂肪垫

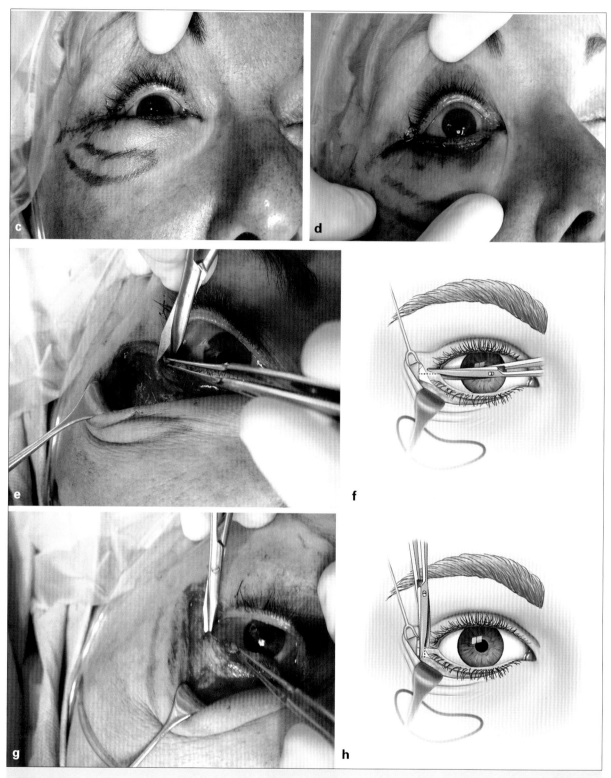

图28.5（续） （c、d）使用15号刀片沿下睑缘切口向外延伸切开外眦。（E、F）外眦韧带下支切除术。（g、h）外眦韧带下支完全松解

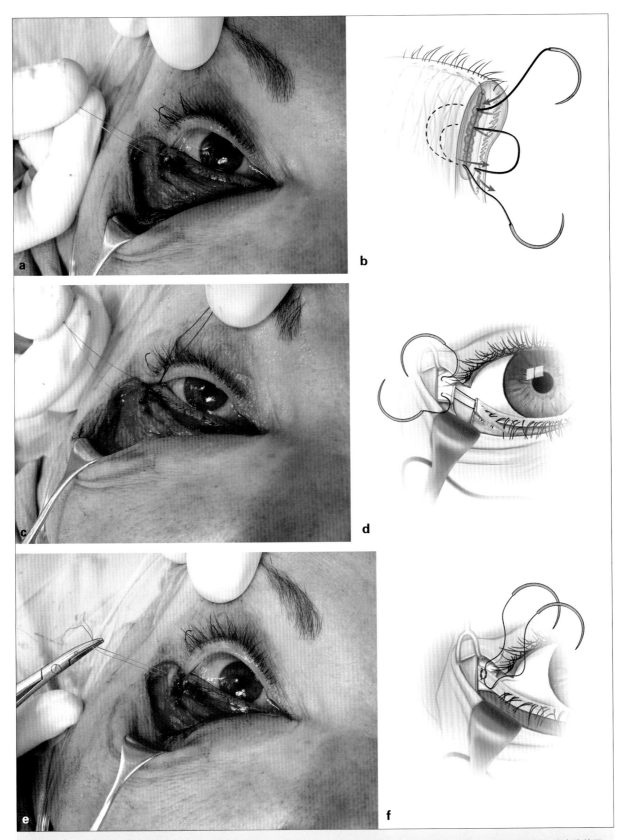

图28.6 （a、b）睑板被修整后，用一个双针5-0 Vicryl线（可使用Polydek线或Prolene线）垂直锁边缝合穿过睑板。缝合线的两个针穿过眶缘内侧的眶外侧结节。（c~f）缝线在骨膜上方系成方结

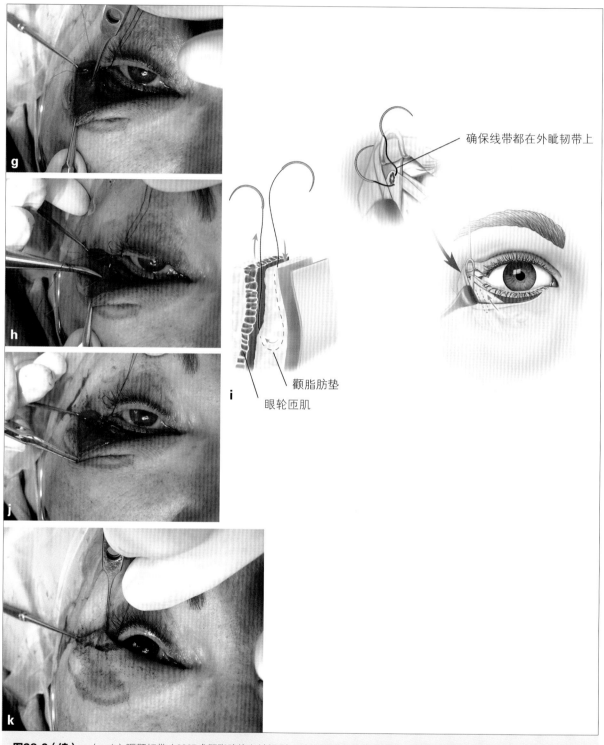

图28.6（续） （g~k）眶颧韧带（SOOF或颧脂肪垫）被识别，并重新固定于外眦韧带上。将缝线系紧，确保眶颧韧带固定在外侧眦角的骨膜上。标记出并切除多余的皮肤和眼轮匝肌

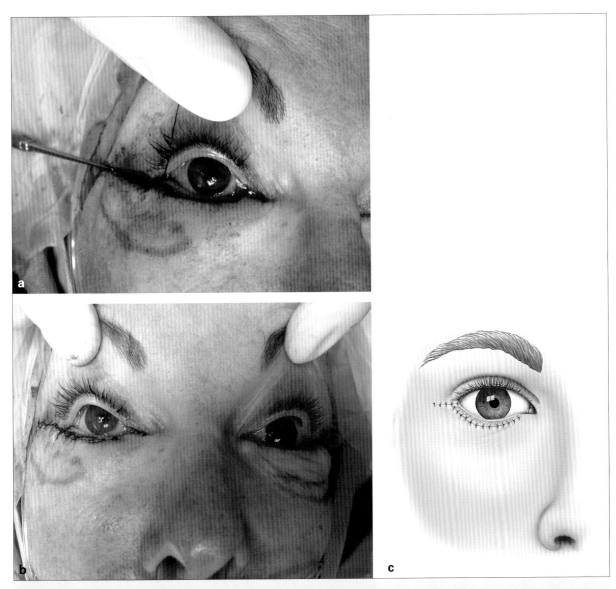

图28.7 （a~c）在切口外侧放置皮钩，用6-0快速可吸收普通肠线缝合切口

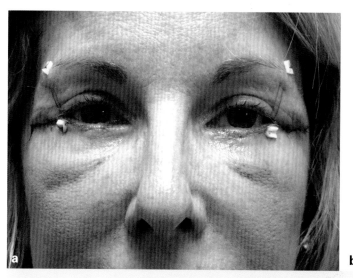
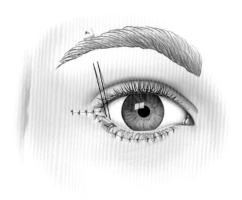

图28.8 （a、b）在外侧行Frost方法的睑缘缝合术(双针5-0 Prolene)，使下睑保持垂直拉紧

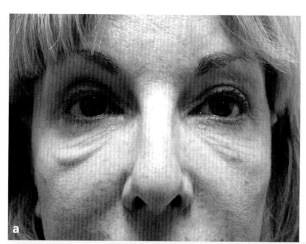
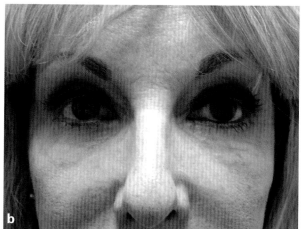

图28.9 （a）术前照片显示外眦钝圆和颧部突出的褶皱。（b）术后1个月的照片显示良好的美容效果

28.5 术后照片和对结果的严格评估

28.5.1 病例
患者术后表现为颧面部突出的褶皱消退，下睑和中面部位置美观且功能适当（图28.9）。

28.5.2 其他应用
拉紧外眦韧带，将颧脂肪垫提升到眶外结节的水平（迷你颊部提升术），也可以用于下睑和中面部的多种功能以及美容应用。

28.6　教学要点

· 眼睑的主要功能是保护眼球。

· 下睑松弛和中面部下垂，除了美观上不可接受外，还导致下睑保护功能的丧失，导致干眼症症状恶化，以及由于撕裂泪腺不能将泪液泵向鼻泪管流出系统。

· 重新连接外眦韧带，恢复眼睑的正常功能和外观。

· 提升颧脂肪垫有助于外眦韧带的收紧，同时也提供了一种解决颧面部突出褶皱问题的方法。

参考文献

[1] Mendelson BC, Hartley W, Scott M, McNab A, Granzow JW. Age-related changes of the orbit and midcheek and the implications for facial rejuvenation. Aesthetic Plast Surg. 2007; 31(5):419–423.

[2] Lambros V. Observations on periorbital and midface aging. Plast Reconstr Surg. 2007; 120(5):1367–1376, discussion 1377.

[3] Patipa M. Transblepharoplasty lower eyelid and midface rejuvenation: part I. Avoiding complications by utilizing lessons learned from the treatment of complications. Plast Reconstr Surg. 2004; 113(5):1459–1468, discussion 1475–1477.

[4] Patipa M. Transblepharoplasty lower eyelid and midface rejuvenation: part II. Functional applications of midface elevation. Plast Reconstr Surg. 2004; 113(5):1469–1474, discussion 1475–1477.

[5] Patipa M. The evaluation and management of lower eyelid retraction following cosmetic surgery. Plast Reconstr Surg. 2000; 106(2):438–453, discussion 454–459.

29 下睑插片植入矫正垂直向下睑退缩

Dirk Richter 和 Nina Schwaiger

概述

在这一章中，介绍了所有类型的垂直向下的眼睑退缩，并且与眼睑的前、中、后层的瘢痕有关。我们还展示了不同类型的垫片插入和行骨膜下剥离的中面部提升术来补充皮肤。

关键词：下睑退缩，垫片/插片，中面部提升，硬腭黏膜移植物，巩膜外露

29.1 眼睑全层的垂直向退缩

29.1.1 病史导致的特异性问题

一位40岁的男性患者，为矫正巩膜外露1年前曾做过经结膜入路的脂肪重置的改良下睑成形术，（图29.1）。他是一个健康的非吸烟者，没有明显的医学健康问题。

29.1.2 患者目前状态的解剖学描述

患者存在下睑手术后下睑退缩的常见问题。这可能是由于眼睑前层的皮肤过度切除或肌肉失神经，中层的血肿，或感染，以及经结膜入路或经眼睑入路的米勒肌手术或Graves病导致的后层收缩所

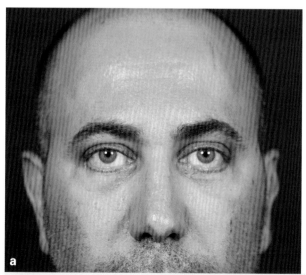
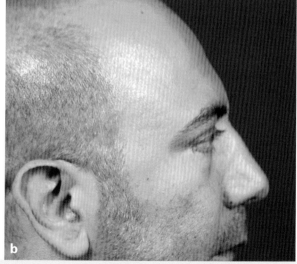

图29.1 （a、b）一名40岁的男性患者，前两次手术后巩膜外露3mm。眼睑的全层退缩。负向量

致的。下睑异位常见于无下睑软组织或骨结构支持的负向量患者。应注意根据眼睑的各层来分析患者的病史和解剖情况。

他经历了严重的血肿史，特别是右侧术后长期肿胀、球结膜水肿和数月的眼睑外翻，采取了保守治疗。

问题分析

患者双眼呈中度退缩，为眼睑中层的垂直向退缩，水平睑裂左侧延长6mm，右侧延长8mm，巩膜外露右侧mm，左侧2mm，持续性泪沟畸形，右侧呈Hertel值22和左侧呈Hertel值21的负向量。眼睑主动完全闭合，但被动闭合时有2mm的眼睑闭合不全。没有结膜充血或者水肿现象。有鱼嘴效应的3个眼轮匝肌断面眨眼正常。

诊断

这是一种复杂的下睑异位畸形，伴有少量皮肤缺损和眼睑中层瘢痕、眼球突出、睑缘水平延长、睑缘畸形。无结膜缺损的眼睑后层的轻度后缩。

29.1.3　建议解决方案

· 通过骨膜下中面部提升术将负向量者转换为正常向量。

· 通过骨膜下中面部提升术获取皮肤并松解垂直退缩。

· 通过外眦固定术治疗眼睑水平松弛，左侧采取与骨固定的外眦固定术和右侧采取睑板条切除手术。

· 通过脱细胞真皮基质（ADM）支持和重建眼睑中层。

29.1.4　技术

正如Hester等所描述的那样，修复手术采用经皮肤切口的骨膜下剥离的中面部提升术。从眶隔到眶缘，从骨膜到口腔前庭的所有附着都被松解，以释放整个中面部。骨膜在低位切开。用两根3-0PDS缝合线提升整个脸颊，以补充皮肤。在瞳孔水平和眶缘外侧1.5cm处钻两个孔，以保证稳定的固定。在颧骨颞侧缝合处另钻两个孔，施行外眦韧带固定术（图29.2）。

插入1mm厚的ADM（Permacol），用5-0Vicryl线缝合到睑板和眶隔之间的间隙中，注意不要将其缝合到骨头上，以免造成眼睑不动（图29.3）。

应4-0Prolene缝合线的外眦固定术采用骨上搭桥技术固定于眼眶上以防止外眦移位。右侧增加睑板条去除术，以解决眼睑水平延长的问题（图29.4）。

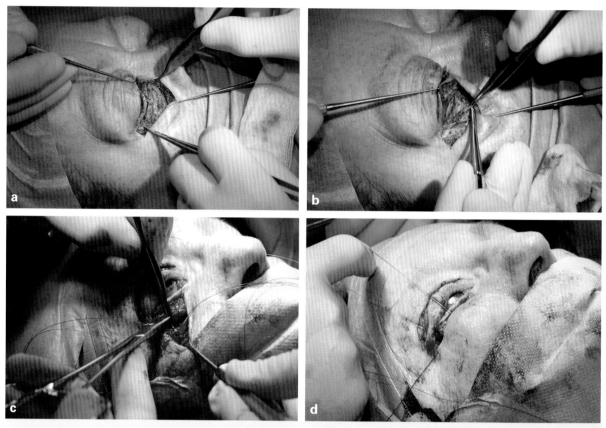

图29.2 （a）浅面的皮肤切口和处理后层。（b）离断下睑缩肌。（c）骨膜下中面部提升术，在瞳孔水平处钻孔，距外1.5cm钻孔进行两点固定。（d）采用3-0不可吸收缝线垂直提升

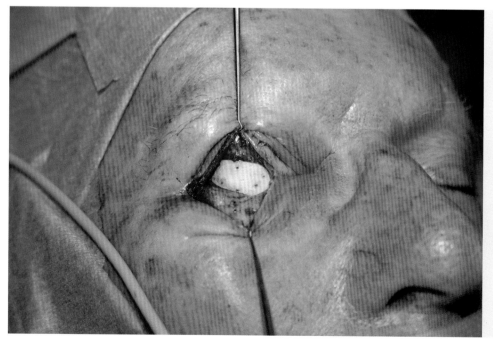

图29.3 插入ADM（Permacol）并用5-0可吸收线固定

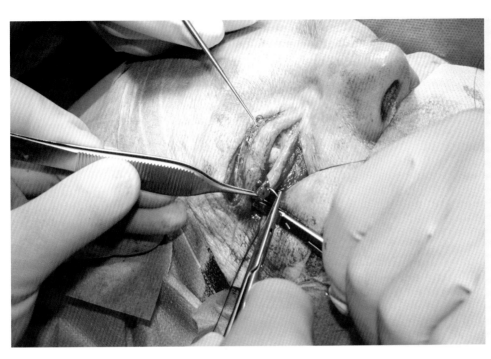

图29.4 钻孔外眦固定术伴睑板条缩短术

29.1.5 术后照片和对结果的严格评估

图29.5a显示术后10天的患者，显示下睑边缘接触角膜缘的准确位置，不再显露巩膜。下睑结构的良好支撑是通过转换为正向量实现的。图29.5b、c显示1年后的眼睑完全闭合。

29.1.6 教学要点

· 为避免下睑异位，需要仔细分析每个患者的下睑力量和向量的解剖状况。

· 解决诸如下缩退缩等并发症，需要仔细分析眼睑哪一板层受累，尤其是有负向量的患者，需要插入移植物来支撑下睑结构，通过中面部提升术或移植使负向量变为正向量。

· 牢固的骨固定技术是获得持久性可靠结果的关键。

· 如果眼睑水平方向延长超过8mm，需行睑板条缩短术。

29.2 下睑中、后层的垂直退缩

29.2.1 患者病史导致的特异性问题

患者为70岁男性，在实施了复杂的上下睑成形术后他在其他诊所进行了两次矫正（图29.6）。他不想做侵入性手术或是中面部提升术。患者只想矫正右侧，希望达到对称。

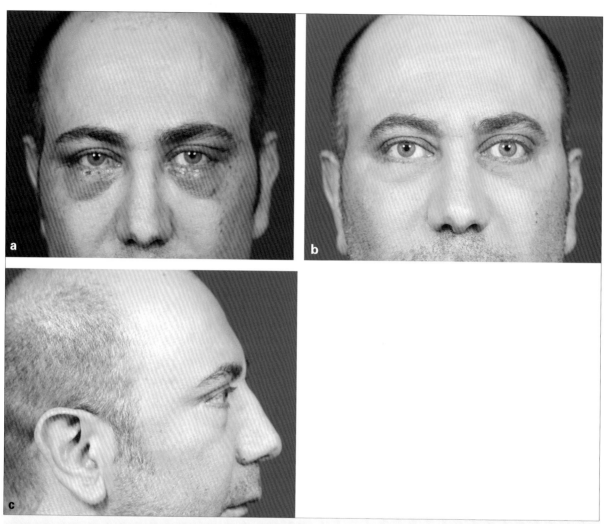

图29.5 （a）术后10天。（b、c）术后1年

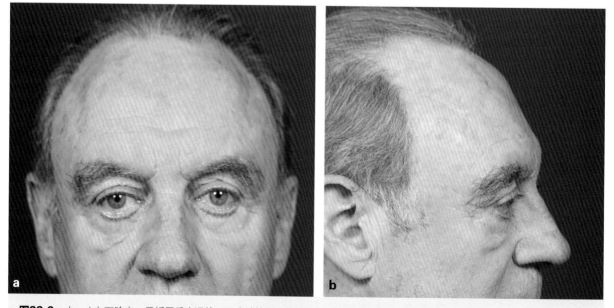

图29.6 （a、b）下睑中、后板层垂直退缩。无皮肤缺损，眼睑水平延长，负向量，右眼巩膜外露4mm

29.2.2 患者目前状态的解剖学描述

他告知上下睑成形术后，用抗生素保守治疗双侧的血肿和轻度感染。2年前尝试进行了两次外眦固定术，但没有好转。他睡觉时戴着玻璃镜，以治疗因眼睑闭合不全导致的干眼症，整天需要滴眼药水。

问题分析

双眼呈负向量表现，下睑中板层垂直退缩，眼睑水平延长，右侧12mm，左侧6mm，巩膜外露右侧4mm，左侧2mm，负向量右眼Hertel值为20，左眼Hertel值为19，颧骨发育不全。右眼主动完全闭合，被动闭合有3mm关闭不全，只发生在右侧。左侧没有任何症状。没有结膜充血或者水肿。眨眼次数减少，双侧并没有因肌肉失神经而出现鱼嘴畸形。松解下睑后板层的瘢痕。

诊断

这是因下睑中层有瘢痕，眼球突出，眼睑水平加长和面颊隆起而导致的下睑异位畸形。

29.2.3 建议的解决方案

· 采用右侧睑板条切除术治疗眼睑水平松弛。
· 硬腭黏膜移植支持和重建下睑中板层。

29.2.4 技术

根据患者的意愿，只行右侧手术。用Colorado针在睑板下方做切口，保留了睑板动脉并离断下睑缩肌。我们释放了眶隔的瘢痕和先前复杂手术产生的脂肪（图29.7a）。

我们提起全层硬腭移植物，注意腭动脉，保持骨膜完整（图29.7b）。切除移植物和黏膜腺体。我们将移植物安装到间隙中，并调整高度，使角膜缘与睑缘平齐。固定时用5-0Vicryl缝合线从外向内再向外进行，以防止擦伤（图29.7c）。

增加了睑板条切除术来处理眼睑水平延长问题。用5-0Prolene缝线将睑板条略矫枉过正地固定于眶外缘的双孔内。

29.2.5 术后照片和对结果的评估

图29.8显示3个月后患者的右下睑边缘位置得到明显改善。患者能够完全闭上右眼。请注意，右下睑的轻微肿胀是由于植入物引起的。

29.2.6 教学要点

· 单纯的睑板条切除术会导致眼球突出患者出现弓弦现象。
· 插片移植是支撑和卸载外眦固定的负向量。
· 如果下睑后板层有结膜缺损，需要考虑硬腭或ADMs作为替代结膜的移植物。

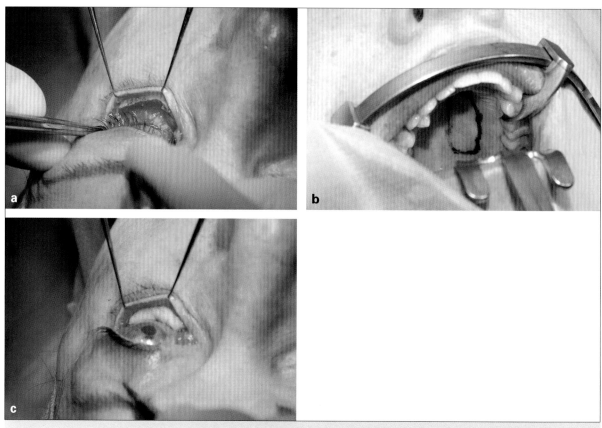

图29.7 （a）经结膜入路，在睑板下2mm处离断下睑缩肌。（b）设计进区域硬腭黏膜移植物。（c）插入硬腭黏膜移植物

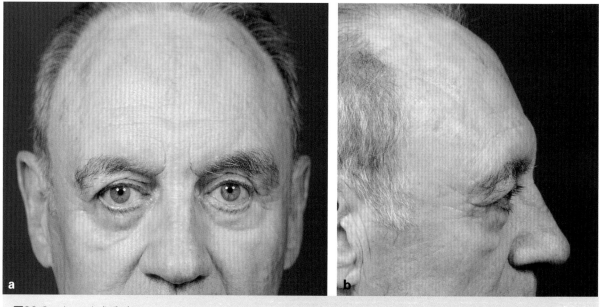

图29.8 （a、b）术后1年

29.3　下睑后层垂直退缩

29.3.1　病史导致的特异性问题

一位患有Grave病的57岁的女性，行经眼睑切口入路去除脂肪的眼眶减压术（Olivari Technique）后1年，提出她的问题。她患有高血压和Graves病，一天抽10支烟（图29.9）。

29.3.2　患者当前状态的解剖学描述

在Graves病史中，她上下睑退缩，晚上无法闭上眼睛。眼眶减压术后上睑提肌延长，Graves症状改善，但仍未能完全闭合眼睑。

问题分析

患者术前有严重的Graves病，上下睑退缩，眼球突出（Hertel值右眼30，左眼29），结膜充血、结膜水肿、眼睑闭合不全、后板层垂直退缩。

使用Olivari技术眶后减压术和提上睑肌延长术：双眼负向量，下睑后层垂直退缩，无眼睑延长，巩膜外露右4mm和左3mm（Hertel值双眼22），无结膜充血、无结膜水肿、眼睑主动完全闭合不全，被动闭合有2mm闭合不全。眼轮匝肌功能正常。无复视（图29.10）。

诊断

无结膜缺损的下睑后板层垂直退缩。

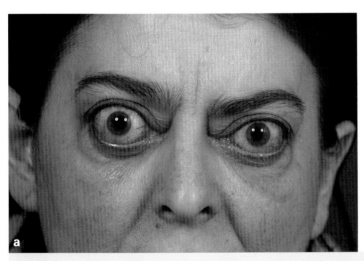
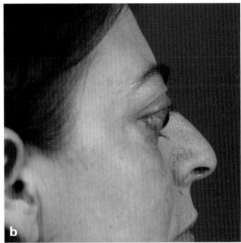

图29.9　（a、b）Graves病患者，上下睑退缩（后板），眼球突出，Hertel值右眼30和左眼29，巩膜外露4mm

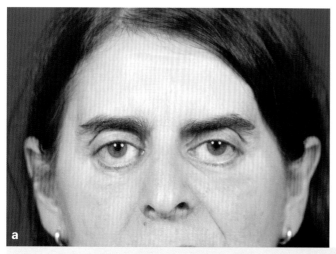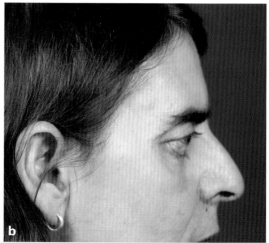

图29.10 （a、b）眼睑入路去除脂肪的眼眶减压术 （Olivari Technique）术后1年，双侧Hertel值22，巩膜外露4mm

29.3.3 建议解决方案

·分离和切除下睑缩肌。

·用耳软骨支持和重建下睑后板层。

29.3.4 技术

沿睫毛下缘切口切口皮肤和眼轮匝肌，将它们与下睑缩肌分开，向下延伸至弓状缘。将下睑缩肌从睑板的下边缘和下面的结膜分离到下穹隆。注意保持结膜的完整。这时完全切除米勒肌。

取一块大小合适的耳软骨，缝合到睑板下缘和下睑缩肌切缘之间的间隙中。同时，将软骨移植物的下缘固定在下穹隆上，以确保其在向下凝视时滑入眼眶。进行自体脂肪移植填充（9mL/侧）以矫正泪沟畸形并增大面颊。使用Frost缝合，只操作一只眼睛（图29.11）。

29.3.5 术后照片和对结果的严格评估

图29.12所示为患者在右侧修复1周后，下睑位置良好，接触到角膜缘。

图29.13所示为患者修复两侧1年后，两侧上下睑位置良好，眼睑完全闭合。注意眼睑边缘的拉伸和左眼因植入物而出现的一个小台阶。

29.3.6　教学要点

· 耳软骨是下睑缘的非常稳定的支撑物。

· 下睑缩肌的完全分离和切除是手术成功的关键。

· 可以使用硬腭、ADMs或Medpor植入物代替耳软骨。

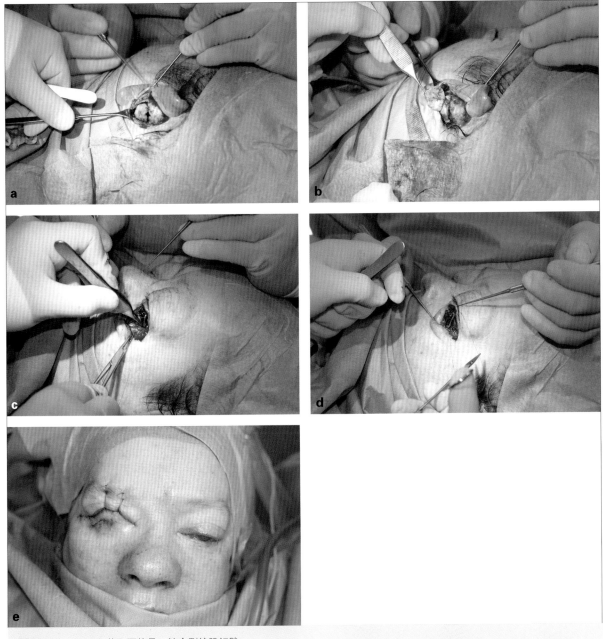

图29.11　（a~e）获取耳软骨，缝合到缩肌间隙

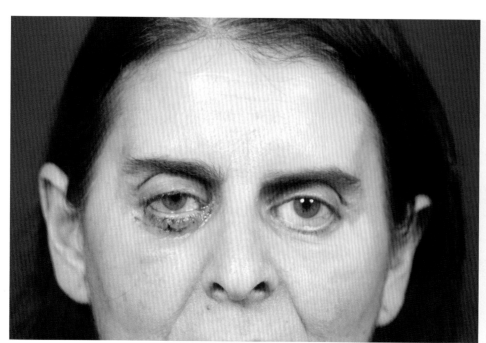

图29.12 右侧修复后1周

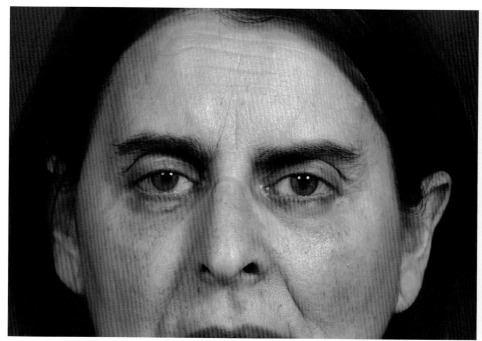

图29.13 两侧修复术后1年。眼睑闭合完全

参考文献

[1] Borrelli M, Unterlauft J, Kleinsasser N, Geerling G. Decellularized porcine derived membrane (Tarsys®) for correction of lower eyelid retraction. Orbit. 2012; 31(3):187–189.

[2] Chang M, Ahn SE, Baek S. The effect and applications of acellular dermal allograft (Allo- Derm) in ophthalmic plastic surgery. J Craniomaxillofac Surg. 2014; 42(5):695–699.

[3] Hahn S, Desai SC. Lower lid malposition: causes and correction. Facial Plast Surg Clin North Am. 2016; 24(2):163–171.

[4] Hester TR, Jr. Evolution of lower lid support following lower lid/midface rejuvenation: the pretarsal orbicularis lateral canthopexy. Clin Plast Surg. 2001; 28(4):639–652.

[5] Jiaqi C, Zheng W, Jianjun G. Eyelid reconstruction with acellular human dermal allograft after chemical and thermal burns. Burns. 2006; 32(2):208–211.

[6] Patel MP, Shapiro MD, Spinelli HM. Combined hard palate spacer graft, midface suspension, and lateral canthoplasty for lower eyelid retraction: a tripartite approach. Plast Reconstr Surg. 2005; 115(7):2105–2114, discussion –2115–2117.

[7] Richter DF, Stoff A, Olivari N. Transpalpebral decompression of endocrine ophthalmopathy by intraorbital fat removal (Olivari technique): experience and progression after more than 3000 operations over 20 years. Plast Reconstr Surg. 2007; 120(1):109–123.

[8] Taban MR. Lower eyelid retraction surgery without internal spacer graft. Aesthet Surg J. 2017; 37(2):133–136.

[9] Tan J, Olver J, Wright M, Maini R, Neoh C, Dickinson AJ. The use of porous polyethylene (Medpor) lower eyelid spacers in lid heightening and stabilisation. Br J Ophthalmol. 2004; 88(9):1197–1200.

[10] Wearne MJ, Sandy C, Rose GE, Pitts J, Collin JR. Autogenous hard palate mucosa: the ideal lower eyelid spacer? Br J Ophthalmol. 2001; 85(10):1183–1187.

[11] Wong CH, Mendelson B. Midcheek lift using facial soft-tissue spaces of the midcheek. Plast Reconstr Surg. 2015; 136(6):1155–1165.

30 外伤性下睑退缩

Alison B. Callahan 和 Richard D. Lisman

概述

下睑退缩是眼眶底骨折修复术中常见的并发症，其原因是眼睑分层解剖结构被破坏。松解释放瘢痕并使眼角重新悬起，通常会出现一个无效腔，为了保持和提升眼睑位置，必须对其进行填充和支撑。本章描述了从对侧下睑游离脂肪移植到这个无效腔，以修复下睑的退缩，同时达到更对称的效果，改善了下睑的外观。

关键词：退缩，下睑，外伤，眶底骨折，瘢痕，中层瘢痕，睑球粘连

30.1 导致特定问题的病史

这是一位46岁的女性患者，经结膜入路修复右眶爆裂性骨折（图30.1）。几年后，她因眼表发

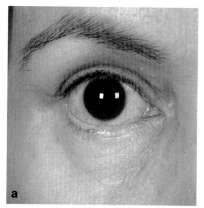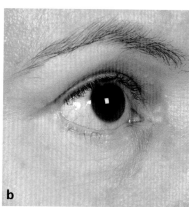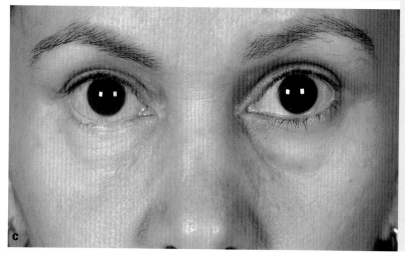

图30.1 经结膜眶底骨折修复后的右下睑退缩。（a）正面。（b）侧面图显示局灶性眼睑内翻。（c）对侧比较

炎、发红、流泪而就诊。在美容方面，她抱怨她未受伤的眼睛眼袋比较突出。她的其他方面都很健康，没有其他的医疗问题。

30.2 患者当前状态的解剖学描述

患者右下睑退缩、轮廓稍不规则，可能是由于她在爆裂性骨折手术修复后伤口瘢痕形成所致。退缩下巩膜外露约2mm及局灶性睑内翻，并伴有少量睫毛倒睫压迫下结膜和角膜缘。眼眶脂肪在右下睑不明显，从而间接增强了对侧未受伤下睑眼眶脂肪垫的突起。她的裂隙灯检查显示右侧下面有中度表浅的点状角膜病变，左侧为透明角膜。这些发现是联合下巩膜外露的自然后遗症，因为她的眼睑退缩和倒睫刺激眼球表面所致。

问题的分析

眼睑的分层解剖结构复杂，破坏了眼睑的自然结构，如穿透性或外科创伤的情况下导致眼睑功能障碍。不幸的是，下睑异位包括下睑退缩是眶底骨折修复术后常见的并发症，在经结膜或下睑缘入路均可能发生。手术矫正眼睑异位无疑需要松解瘢痕，这可以通过重新打开结膜切口和释放睑球粘连（如果明显）以及中间睑板层的瘢痕带来完成。眦固定术，在本章的其他部分有描述，也将有助于提升眼睑到下角膜缘，被视力一个更有功能的位置。然而，我们必须预料到，松解瘢痕和重新悬吊外肌，将会出现一个无效腔，为了保持提升的眼睑位置，这个死角需要被填充和支撑。虽然有许多方法可以做到这一点（插片移植、真皮脂肪移植等），一种可能性是观察对侧眶下脂肪垫，患者自己也注意到她的对侧在骨折后相对突出。通过从对侧取脂肪进行移植，可以同时填充和支撑提升右下睑，同时减轻左下睑眶隔脂肪垫的突出问题。因此，可以从左侧借脂肪来填充到右侧，从而使右侧的退缩修复更持久，并获得更对称的结果，从而提高整体美观。

30.3 建议的解决方案

通过以下方法修复右下睑退缩：
- 经结膜切口入路。
- 松解结膜睑球粘连和中板层瘢痕。
- 右侧外眦固定术。
- 对侧眶下脂肪垫自体脂肪移植。
- 经结膜入路从左眶下脂肪垫取出脂肪移植物。

30.4 技术

经结膜入路进入右下睑。将一个皮肤钩放在睑板下，可以用来稍微外翻右下睑，暴露睑结膜。

任何注意到的睑球粘连都应该用Westcott剪刀分开。用触感烧灼法切开眼睑结膜后。用齿钳夹住结膜和下睑缩肌，用Bovie分离眶隔前平面，然后用Q-tip继续钝性分离至眶下缘。在解剖过程中遇到的瘢痕带应尽可能用Q-tips直接松解，或在需要锐性解剖时用Bovie烧灼法松解。一旦到达眶下缘，用弯曲的Steven剪刀直接剪开眶颧韧带，形成骨膜囊袋（图30.2）。这个口袋可以接受脂肪移植。

然后将注意力转向从对侧下睑获取脂肪移植物。采用类似的经结膜入路分离眶隔前平面至眶下缘。然后打开眶隔膜，小心地将脂肪梳理出来并切除。脂肪被直接放置在右下睑之前形成的骨膜前囊袋中。

我们认识到结膜切口闭合（或不闭合）存在差异。我们更倾向于通过让切口自行愈合来最小化与切口闭合相关的术后并发症。建议少用眼药膏，以减少开放性下穹隆可能形成的药膏肉芽肿的风险。

然而，当放置脂肪移植物时，我们建议在右下睑行改良的Frost缝合，以防止瘢痕导致的退缩，并在骨膜前囊袋上施加张力，从而限制移植物的移动。这种改良的Frost缝合是通过将双股6～0丝线的每一个股穿过结膜和下睑缩肌的下缘，然后穿过结膜上边缘的下方，继续穿过眼睑，在下睑边缘穿出。然后将一臂从上睑边缘上方3mm处穿出，然后最后横穿过眉毛。两个这样的缝合线将伸展的下睑大约分成三等分（图30.3）。

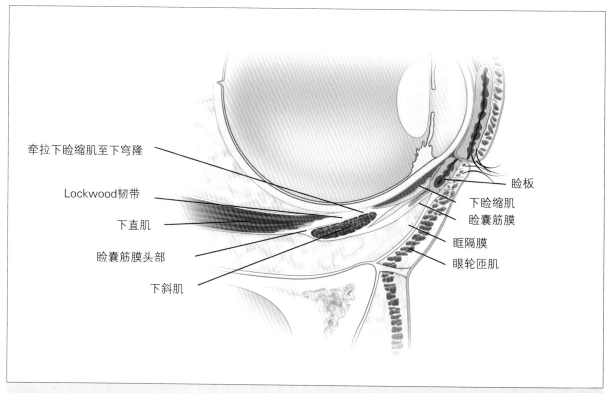

图30.2　分层眼睑解剖，描绘骨膜前囊袋的位置（引自Codner MA, McCord Jr CD. Eyelid & Periorbital Surgery. 2nd ed. New York, NY: Thieme; 2016.）。

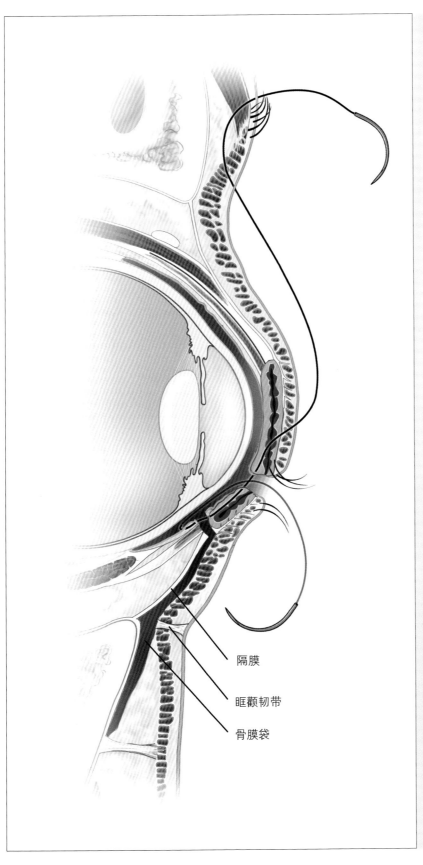

图30.3 描绘了改良的Frost缝合的
分层眼睑解剖图

隔膜

眶颧韧带

骨膜袋

30.5 术后照片和对结果的严格评估

术后3个月术后结果（图30.4）可以看到下缘的眼睑高度有所改善。另外，下眶脂肪垫具有更对称的外观。

术后3个月的获益是对移植后脂肪存活量的一个相对较好的估计；然而，更保守的方法是等到术后6个月才能确定评估结果。尽管如此，这些初步结果似乎很好地证明了这个手术的影响。有些人可能会质疑在手术过程中涉及未受影响的那一面。这是一个合理的担心，需要选择适当的患者，例如，一个注意到并被对侧脂肪疝困扰的患者。实际上，你是在重新利用结膜下睑袋成形术来获取移植物，以帮助提升和支持对侧下睑的回缩修复术。在适当选择和咨询的患者中，我们认为实施这种类型的双侧手术可以使外科医师更好地控制以获得对称的外观，并能获得良好的功能和美学效果。

30.6 教学要点

· 矫正在穿透性或外科创伤中发生的下睑退缩可能具有外科挑战性，需要对眼睑分层解剖和多方面干预有很好的了解。

· 应始终考虑造成初始问题的力，并注意避免发生类似的并发症。在这种情况下，改良的Frost缝合线穿过结膜下缘，直接将其置于拉伸状态，以避免其缩回到穹隆，同时有助于稳定游离脂肪移植的位置，因为层愈合到位。

· 对患者的整体审美观采取更广阔的视角，创造性地进行思考，可以使您获得更对称的结果，尽管患者咨询和选择对这种双侧手术的成功至关重要。

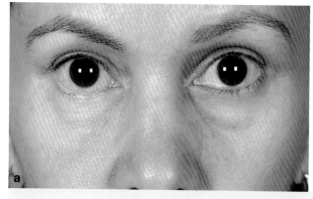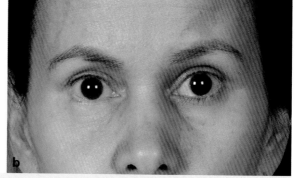

图30.4 （a、b）术前和术后比较

参考文献

[1] Belinsky I, Patel P, Charles NC, Lisman RD. Ointment granulomas following sutureless transconjunctival blepharoplasty: diagnosis and management Ophthal Plast Reconstr Surg. 2015; 31(4):282–286.

[2] Gosau M, Schöneich M, Draenert FG, Ettl T, Driemel O, Reichert TE. Retrospective analysis of orbital floor fractures--complications, outcome, and review of literature. Clin Oral Investig. 2011; 15(3):305–313.

[3] Patipa M, Patel BC, McLeish W, Anderson RL. Use of hard palate grafts for treatment of postsurgical lower eyelid retraction: a technical overview. J Craniomaxillofac Trauma. 1996; 2(3):18–28.

[4] Raschke G, Rieger U, Bader RD, Schaefer O, Guentsch A, Schultze-Mosgau S. Outcomes analysis of eyelid deformities using photograph-assisted standardized anthropometry in 311 patients after orbital fracture treatment. J Trauma Acute Care Surg. 2012; 73(5):1319–1325.

[5] Wray RC, Holtmann B, Ribaudo JM, Keiter J, Weeks PM. A comparison of conjunctival and subciliary incisions for orbital fractures. Br J Plast Surg. 1977; 30(2):142–145.

31 下睑回缩

Sri Gore, Richard L. Scawn 和 Naresh Joshi

概述

下睑是一个复杂的多层结构，医师需要了解其解剖结构、与眼球和周围面部结构的相互关系以及患者个体眼睑的完整性。不了解这些因素可能导致下睑回缩，这是下睑成形术中的常见并发症。本章介绍下睑的解剖和临床评估，并提供下睑回缩及其手术解决方案的示例。

关键词：下睑，回缩，瘢痕，眼睑成形术，睑板，眦，眼睑外翻，中面部

31.1 引言

正常的下睑位置主要位于或略高于下角膜缘。下睑退缩是指下睑位置异常低，而不发生睑缘外翻；下睑成形术中常见的并发症是下睑退缩和眦角变钝，不仅造成不美观的"悲伤""疲劳"的外观，也可能由于泪柱–眼球的无效接触而导致眼睛受刺激和溢泪。持续性长期外翻是一种较少见的并发症。

了解组织和重力之间复杂的相互作用，使下睑"老化"，并适当处理这些问题，可减少眼睑成形术后发生眼睑错位的可能性。

仔细的术前评估和恰当的手术计划及执行是避免不良结果的关键。

必须对下睑进行解剖评估，考虑到它的3个层面：前、中、后层面。应在3个平面上评估垂直缩短。孤立的后睑板层缺损倾向于翻转眼睑。中睑板层缩短有时很难判断，可能是手术失败的原因；最常见的原发性缺陷是睑板前层，其修复将在本章和其他章节讨论。将眼睑恢复到其正常位置还需要评估水平平面，在需要时，与前视平面相结合，治疗眼睑松弛，如果不考虑眼眶矢量可能会导致意想不到的不良结果。

在着手进行下睑回缩矫正手术之前，必须进行三维和3个平面评估。

31.2 评估

31.2.1 水平松弛和外眦韧带松弛

通过抓住眼睑并向内侧拉动来评估外眦韧带的功能，然后观察外眦角的位移。2mm的位移被认为是正常的（图31.1）。快速测试是通过把中心部分的眼睑从眼球上拉开，然后让它弹回原位；释放

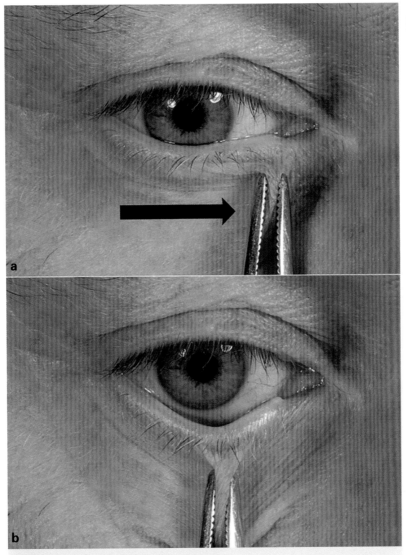

图31.1 显示下睑快速试验的照片；镊子的使用仅供说明，这些试验应在门诊环境下借助临床医师的手指进行。患者的视线应保持在正前方（主要位置）。（a）将眼睑向内侧牵拉，观察外眦的位置和松弛度。（b）垂直向下撑开眼睑可以显示下睑的弹性和松弛性，使之能够自动或在眨眼时"弹回"到原位

后，正常的眼睑应该立即向眼球反弹而不眨眼。严重的眼睑松弛可能需要一次眨眼或多次眨眼才能恢复到正常位置。如果下睑与眼球之间的距离超过6~8mm，则存在眼睑水平松弛的情况。

31.2.2 眼眶向量分析

患者的眼眶向量被定义为眼球（角膜顶点）与矢状面上的颧骨隆起之间的关系（图31.2）。评估该向量的主要目的是避免负向量患者的下睑手术产生的并发症，这些患者几乎没有颧骨支持。

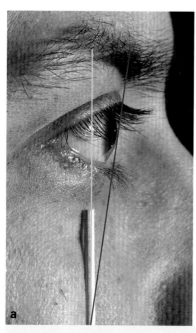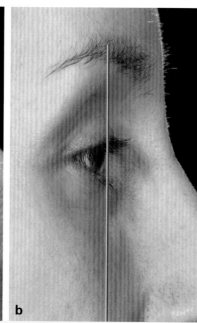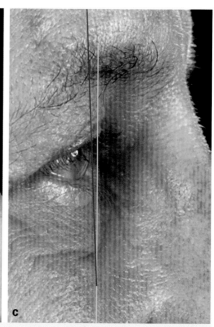

图31.2　矢状面照片，（a）负向量。（b）中向量。（c）正向量。红线描绘了患者相对于绿线的眼眶向量，绿线代表颧骨隆起的垂直面

31.2.3　评估前板：皮肤和眼轮匝肌

向上看时，下睑的回缩可能会被夸大。当患者抬头凝视时，患者张开嘴可能会进一步夸大下睑的回缩。

31.2.4　评估中睑板：隔和下睑牵开器

中睑板采用人工垂直下睑牵拉法。手动将眼睑向上移动（与图31.1b所示相反）。

中睑板层挛缩患者将有下睑拘束现象（图31.3），且眼睑不能手动向上移动到眼球表面上方。这与因过度切除皮肤而导致下睑收缩形成对比。

31.2.5　评估后板：结膜和睑板

直接观察结膜可以发现结膜下穹隆的瘢痕。人工抬升眼睑会导致眼睑边缘向内、向眼球滚动。

31.3　病例1：前、中睑板层并发症继发下睑退缩

31.3.1　病史导致的具体问题

一位49岁的女性患者，在术前6个月接受了双侧下睑成形术（图31.4）。此手术导致其双侧下睑回缩和左下睑从眼球上分离。随后，她在其他医院进行了左下睑成形术，但未能解决错位问题。在陈

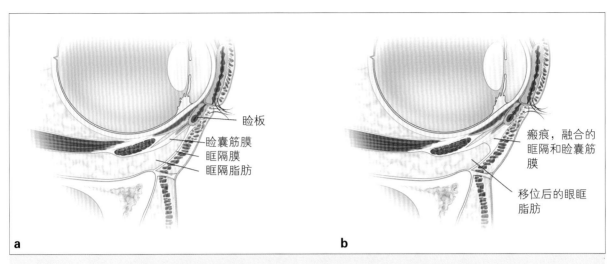

图31.3 （a）正常下睑解剖，显示下睑牵开器和眶隔的关系。（b）隔膜和牵开器瘢痕和破裂。注意收缩的瘢痕缩短了中睑板层

述时，她的双侧下睑回缩，但左侧特别值得关注，因为她的左侧单眼角膜上皮不规则；另一只眼睛则是重度弱视。她不吸烟，也没有显著的其他病史。

临床照片显示眼睑成形术后综合征，眼睛处于原始位置并向上凝视（图31.4）。紫色的皮肤标记说明了回缩的方向。

31.3.2 患者当前状态的解剖学描述

她表现出典型的眼睑成形术后综合征，外眦角呈圆形、双侧下睑回缩、巩膜外露左下睑轻度外翻。本例患者表现为眼睑成形术后并发症最常见的原因之一，即由于过度切除而导致前片组织缺失。此外，下睑的中睑板也有瘢痕，导致上视时眼睑有限的主动和被动运动受限。轻度眼睑松弛。医师决定只给她的左眼睑做手术。

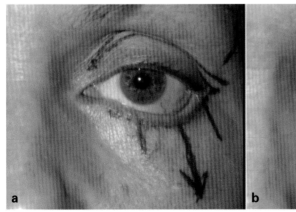
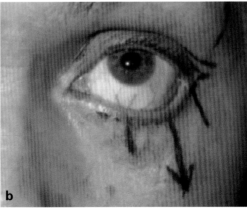

图31.4 患者1的照片说明了当患者的眼睛处于（a）原始位置和（b）仰视时左眼睑的回缩。仰视时明显加剧了回缩。在两个图（a）和（b）中，紫色箭头显示最大前睑板拘束的向量

31.3.3 建议的解决方案

· 中睑板：瘢痕分裂和下睑牵开器衰退。

· 眼睑支撑和中面部软组织填充：横切侧眦肌固定术和中面部支撑。

· 增加睑板前层：眼睑异位（加上中面部皮肤因中面部提升而吸收）。

治疗须知

治疗通常包括填加组织容量、解剖瘢痕组织、收紧或支撑眼睑。我们要强调的是，根据医源性下睑回缩的确切发病机制，可能有必要采取联合手术。如果发现水平松弛，则应同时进行治疗；我们已经介绍了大量的外科手术来解决这一问题，包括外眦韧带悬吊和缩短。这些技术在本书的其他章节也有描述，但我们想强调的是，在计划收紧眼睑时，需要警惕眼眶负向量患者。在眼眶负矢量中缩短外侧眼睑肌腱可导致眼睑在眼球下方屈曲，因此我们建议进行折叠（图31.5）。

31.3.4 手术技术：经下睑皮肤入路行中面部提升术和外眦固定术

下睑牵开器和眼眶隔之间的瘢痕必须松解开，牵开器必须凹进去，以便能够活动眼睑。以下手术系列被分为几个阶段，并在不同的患者身上进行演示，以帮助读者理解每个阶段（图31.6）。手术顺序为经睫毛下切口、经外眦角缝合法和上睑至下睑的异睑皮瓣进行中面部提升术。睫毛下切口向外侧延伸（图31.6a）。本解剖不累及睑板前；虚线描绘了保留的肌肉（图31.6b）。侧面形成了外侧皮肤和肌肉复合体（白色箭头显示此皮瓣的内侧边缘）（图31.6c）。将眼轮匝肌保留韧带分开（图31.6d，由单极针尖端显示），并将软组织向中面部移动（图31.6e）以允许皮肤垂直提升和补充。仅外侧肌瓣（*）是从皮肤上剥离形成的（图31.6f）。注意，该皮肤未被切除。该肌瓣缝合在眼眶外侧

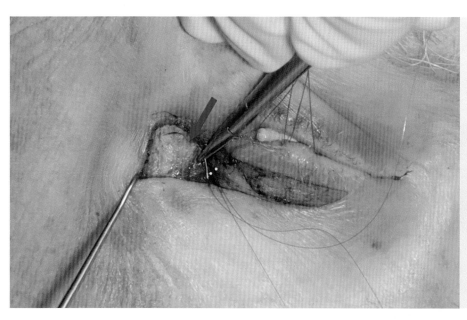

图31.5 右侧外眦韧带折叠的照片。黄点显示6-0Prolene缝合线穿过完整的外眦韧带的双通道。一个针（从绿点出来）穿过眼眶外侧缘的骨膜（紫色箭头）。折叠避免了睑板剥离手术所造成的缩短的影响

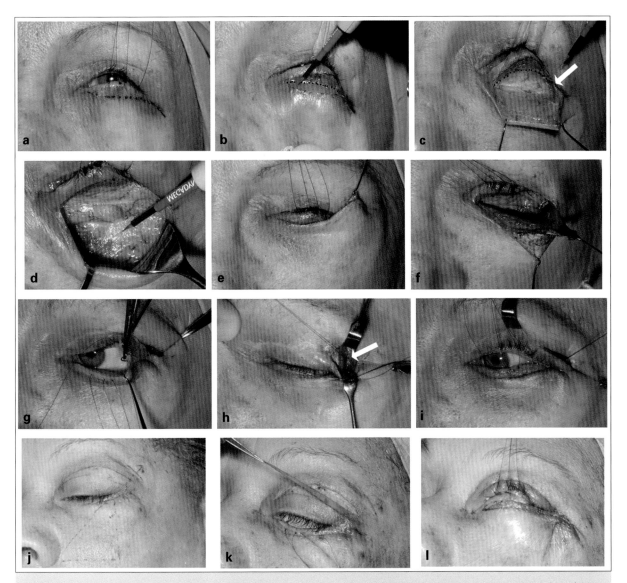

图31.6 手术序列显示经睫毛下切口、经外眦角缝合法和上睑至下睑的异睑皮瓣进行中面部提升术。（a）睫毛下切口外侧延伸。（b）本解剖不累及睑板前；虚线描绘了保留的肌肉。（c）侧面形成了外侧皮肤和肌肉复合体，白色箭头显示此皮瓣的内侧边缘。（d）将眼轮匝肌保留韧带分开（由单极针尖端显示）。（e）将软组织向中面部移动以允许皮肤垂直提升和补充。（f）仅外侧肌瓣（*）是从皮肤上剥离形成的。注意，该皮瓣未被切除。（g）该肌瓣缝合在眼眶外侧缘，正好位于眼睑缝合的外侧（不同的患者）。然后，通过外眦韧带将一条眦缝穿过眦角，并系在眶外侧缘颞额缝水平处（白色箭头）（h、i）。（j）眼睑外翻皮瓣标记及解剖（不同患者）。（k）睑外翻皮瓣的移动。（l）肌瓣缝合后，将皮瓣放入下睑。上下睑的皮肤终于闭合了

缘，正好位于眼睑缝合的外侧［图31.6g（不同患者）］。然后，通过外眦韧带将一条眦缝穿过眦角，并系在眶外侧缘颧额缝水平处（白色箭头）（图31.6h、i）。

手术技术：异眼睑皮瓣

　　这项技术与上述方法结合用于病例1患者。为了用更清晰的图片进行说明，这里展示了一个不同患者的眼睑外翻瓣（图31.6j~l）。对眼睑外翻皮瓣进行了标记和解剖，内侧1/3为皮肤，最后2/3为皮肤和不断增厚的眼轮匝肌（图31.6j）。将皮瓣移动并固定在外眦区（图31.6k），缝合到下睑上（图31.6l）。

31.4　术后照片和对结果的严格评估

　　与术前相比，矫正术后1周的患者下睑明显增高（图31.7）。外眦角形状也已恢复。术后6个月，下睑仍处于一个合理的位置（在下睑水平），但与术后即刻的照片相比，下睑的位置较低；术前必须就此向患者进行说明。

31.5　病例2：一例复杂的术后下睑缩回阴性眶向量患者

31.5.1　病史导致的具体问题

　　这位69岁的女性患者，在30岁时接受了双侧上下睑成形术，并在术前1年重复了这一手术。随后，她患上了下睑回缩症，因此，她在另一家医院将双侧下睑收紧和双侧眼睑外翻皮瓣作为单独的手术来矫正下睑回缩。她不吸烟，身体状况总体良好。在检查报告中，她仍有下睑回缩和轻微的左下睑外翻情况。她对眼睑的位置不满意，并且有干眼症的症状。

31.5.2　患者当前状态的解剖学描述

　　该患者表现为右下睑回缩，因睑板前层缺失、中睑板挛缩和睑板松弛而遗留下睑外翻情况（图31.8）。与上一个病例不同的是，由于她以前做过眼睑手术，现在她没有多余的上睑皮肤。值得注意的是，她不想进行皮瓣移植，并且有一个眼眶负向量。

31.5.3　建议的解决方案

　　·将渗透性扩张器插入正中面部以增加前睑板的表面积。
　　·骨膜下中面部提升术、内固定，将扩张的组织植入下睑并提供垂直支撑。
　　·行外眦固定术提供水平支撑。

　　在手术之前，她被告知有关术后即刻和后期可能发生的并发症，包括球结膜水肿和下睑过度倾斜。

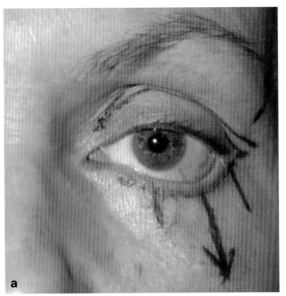

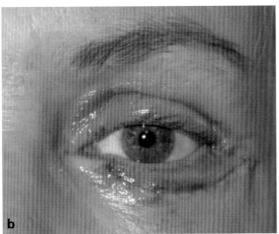

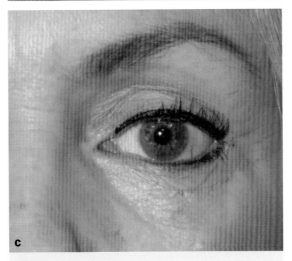

图31.7 左眼睑手术前后的照片。（a）术前照片。（b）术后1周的照片。（c）术后4个月的照片

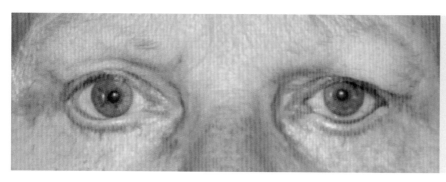

图31.8 病例2的术前照片显示右下睑回缩、左下睑外翻和双侧外眦圆钝。她患有双眼结膜感染，是干眼症的征兆

手术技巧：将渗透性扩张器插入中面部，增加前睑板的表面积

在距牙龈边缘1cm处做黏膜切口（图31.9a）。解剖并抬高上颌骨和骨膜（图31.9b、c），渗透扩张器在插入到骨膜下袋之前浸泡在Betadine中（图31.9d~f）。采用可吸收缝线双层缝合。显示双侧渗透性扩张器植入后第1天和1个月时的正中面部，将渗透性扩张器留在原位1个月（图31.9g、h）。在手术的第二阶段，通过睫毛下切口进入眼睑区域，通过中面部提升术移除渗透性扩张剂，并提升其他组织。

手术方法：骨膜下及骨膜上中面部提升联合内固定，将扩张的组织植入下睑并提供垂直支撑

作者不再使用内支架进行固定，而是将PDS缝合线应用于骨膜和软组织瓣的缝合中。在这个手术过程中，沿着眼轮匝肌间隔平面向下解剖至眶缘（图31.10）。切开骨膜（图31.10a），并进行骨膜下解剖（图31.10b）。插入一个内镜固定装置（图31.10c），并用钛螺钉固定在眼眶边缘上。图31.10c内的小图像显示了夹持面部软组织的内镜装置的靶状头部。

外眦固定术提供水平支撑

见图31.6h、i。

31.5.4 术后照片和结果评估

图31.11说明了该患者的术前和术后4个月的结果。两个下睑位置均升高到角膜缘水平以上；她的干眼症症状和体征得到明显改善。在术后照片中也可以看到由于中面部提升而引起的脸颊组织体积增大。患者被告知术后外眦区存在过度倾斜，但也被告知这将随着时间的推移而缓解。她未能参加为期1年的随访，但一次电话咨询显示，她对自己的眼睑位置非常满意，眼睑位置一直保持在边缘以上。

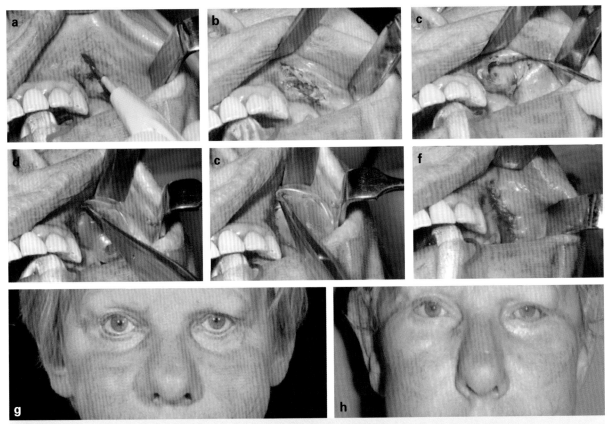

图31.9 （a）在距牙龈边缘1cm处做黏膜切口。（b、c）解剖并抬高上颌骨和骨膜。（d、e）渗透扩张器在插入骨膜下袋之前浸泡在Betadine中。（f）采用可吸收缝合线双层缝合。（g、h）双层缝合。显示双侧渗透性扩张器植入后第1天和1个月的正中面部，将渗透性扩张器留在原位1个月。在手术的第二阶段，通过睫毛下切口进入眼睑区域，通过中面部提升术移除渗透性扩张剂，并提升其他组织

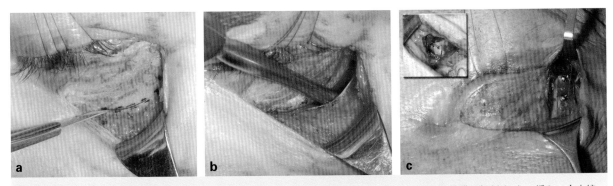

图31.10 在这个手术过程中，沿着眼轮匝肌间隔平面向下解剖至眶缘。切开骨膜（a）并进行骨膜下解剖（b）。插入一个内镜固定装置（c）并用钛螺钉固定在眼眶边缘上。小图像显示了夹持面部软组织的内镜装置的耙状头部

31.5.5 教学要点

· 下睑回缩的修复手术需要外科医生仔细评估和了解下睑的动态。通过我们的病例，我们希望说明的是，矫正性下睑手术的多方面知识和了解病理学的重要性，这些概念是进行有效手术治疗的关键。

· 眼睑的支撑，虽然在另一章中有介绍，但在下睑矫正手术中再强调也不为过。

· 支持措施可从简单的外眦固定到多层支持，包括眼轮匝肌瓣、阔筋膜悬吊和骨钻孔外眦成形术；具体选择取决于患者的手术史和临床需要。

· 医疗器械，如内皮素和渗透扩张器成为"时尚"产品，然后在一代又一代外科医生的使用下变得"过时"。虽然在我们的案例中使用这些器械作为手术方案的一部分，但我们希望强调其原则，即组织固定和扩张，而不是促进器械本身的使用。

· 毫无疑问，无论是初次手术还是矫正手术，下睑手术的发展将推动我们进步。

致谢

病例2是作者与伦敦Chelsea and Westminster医院颅面顾问Simon Eccles先生共同治疗的患者。

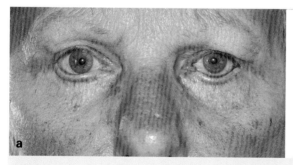 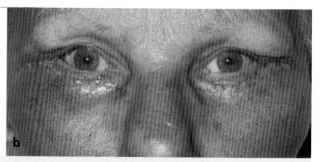

图31.11 术前和术后结果。（a）术前。（b）术后4个月

参考文献

[1] Jelks GW, Jelks EB. Preoperative evaluation of the blepharoplasty patient. Bypassing the pitfalls. Clin Plast Surg. 1993; 20(2):213–223, discussion 224.

[2] McCord CD, Jr. The correction of lower lid malposition following lower lid blepharoplasty. Plast Reconstr Surg. 1999; 103(3):1036–1039, discussion 1040.

[3] Morax S, Touitou V. Complications of blepharoplasty. Orbit. 2006; 25(4):303–318.

[4] Patipa M. The evaluation and management of lower eyelid retraction following cosmetic surgery. Plast Reconstr Surg. 2000; 106(2):438–453, discussion 454–459.

32 复发性下睑外翻：掌握悬吊技术

Jose Rodríguez-Feliz 和 Mark A. Codner

概述

眼睑错位是选择性下睑袋成形术后最可怕的并发症之一。侧方畸形表现为眼睑外翻（外翻）或回缩，导致下睑外侧变圆，通常用简单的技术如眦固定术或眦成形术来修复。重要的是要明白，无论是眦成形术还是眦固定术都不会对内侧下睑的外翻施加足够的力量。在这一章中，作者详细描述了使用同种异体阔筋膜张肌作为悬吊带来矫正累及下睑内侧和外侧的复发性外翻。

关键词：睑外翻，下睑错位，内睑外翻，眼睑成形术，下睑成形术，并发症，手术技术，眦成形术，眦固定术

32.1 患者病史导致的具体问题

患者是一位72岁的女性，她有复杂的手术病史，包括多位外科医师多次尝试矫正她的双侧下睑错位。这个问题是由当今最常见的整形手术之一，选择性眼睑成形术引起的。

她的第一次手术是在大约30年前的选择性上睑和下睑成形术。患者随后出现严重的双侧下睑外翻，严重的巩膜外露需要应用多孔聚乙烯下睑间隔物来进行矫正（图32.1）。然后她的左下睑出现复发性外翻（图32.2）。对这个问题的纠正是用眼睑成形术和耳软骨作为间隔移植物来进行的（图

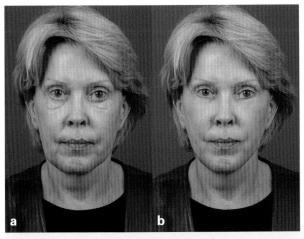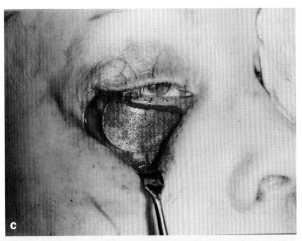

图32.1 （a）患者在选择性上下睑成形术后出现双侧下睑退缩和严重巩膜外露。（b）初次矫正后患者应用多孔聚乙烯植入物作为下睑隔离物。（c）多孔聚乙烯植入物在最初的矫正手术中用作通过前路入路的垫片

213

32.3）。数月后，患者出现耳软骨外露、左下睑错位恶化、严重巩膜外露、眼球突出、持续性眼刺激和溢泪（图32.4）。然后，患者接受前睑板瘢痕的释放、暴露耳软骨的切除，以及全层皮肤移植，以弥补前睑板的皮肤缺损。

经过大约30次手术（小手术和大手术），患者的左下睑的内侧和外侧持续外翻（图32.5）。

32.2　患者当前状态的解剖学描述

患者的左下睑是值得关注的区域。主要的解剖问题是：①复发性左下睑外翻，不常见地伸入眼睑内侧。②单指牵引试验不能使眼睑向上复位（图32.6）。③前睑板皮肤缺损，皮肤移植物回缩。④持续性巩膜暴露导致持续的眼睛发炎和过度流泪。

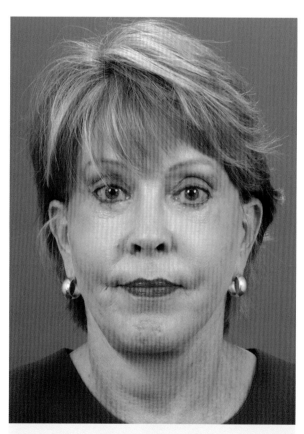

图32.2　左下睑回缩复发

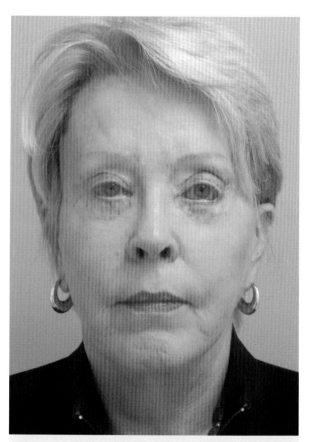

图32.3　用眦成形术和耳软骨作为间隔植入物来矫正左下睑回缩

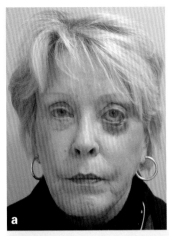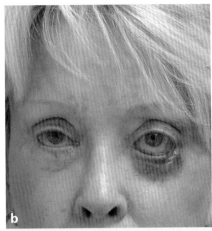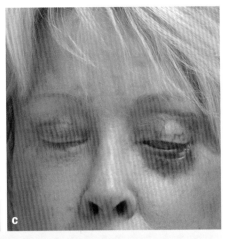

图32.4 （a~c）患者出现间隔软骨挤压，外翻加重，巩膜外露明显。患者无法完全闭上眼睛，这导致了她的眼睛发炎和不断流泪。这个问题是通过修剪暴露的移植物和移植覆盖全层皮肤移植物来解决的

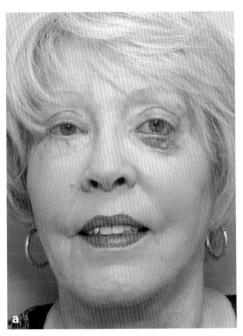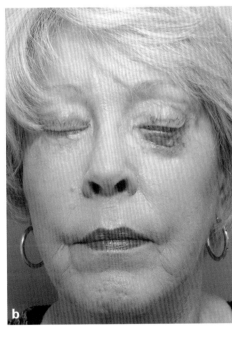

图32.5 （a、b）由于在愈合过程中缺乏眼睑支撑和前睑板皮肤移植的回缩，患者出现了内、外下睑复发性外翻

32.3 建议解决方案

· 通过侧角经皮切口，通过侧眦切开术和眦松解术，手术松解左下睑（图32.7）。

· 异体阔筋膜张肌（TFL）支撑在下睑睑板前平面内作为下睑悬吊的同种异体移植物。由于左下睑的重新定位需要在眼睑中部提供第二个手指来支撑，因此需要一个间隔移植物提供额外支撑。前、后入路均可。在这种情况下，我们选择通过前入路使用耳软骨作为间隔物移植物（图32.8）。

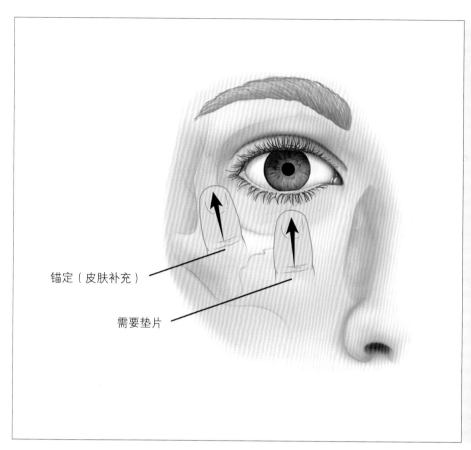

图32.6　单指牵拉试验。这项测试将评估间隔移植物的必要性。如果在下睑中部需要第二指来纠正错位，那么在手术计划中应该考虑植入间隔移植物。（引自Reproduced with permission from Codner MA, McCord Jr CD. Eyelid and Periorbital Surgery. 2nd ed. New York, NY: Thieme; 2016.）

锚定（皮肤补充）

需要垫片

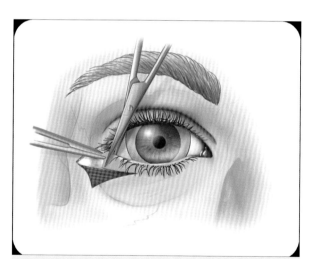

图32.7　经皮外侧角切口用于外眦切开术和下外眦韧带松解术（引自Reproduced with permission from Codner MA, McCord Jr CD. Eyelid and Periorbital Surgery. 2nd ed. New York, NY: Thieme; 2016.）

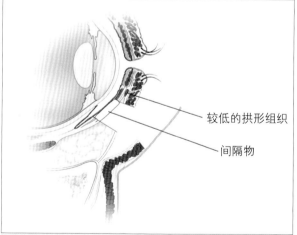

较低的拱形组织

间隔物

图32.8　下睑植入间隔移植物。前、后入路均可。在这个病例中，采用了前入路（引自Reproduced with permission from Codner MA, McCord Jr CD. Eyelid and Periorbital Surgery. 2nd ed. New York, NY: Thieme; 2016.）

·使用Mitek锚定装置（Mitek Products Inc.，Westwood，MA）支撑内眦和外眦处的TFL悬吊带，并考虑到骨膜已在多个先前手术中受损，重新悬吊外侧眶缘的皮肤肌（眼轮匝肌）瓣。

·通过进行骨膜前中面部提升和将皮肤肌（眼轮匝肌）瓣重新悬挂至外侧眶骨膜，从而恢复前睑板皮肤并释放下睑的拉力（图32.9）。

·整形作为辅助技术，进一步释放下睑的拉力。

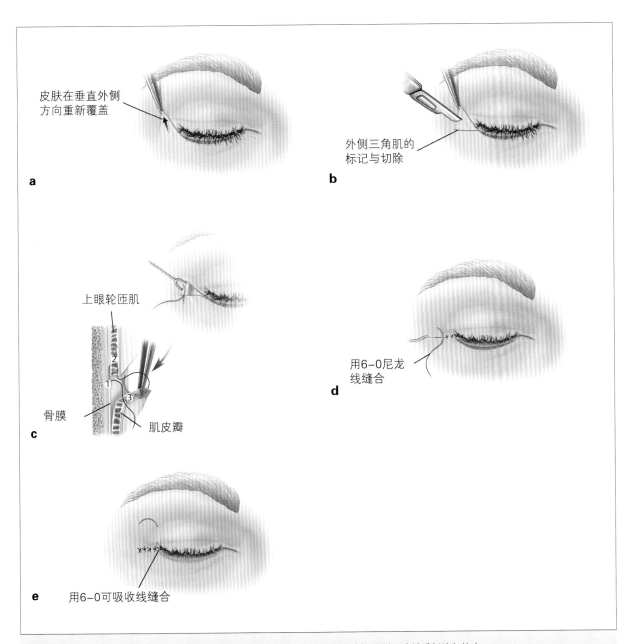

图32.9 （a~e）肌皮瓣（眼轮匝肌）的外侧再悬浮将有助于将颊部皮肤提升到下睑并重新施加拉力

32.4 技术

通过1cm的垂直切口来确定内侧眼角的韧带（图32.10）。将TFL同种异体移植带缠绕在韧带上，用6-0不可吸收的单丝缝合线缝合固定。

将Mitek锚固设备放置在泪骨中。然后，将TFL同种异体移植带固定到Mitek锚钉上，以增加内侧眼角的韧带的拉伸力（图32.11）。

TFL同种异体移植带沿着下睑的边缘在睑板前平面转移到外侧眼眶（图32.12）。

在外侧眶缘放置一根Mitek锚，作为同种异体移植带的锚点。由于骨膜已经从以前的手术中剥离出来，这将提供更多的支撑（图32.13）。

术后即刻照片如图32.14所示。

32.5 术后照片和重要评价结果

患者在术后6周和11周就诊（图32.15）。左下睑现在被重新定位在角膜下缘的理想位置。与对侧眼（右）相比，内侧和外侧巩膜三角形现在更小且更对称。这确认了下睑的适当位置，并重新创建了两只眼睛的视觉对称性。

尽管下睑的位置正确，但患者仍有大斜视。在进一步的评估中，我们注意到上睑在用同种异体移植带拉紧下睑后变得相对较长。问题不再是下睑，而是上睑的偏移更小，因为上睑与眶外侧缘没有很好地附着。通过上睑整形术可以解决这个问题。回顾过去，这个手术可以在同种异体骨瓣重建的同时进行。我们了解到下睑的皮肤移植并不美观，我们在手术中讨论过移除它，但是由于下睑进行过多次手术，可用的皮肤数量是有限的。在这种情况下，尽管应用了中面部皮肤，并在侧缘重新悬吊了眼轮匝肌瓣进行了整形，完全切除移植的皮肤可能会增加回缩复发的概率。

32.6 教学要点

· 对复杂的重建性问题的分析需要确定每个问题的解剖基础，并提出解决每个问题的概述计划。

· 设计不同于已经完成的手术计划的能力以及对各种手术工具和技能的了解将对整形外科医师解决复杂而又反复出现的问题很有用。

· 仅靠外眦成形术不能解决下睑内侧松弛和外翻的问题。

· TFL同种异体移植（最常用于先天性上睑下垂）是松弛和外翻跨越下睑的大部分（内侧和外侧外翻）时支撑和重新定位下睑的绝佳选择。

· 单指牵引测试（图32.6）是选择那些除了简单的眦成形术外，还可以通过间隔移植来获得额外的支撑。如果在下睑的中部需要第二根手指才能实现良好的定位，则应在手术计划中包括应用一个垫片（如本例所示）。

· 眼眶周围区域的多项操作是一个危险信号。外科医师必须考虑到骨膜受损的情况，这将阻止骨膜用作锚固结构。在这种情况下，我们选择使用Mitek固定装置来支撑TFL移植带和皮肤-肌肉（眼

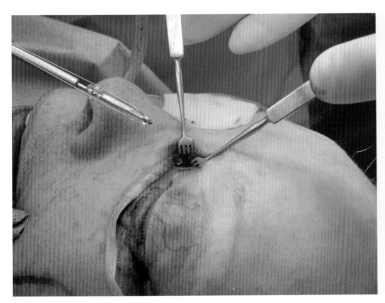

图32.10 通过1cm的垂直切口来确定内侧眼角的韧带。TFL同种异体移植带缠绕在韧带上，用6-0不可吸收的单丝缝合线缝合固定

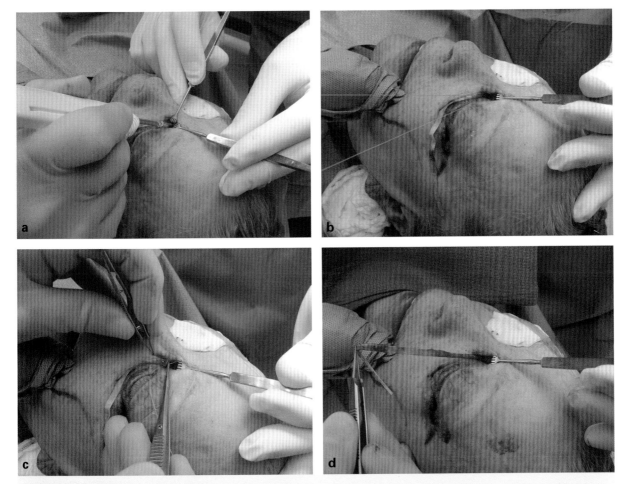

图32.11 （a~d）将Mitek锚定装置置入泪骨。当内眦韧带被拉伸时，将TFL同种异体移植物带固定在Mitek锚栓上以增加内侧支撑

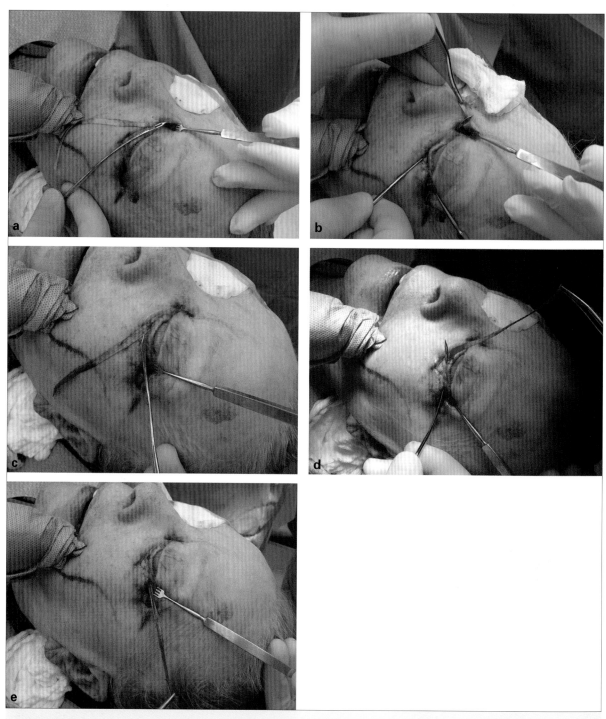

图32.12 （a~e）沿下睑边缘将同种异体TFL移植物带沿睑板前平面转移至外侧眼眶

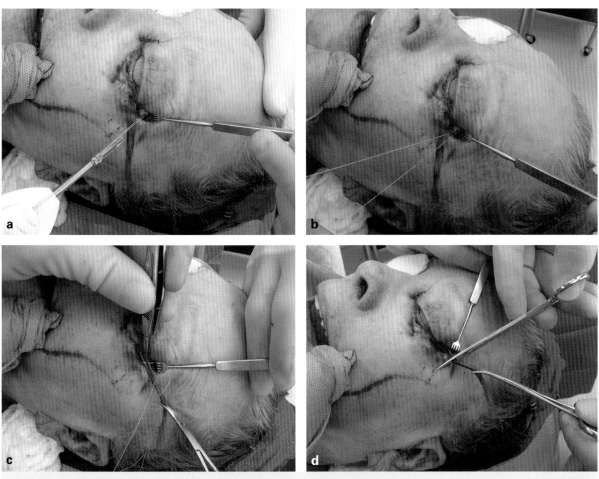

图32.13 （a~d）在外侧眶缘放置一枚Mitek锚固物，作为同种异体移植物悬带的锚固点。这将提供额外的支撑，因为骨膜已经从以前的手术中剥离

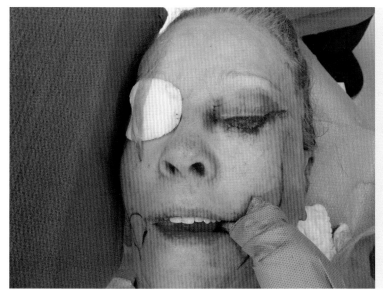

图32.14 术后即刻照片

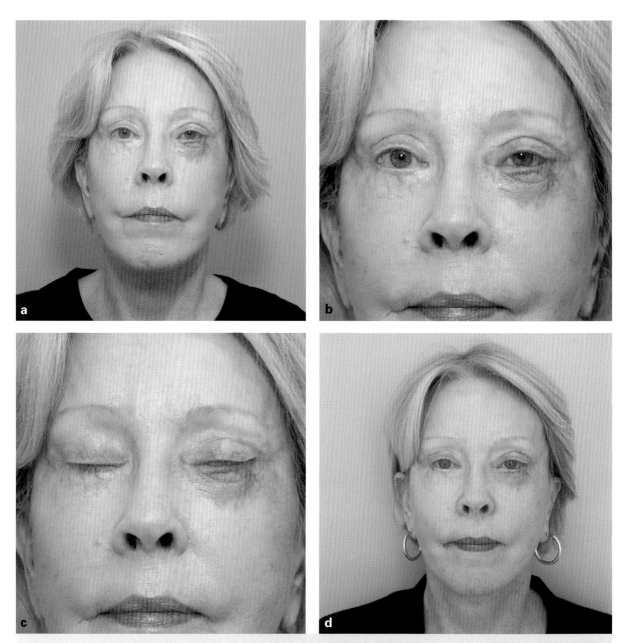

图32.15　（a、b）患者术后6周。（c、d）术后11周。眼睑闭合有所改善，但仍有眼睑闭合不全情况。患者将受益于上睑成形术，以减少上睑的长度并改善上睑的力学

轮匝肌）皮瓣到面部骨膜。

·下睑外侧眦部的收紧会导致上睑的力学改变、减少上睑的偏移，尽管下睑的位置已适当调整，也不能矫正斜视眼。进行这些手术的外科医师还应该能够进行上睑整形术以缩短上睑。如果骨膜受损，应考虑进行钻孔整形术。

·骨膜前中面部抬高，皮肌（眼轮匝肌）皮瓣重悬至眼眶外侧缘和/或拉皮术是很好的辅助操作，这有助于将皮肤吸引到下睑，还可以进一步释放拉力至下睑眼皮。

参考文献

[1] Alfano C, Chiummariello S, Monarca C, Scuderi N, Scuderi G. Lateral canthoplasty by the Micro-Mitek Anchor System: 10-year review of 96 patients. J Oral Maxillofac Surg. 2011; 69(6):1745–1749.

[2] Bartsich S, Swartz KA, Spinelli HM. Lateral canthoplasty using the Mitek anchor system. Aesthetic Plast Surg. 2012; 36(1):3–7.

[3] McCord CD, Jr, Ellis DS. The correction of lower lid malposition following lower lid blepharoplasty. Plast Reconstr Surg. 1993; 92(6):1068–1072.

[4] McCord CD Jr, Codner MC. Eyelid and Periorbital Surgery. St. Louis, MO: Quality Medical Publishing, Inc.; 2008.

[5] Marshak H, Morrow DM, Dresner SC. Small incision preperiosteal midface lift for correction of lower eyelid retraction. Ophthal Plast Reconstr Surg. 2010; 26(3):176–181.

[6] Jelks GW, Jelks EB. Repair of lower lid deformities. Clin Plast Surg. 1993; 20(2):417–425.

33 瘢痕性睑外翻

Michelle Barbara Locke

概述

本章回顾了在原位黑素瘤切除和植皮修复失败后下睑前片瘢痕性外翻的手术矫正。治疗包括切除瘢痕，释放残留的前板层，以及用从同侧上睑取下的适当大小的全层皮肤移植物进行覆盖。修复由眦固定术缝合线支撑。

关键词：瘢痕性外翻，外翻，下睑，瘢痕，前睑板，全层植皮，眦固定术

33.1 病史导致的具体问题

该患者是一名56岁的欧洲女性，在过去1年里曾两次进行左下睑成形术和面颊黑色素瘤原位切除手术。第一次切除是由她所在地区医院的外科医师进行的，并进行了局部皮瓣修复。由于初次手术时病灶未完全切除，第二次切除是在三级医院的皮肤科进行的。第二次切除是通过结合左前耳郭区的移植皮瓣和全层皮肤移植物放置在皮瓣的上侧面（从锁骨上区收获）而重建的。第二次手术的恢复因感染和部分移植物吸收而复杂化。

患者对她右下睑的外观不满意。她否认有任何暴露症状。她到整形外科提出要求治疗以获得更好的对称性。图33.1显示了患者正面图及侧位图。

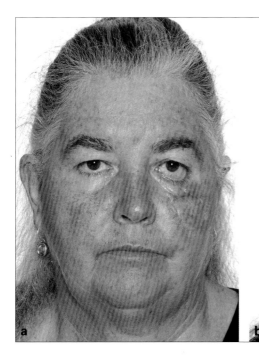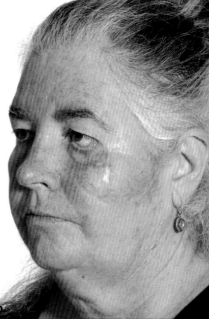

图33.1 （a）患者就诊于整形外科时的正面图及（b）侧位图

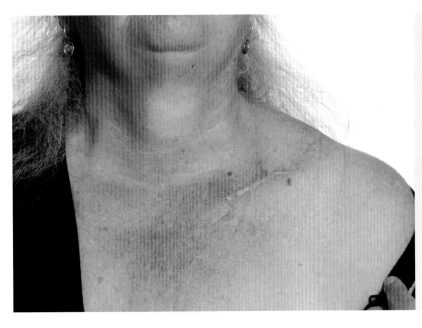

图33.2 她之前锁骨上皮肤供区的瘢痕

她也对供体部位瘢痕的出现感到不满意。图33.2显示了她之前锁骨上皮肤供区出现的不良瘢痕。因此，她要求为以后的手术选择另一个供体部位。

33.2 患者当前状态的解剖学描述

患者左下睑有明显的瘢痕性外翻。这通常是由于前睑板缩短，或组织丢失及瘢痕挛缩的结果。外翻的患者通常表现为眼睛发红或发炎，或抱怨过度流泪，特别是当泪点被从眼球上拉开时。

在这个病例中，回顾患者的手术记录，证实了以前的手术只涉及前睑板，全层皮肤和部分眼轮匝肌切除。导致她眼睑外翻的原因是可能感染和随后左下睑区域外侧的移植物缺失。这个区域通过继发性愈合，瘢痕挛缩将下睑向下和向外拉。检查显示有较厚的瘢痕和下睑无法手动复位到解剖位置。眼睛本身没有出现任何红肿，患者否认有任何刺激或暴露的症状。建议手术矫正缩短睑板。由于之前的手术，面颊没有局部皮瓣可供选择。

33.3 建议的解决方案

· 切除增厚的瘢痕，释放剩余的睑板层组织。
· 测量由此产生的缺损，并获得合适的重建上睑的全层皮肤移植物。
· 行支架植入术并包扎。
· 支撑下睑与水平收紧（眦固定术或必要的眦成形术）。

33.4 技术

计划选择的供体位置是同侧上睑。这个供体部位提供的皮肤很薄，颜色和厚度都非常适合下睑。它的美容效果也很好，因为它有一个隐藏良好的瘢痕，这可能会给上睑整形手术带来美学效益。因此，上睑褶皱在术前做了标记，以备将来参考。睫毛下切口计划在瘢痕区域的上侧面进行横向延伸，以允许外眦复位。图33.3显示术前计划的切口范围。手术采用全身麻醉及局部麻醉浸润。放置用眼药膏润滑的柔性角膜保护器以保护眼球。在局部麻醉注射后，用刀片在计划的睫状睫毛下切口外侧切开皮肤和眼轮匝肌。用Westcott剪刀沿着预定计划的睫毛下切口在皮下平面内逐渐剥离，并在进展中切开皮肤。将切口向内侧延伸至正常、无瘢痕的组织。

当眼轮匝肌暴露时，在下方进行解剖，以允许皮下瘢痕的释放（图33.4）。我更喜欢用单极电凝（"Bovie"）进行解剖。为了协助解剖，将4–0丝线穿过睫状体边缘，并保留在上方，以提供反向牵拉。一旦皮肤释放完成，任何瘢痕或纤维附着的眼轮匝肌也被分开。在所有皮肤和肌肉缩短完全释放后，确定拉伸下缺陷的最大尺寸，以促进适当的供皮获取，如图33.5植皮前，应进行外眦复位。外眦固定术是以常规方式进行的，从下睑外侧到眶外侧缘内侧，在适当的水平上用两根缝线固定，以提供与对侧下睑的对称性，如图33.6所示。我更喜欢使用可吸收的合成编织缝合线，如4–0Vicryl，尽管永久（不可吸收）缝合线也是合理的。进行外眦固定术（图33.7），检查眼睑的位置和撑开情况。在这种情况下，眼睑离眼球不到2mm，外眦侧位被认为是可以接受的。然而，如果眦固定术不能提供一个适当安全的固定，可考虑进行眦成形术。

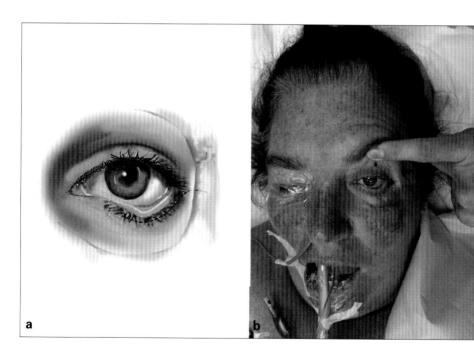

图33.3 （a）计划睫下皮肤切口的范围。（b）术中视图，标记计划切口

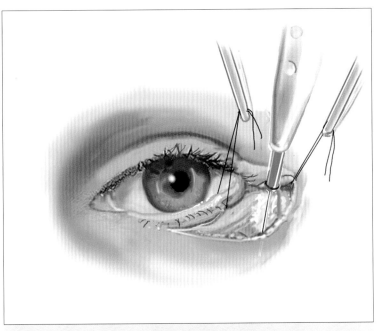

图33.4 暴露眼轮匝肌后,在其下进行解剖,以使皮下瘢痕得以释放

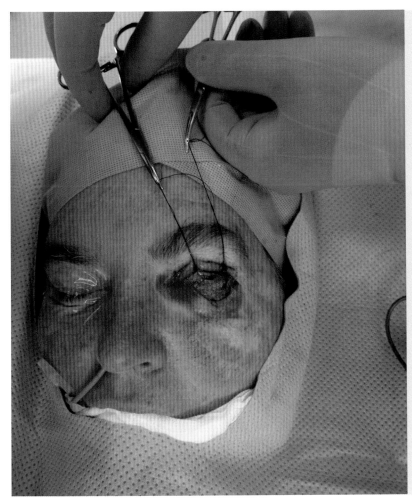

图33.5 在所有皮肤和肌肉缩短完全释放后,确定拉伸下缺陷的最大尺寸,以便于收获适当的供体皮肤

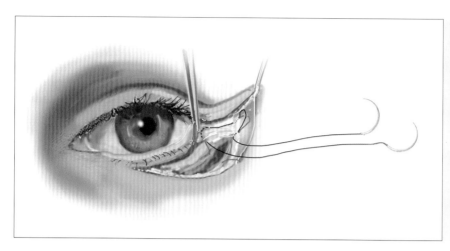

图33.6 用双股4-0缝合线进行外眦固定。第一股是通过下睑的外侧边缘。每股依次经过眶外侧缘骨膜的适当高度。图中显示了其中一股缝合线通过眶缘

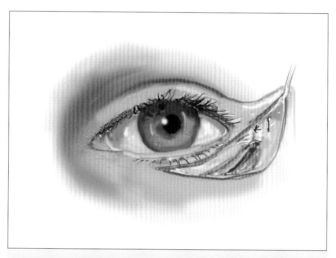

图33.7 收紧外眦固定缝合线使下睑适当复位

术后皮肤缺损的最大垂直高度为13mm。然后把这个高度移到上睑，从先前标记的眼睑褶皱处向上测量，这是常规的上睑成形术计划。非齿钳夹住皮肤处是一个标志，以估计去除皮肤后的闭合处。如果感觉到可以在没有任何张力或眼睑痉挛的情况下进行皮肤闭合，则使用局部麻醉剂。用刀片切开上睑的皮肤。用Westcott剪刀去除上睑的全层皮肤，将其放入湿纱布上。图33.8显示收获后的上睑皮肤。如有必要，可从供区切除一条薄的眼轮匝肌以利于闭合。止血后，用6-0不可吸收单丝缝合线缝合。

4-0牵引缝合线可将睫状缘保持在较高的位置，而全层的皮肤移植物可通过6-0可吸收性缝合线（如Vicryl Rapide或Fast Gut）固定在适当位置（图33.9）。用5-0丝线将石蜡浸透的棉球敷料绑扎在敷料上。术后5天摘除绑扎敷料和上睑缝合线。

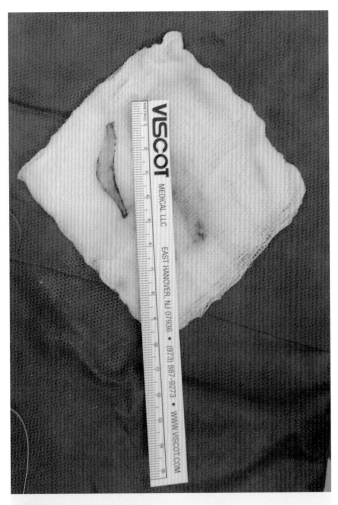

图33.8 收获后的上睑皮肤

33.5 术后照片及结果的批判性评估

术后，患者在左下睑外侧有愈合良好的皮肤移植区（图33.10）。下睑位置在左侧角巩膜缘下1~2mm，与右下睑位置对称。

选取她的左上睑皮肤作为下睑移植的供体，导致了明显的上睑不对称。如果患者需要的话，在局部麻醉的情况下做右上睑整形术是最容易进行矫正的。

33.6 教学要点

·瘢痕性外翻的发生有多种原因，包括计划不周（如皮瓣或移植物的大小不足）、术后瘢痕挛缩或术后并发症（如感染、切口愈合延迟、移植物或移植物瓣缺失）。

·一级预防优于二级矫正。

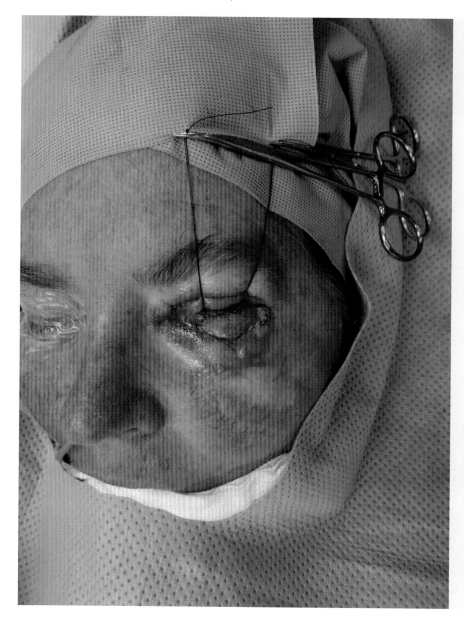

图33.9　4-0牵引缝合线可将睑状缘保持在较高的位置，而全层的皮肤移植物可通过6-0可吸收性缝合线（如Vicryl Rapide或Fast Gut）固定在适当位置

· 适当的修复需要修复的缺损，以便分析组织缺陷的大小和类型。

· 向前睑板补充额外的组织可以采取皮瓣、移植物或两者结合的形式。每种都各有优点和缺点。

· 以外眦固定术或眦成形术形式的水平眼睑支撑对于降低眼睑外翻复发的风险至关重要。然而，仅靠水平眼睑支撑不能弥补明显的前睑板缺损。

· 术后积极处理瘢痕和眼睑按摩有助于防止复发。

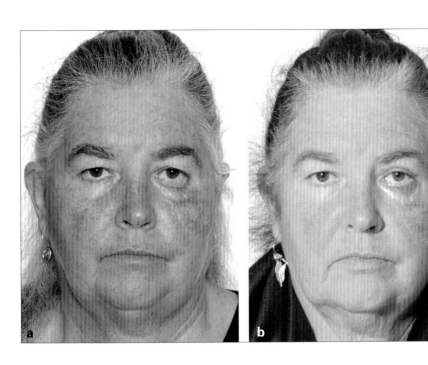

图33.10 （a、b）术后患者皮肤移植物愈合良好，左下睑位置得到改善

参考文献

[1] Bedran EG, Pereira MV, Bernardes TF. Ectropion. Semin Ophthalmol. 2010; 25(3):59–65.

[2] Fagien S. Algorithm for canthoplasty: the lateral retinacular suspension: a simplified suture canthopexy. Plast Reconstr Surg. 1999; 103(7):2042–2053, discussion 2054–2058.

[3] Manku K, Leong JK, Ghabrial R. Cicatricial ectropion: repair with myocutaneous flaps and canthopexy. Clin Experiment Ophthalmol. 2006; 34(7):677–681.

[4] McCord CD, Codner MA, eds. Eyelid and Periorbial Surgery. 1st ed. Boca Raton, FL: CRC Press; 2008.

[5] Rathore DS, Chickadasarahilli S, Crossman R, Mehta P, Ahluwalia HS. Full thickness skin grafts in periocular reconstructions: long-term outcomes. Ophthal Plast Reconstr Surg. 2014; 30(6):517–520.

[6] Spinelli HM. Eyelid malpositions. In: Spinelli HM, ed. Atlas of Aesthetic Eyelid and Periocular Surgery. New York, NY: Elsevier Inc; 2004:34–56.

[7] Verity DH, Collin JR. Eyelid reconstruction: the state of the art. Curr Opin Otolaryngol Head Neck Surg. 2004; 12(4):344–348.

34 下睑成形术后下睑回缩（PBLER）修复术的疗效分析

Raymond Scott Douglas 和 Guy G. Massry

概述

下睑成形术后下睑退缩是一个复杂而具有挑战性的手术。导致眼睑畸形的病因是多因素的，包括眼睑瘢痕、眼睑松弛、容积不足、眼轮匝肌无力、睑缘退缩和睑板前层组织缺失。适当的矫正需要进行详细的术前检查，确定影响因素，以确定最佳的手术方案。有时，非手术干预，如眼睑填充物注射可能就足够矫正了。

关键词：下睑退缩，下睑成形术后下睑退缩，眼睑向量，眼睑松弛，巩膜外露，边缘反射距离2，眼轮匝肌强度，眼睑填充物注射

34.1 背景

下睑成形术后下睑回缩（PBLER）术是一种具有挑战性的、复杂的眼睑畸形手术。传统的教学理论认为它是由3个主要因素引起的：①下睑松弛。②睑板前层组织缺失。③"中睑板层"或眶隔瘢痕。因此，这些物理检查结果（"传统外科手术"）的标准修复方法是：①外眦悬吊术。②中面部提升术（以补充皮肤）。③后睑板层间隔移植物的组合。作者对PBLER进行了深入的研究，发现这种普遍采取的手术组合仅能在40%的病例中使患者对手术结果满意（外科医师的满意度要高达80%）；复发并不少见，眼轮匝肌缺损（神经或生物力学上）、睑缘退缩/中面部形态，下睑/下眶体积不足也是重要的病因（但常常没有得到解决）。要对这个复杂的多因素问题进行适当治疗，必须确定：①其主要的造成原因。②患者愿意接受的干预程度。③患者的期望。然后相应地调整最终处理方案。下面我们介绍各种表现形式和治疗方案的示例。

34.2 体格检查

以循证的方法量化PBLER的量对评估手术的疗效是很有作用的。这可以通过测量巩膜外露（巩膜下边缘和下睑边缘之间可见的巩膜量）和边缘反射距离2（MRD2；角膜光反射到下睑缘的距离）来标准化（图34.1）。作者更喜欢用MRD2作为下睑回缩程度的指标。为了更好地制订解决PBLER问题的计划，作者确定了必须针对每个病例评估的6个关键因素。评估每个潜在缺陷的存在和程度，指导治疗。

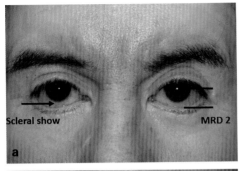
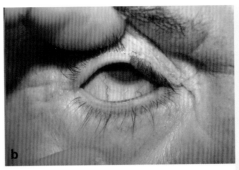
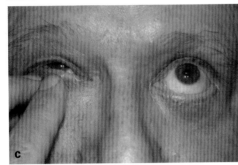
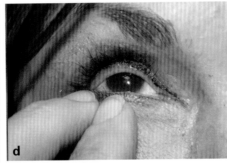

图34.1 （a）巩膜外露和MRD2是量化下睑回缩的方法。（b）通过在检查者试图睁开眼睑的同时让患者挤压眼睑闭合来主观评估眼轮匝肌的强度。眼轮匝肌功能正常的人不宜将眼睑撬开，缺损程度分级（0~4无力至正常）。在这种情况下，存在明显的缺陷。（c）最低限度为正的FTT。（d）显著阳性的FTT

下面列出以下参数及其评估方法。

· 眼轮匝肌强度：挤压（图34.1）。
· 眼睑内瘢痕：强制牵拉试验（FTT）：限制眼睑自由向上偏移（图34.1）。
· 睑板前层缺损：患者抬头张嘴（图34.2）。
· 眼睑/下眼眶容积不足：通过视觉检查进行主观分级（图34.2）。
· 眼睑向量：负向量眼球/中面部形态或梯度的主观分级（图34.2）。
· 眼睑松弛：牵拉和回缩测试（图34.3）。

34.3 患者实例

34.3.1 病例1：容量不足

一位36岁的女性在1.5年前接受了经皮（开放入路）下睑成形术。经检查发现，下睑容量减少、前板层边缘缺失、无明显内眼睑瘢痕。眼睑不松弛、眼轮匝肌功能良好、眼睑向量中性。下睑填充物治疗可以很好地解决她的回缩问题（图34.4)。

分析

这名女性检查的主要发现是下眼眶/下睑体积不足，而且她不喜欢侵入性手术。她的治疗方法是用透明质酸凝胶填充她的下睑。最好用大分子（高G）和黏性高的产品来完成，该产品可以实现出色的三维组织扩张。在这个病例中，用25G、1.5mm的套管将1mL的Restylane注射至两个下睑。作者发现，套管技术可减少瘀青，并且这种长度的套管允许一次穿透皮肤治疗整个眼睑。作者还发现，

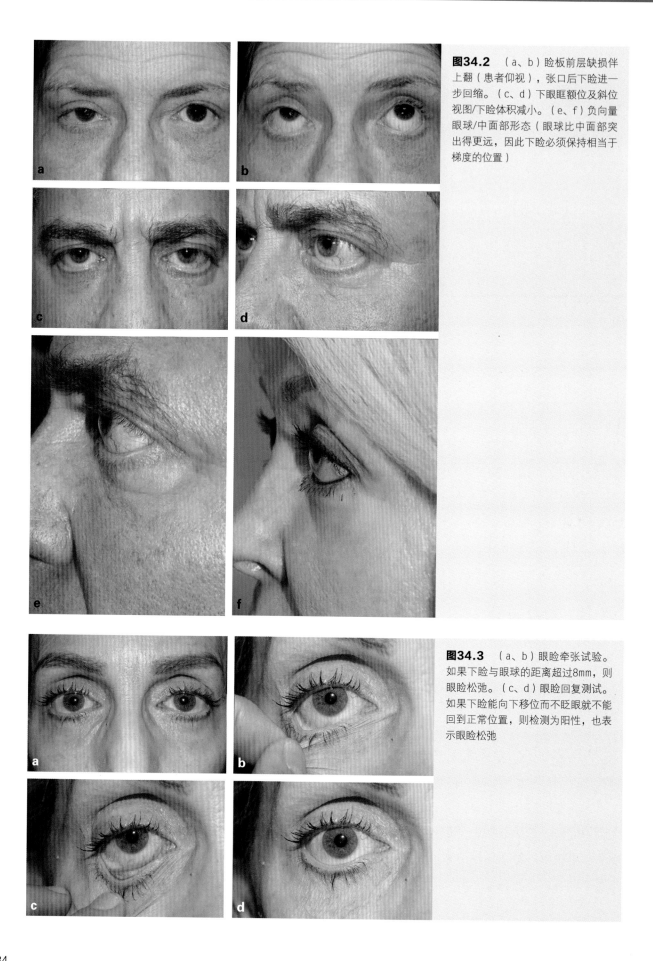

图34.2　（a、b）睑板前层缺损伴上翻（患者仰视），张口后下睑进一步回缩。（c、d）下眼眶额位及斜位视图/下睑体积减小。（e、f）负向量眼球/中面部形态（眼球比中面部突出得更远，因此下睑必须保持相当于梯度的位置）

图34.3　（a、b）眼睑牵张试验。如果下睑与眼球的距离超过8mm，则眼睑松弛。（c、d）眼睑回复测试。如果下睑能向下移位而不眨眼就不能回到正常位置，则检测为阳性，也表示眼睑松弛

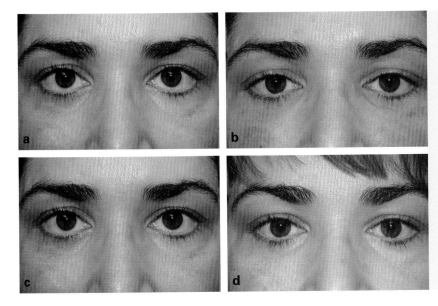

图34.4　（a）Restylane填充剂处理前和处理后即刻图，手术中注明了进针口的位置（红脸颊处）。注意下睑抬高伴下眼窝周围膨大。（c）治疗前和治疗后（d）4个月

与直接眼睑注射相比，独立于套管装置的颧骨入路（中睑位置）和眼睑入路点会产生较少的瘀青。将0.1~0.2mL的凝胶以沉积物注射在眶下缘的骨膜上（用非注射手指感觉套管尖端的位置）（在负压抽吸后边退边注射），并在骨膜上向上按摩。骨头充当按摩的后盾。组织扩张导致下睑升高（图34.5）。这项技术是用针头从眼眶边缘到睫毛缘进行注射（图34.6），作者不喜欢在可能有瘢痕的平面上使用针头，因为瘢痕可能会将血管固定在适当位置并增加误注射入血管的可能性。作者也倾向于避免在眼睑进行注射，因为他们发现这会导致轮廓问题、明显的瘀青和难以预测的结果。当严重的瘢痕或皮肤短缺限制了眼睑向上偏移时，这种手术的效果就不那么明显了。如果存在显著的负向量，则必须同时扩大中面部。

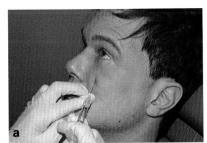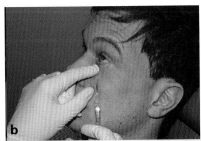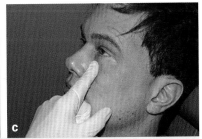

图34.5　（a）带套管的颧骨入路。（b）套管定位的双手技术。（c）按摩眼眶边缘

34.3.2　病例2：眼轮匝肌缺损

这位70岁的女性在10年前用PBLER行下睑成形。主要表现为下睑松弛、睑板前层缺损、体积缺损和2+眼轮匝肌缺损。她接受了微创牵开器回缩术和闭合式外眦悬吊术（MIOS、微创、保留轮匝肌的下睑后退），手术效果符合她的期望（图34.7）。

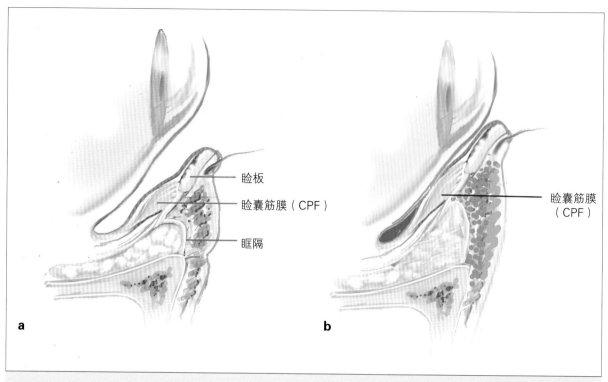

图34.6 下睑回缩（a）填充物放置前和（b）绿色为填充物注射入整个眼睑后（睫毛至眼眶边缘）。虽然这种方法已经被证明是有效的，但这并不是作者的偏好

分析

该患者不愿置入异物（填充剂）和进行"任何重大手术"。由于其眼轮匝肌功能下降，因此手术旨在使下睑凹陷，同时保持眼轮匝肌的完整性。她经历了MIOS下睑衰退。在此过程中，下睑牵开器是经结膜凹陷的（图34.8），并通过上睑褶皱进行闭合式外眦悬吊术（眶下及骨膜前韧带剥离术）

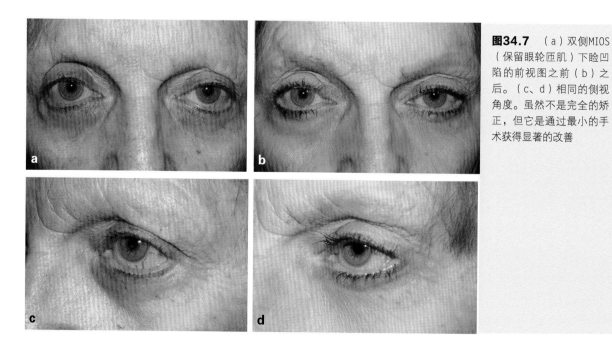

图34.7 （a）双侧MIOS（保留眼轮匝肌）下睑凹陷的前视图之前（b）之后。（c、d）相同的侧视角度。虽然不是完全的矫正，但它是通过最小的手术获得显著的改善

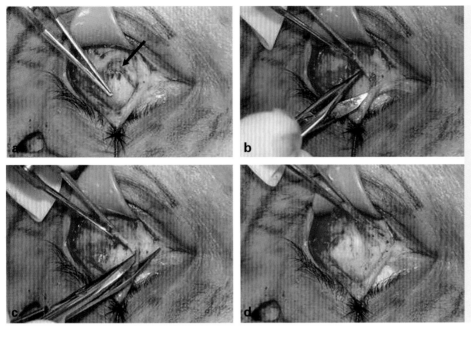

图34.8 下睑牵开器后退手术系列。（a）结膜牵开器（黑色箭头）的初始释放。（b）牵开器破坏。（c）切割牵开器。（d）牵开器内凹

（图34.9）。在MIOS手术中，进入点相对较低，使下眼轮匝肌相对不动（对角悬吊和结膜上部褶皱使下睑牵开器凹陷）。只要有最小的眼睑瘢痕，且向量梯度不太陡，闭合式外眦悬吊加上牵引器后缩，就可以有一定程度的提升。有关该过程的详细说明（请参阅Yoo DB，Griffin GR，Azizzadeh BA和Massry GG）。

34.3.3 病例 3：睑板前层缺如

这位56岁的女性1年前曾做过经皮下睑成形。她在左侧发展出PBLER，其主要与睑板前层缺如伴轻度眼睑内瘢痕（FTT略有减少）有关。她接受了5FU补充剂来修复瘢痕，也进行了植皮修复。她对自己的结果感到非常满意（图34.10）。

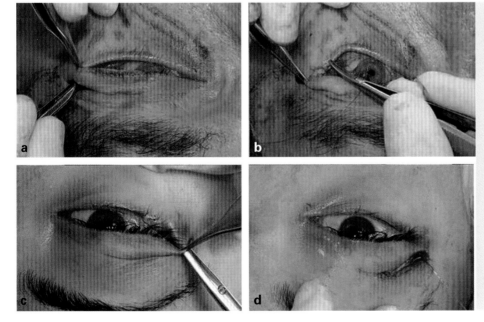

图34.9 （a、c）上睑褶皱接近外侧眦腱（内眦裂）。由于没有进行眦切开术，这被认为是一个封闭的手术。（b）RB-2针上的双股5-0PDS缝合线穿过联合处（双股穿过同一个孔）。（d）固定到眶外侧缘后，拉动缝线。注意自然的外眦位置和未受干扰的外眦角

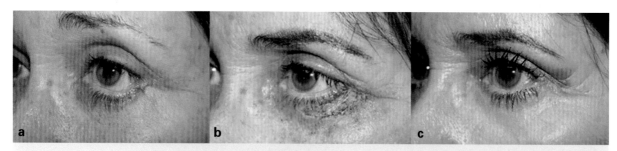

图34.10 （a）经皮下睑袋成形术后下睑回缩。（b）锁骨上植皮后2周。（c）术后9个月化妆。瘢痕不明显。她接受了5次单独的5-FU注射

分析

该患者对中面部提升的侵入性手术不感兴趣，也不太担心植皮可能留下的瘢痕。作者发现，采用精细的技术进行皮肤移植，避免选择较厚和较少暴露于阳光下的耳后皮肤作为供体部位，并且术后用5-FU进行切口调节可在手术3~4个月后获得较好的效果（参考Yoo-DB、Azizzadeh-B、Massry-GG，用于注射技术和技巧），特别是化妆时。一般来说，植皮作为解决PBLER的一种方法已经失去了人们的青睐，但是，如前所述，患者对传统的中面部提升术的满意度并不高，而且经常发生眼睑错位的情况。这比通过中面部提升皮肤更简单，但是患者的选择至关重要。作者建议首先在重建病例上尝试采用切口调节的植皮术来获得信心。

34.3.4 病例4：眼睑内瘢痕

这位40岁的女性在2年前行经皮下睑成形术后有PBLER。她有前部和中部睑板层缺损（皮肤缺损和内眼睑瘢痕）。她接受了传统的中面部提升术，后睑板层间隔物移植（硬腭）术和眦成形术。虽然这个过程的长期结果是不可预测的，但她得到了一个较好的结果（图34.11~图34.14）。

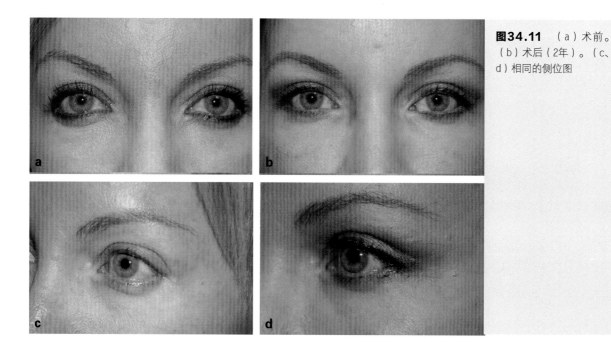

图34.11 （a）术前。（b）术后（2年）。（c、d）相同的侧位图

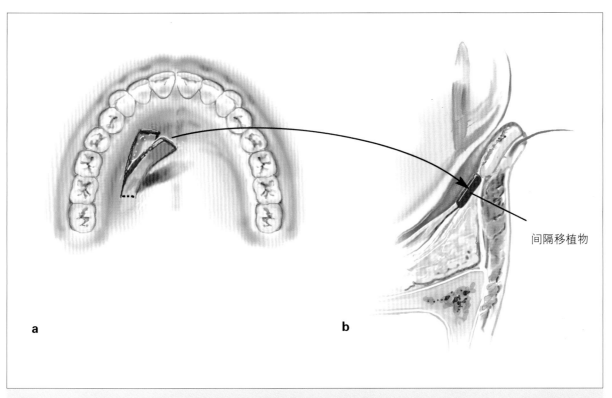

图34.12　（a）移植物的移除。（b）移植物作为眼睑间隔物放置的矢状图

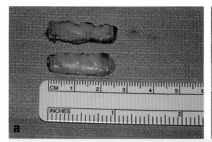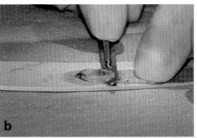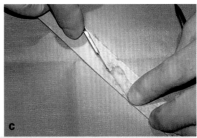

图34.13　（a）长度为25 mm的腭移植物。（b）移植物变薄。（c）移植物塑形

分析

这名女性是传统手术的良好适应证人选，因为她的缺损并不严重（患者在这种情况下做得更好）。她接受了开放的眦成形术，后睑板层硬腭移植物的放置，以及经睫状体上的中面部提升。这个过程有很多细微的差别，作者已经养成了一些偏好，包括以下几点：

· 作者认为，经结膜骨膜上入路（经结膜前眼睑剥离术、泪沟释放术和眶颧韧带）的操作更容易预测，尤其是当中面部在骨膜/骨上自由滑动时。在这种情况下，骨膜下抬高中面部并不能像预期的那样稳定中面部的软组织。

· 固定中面部组织进行提升时应小心，应避免或减少皮肤褶皱的出现。

· 可以打开或关闭外眦悬吊。当固定中面部时，眼角不应有张力。

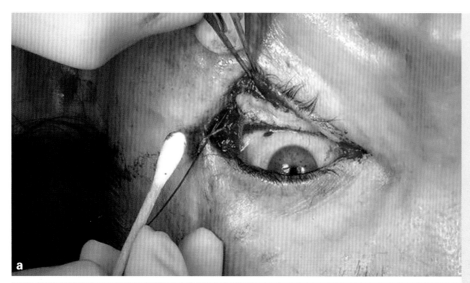

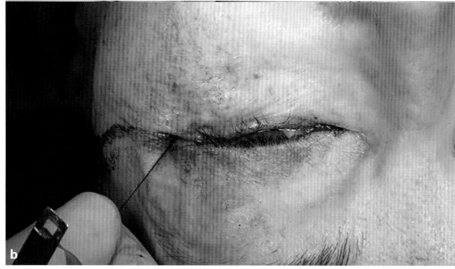

图34.14 位于结膜/下睑牵开器和睑板之间的腭移植物（睑板下缘刚好在镊子下方）。这有效地使牵开器凹进。蓝色的4-0Prolene缝线先前用于中面部提容术的眼轮匝肌（SOOF）脂肪被看到从外眼角的眼睑中出来。（b）当Prolene缝线在适当的上外侧矢状位升高时，中面部抬高。将此缝线固定在眶外侧缘骨膜或颞肌深筋膜上

· 自体间隔移植具有生物相容性，可减少炎症和收缩。硬腭移植物的效果很好，对有经验的医师来说，几乎没有并发症。

临床经验

记住在这些情况下要明智地进行选择。如前所述，即使在外科医师感觉效果良好的情况下，患者的长期满意度也不高。

34.4 教学要点

· PBLER是一种复杂的眼睑不适，必须根据身体检查结果和患者期望来计划矫正。

· 通常情况下矫正无法满足患者的需求，因为组织的生物性已从以前的手术中发生了重大改变，并且患者的心理受到了永久性的负面影响。

·"本垒打"的结果是患者满意，而不是外科医师满意（临界点）。

·为了改善手术效果，应考虑有关导致该问题病因的更多因素。这包括眼轮匝肌无力、体积状态和眼睑向量的存在。

·因此，应考虑避免在每位患者中采用传统的手术方法，并酌情考虑其他方法，如本章所述。

参考文献

[1] Cotofana S, Schenck TL, Trevidic P, et al. Midface: clinical anatomy and regional approaches with injectable fillers. Plast Reconstr Surg. 2015; 136(5, Suppl):219S–234S.

[2] DeLorenzi C. Complications of injectable fillers, part 2: vascular complications. Aesthet Surg J. 2014; 34(4):584–600.

[3] Edgerton MT, Jr. Causes and prevention of lower lid ectropion following blepharoplasty. Plast Reconstr Surg. 1972; 49(4):367–373.

[4] Ferri M, Oestreicher JH. Treatment of post-blepharoplasty lower lid retraction by free tarsoconjunctival grafting. Orbit. 2002; 21(4):281–288.

[5] Goldberg RA, Lee S, Jayasundera T, Tsirbas A, Douglas RS, McCann JD. Treatment of lower eyelid retraction by expansion of the lower eyelid with hyaluronic acid gel. Ophthal Plast Reconstr Surg. 2007; 23(5):343–348.

[6] Griffin G, Azizzadeh B, Massry GG. New insights into physical findings associated with postblepharoplasty lower eyelid retraction. Aesthet Surg J. 2014; 34(7):995–1004.

[7] Korn BS, Kikkawa DO, Cohen SR, Hartstein M, Annunziata CC. Treatment of lower eyelid malposition with dermis fat grafting. Ophthalmology. 2008; 115(4):744–751.e2.

[8] Marshak H, Morrow DM, Dresner SC. Small incision preperiosteal midface lift for correction of lower eyelid retraction. Ophthal Plast Reconstr Surg. 2010; 26(3):176–181.

[9] Massry GG. A comparison of patient and surgeon satisfaction in revisional aesthetic eyelid and periorbital surgery. Presented at the: 44th annual fall meeting of the American Society of Ophthalmic Plastic and Reconstructive Surgery; New Orleans, LA; November 8, 2013.

[10] Massry G. An argument for "closed canthal suspension" in aesthetic lower blepharoplasty. Ophthal Plast Reconstr Surg. 2012; 28(6):474–475.

[11] Patipa M. The evaluation and management of lower eyelid retraction following cosmetic surgery. Plast Reconstr Surg. 2000; 106(2):438–453, discussion 454–459.

[12] Patel BCK, Patipa M, Anderson RL, McLeish W. Management of postblepharoplasty lower eyelid retraction with hard palate grafts and lateral tarsal strip. Plast Reconstr Surg. 1997; 99(5):1251–1260.

[13] Sundaram H, Cassuto D. Biophysical characteristics of hyaluronic acid soft-tissue fillers and their relevance to aesthetic applications. Plast Reconstr Surg. 2013; 132(4, Suppl 2):5S–21S.

[14] Yoo DB, Griffin GR, Azizzadeh BA, Massry GG. The minimally invasive orbicularis sparing "MIOS" lower eyelid recession procedure for mild to moderate lower Lid retraction with reduced orbicularis strength. JAMA Facial Plast Surg. 2014; 16:140–146.

[15] Yoo DB, Azizzadeh B, Massry GG. Injectable 5-FU with or without added steroid in periorbital skin grafting: initial observations. Ophthal Plast Reconstr Surg. 2015; 31(2):122–126.

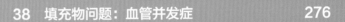

35 填充物问题：临床概述

Foad Nahai

被称为注射剂的填充物和神经调节剂已经产生了如此爆炸性的影响，面部和眶周年轻化不再仅仅局限于外科领域。虽然注射剂，特别是填充物，还在不断发展，但它们已经被证明是受欢迎的、安全的、有效的药物。由于停工时间极少或没有停工时间，且经济负担较低，注射类药物继续以惊人的速度增长，超过了外科手术的应用。

尽管不良事件很少，但有报道称使用填充物会导致严重的并发症，包括视力丧失、软组织丧失和颅内损伤。脂肪移植也是体积置换的一种选择，它是一种独立的手术，更常见的是与面部和眶周区域的手术修复相结合。脂肪移植也被证明是安全有效的方法，尽管移植脂肪的存活率仍然无法预测。

填充物和脂肪移植在很多方面存在差异，可以说脂肪移植是外科手术，而不是美容治疗；填充物和脂肪移植在并发症和不良反应方面有一些相似之处。表35.1列出了脂肪移植和填充物的常见并发

表35.1 脂肪移植和填充物的常见并发症
·视力丧失
·软组织丢失
·颅内损伤
·注射过量
·注射不足
·感染
·注射位置错误

表35.2 单纯进行脂肪移植的其他并发症
·油脂囊肿
·纤维化
·脂肪坏死
·钙化
·无法预测的生存率

表35.3 单纯注射填充物的其他并发症
·肉芽肿

症，表35.2仅列出了脂肪移植的其他并发症，表格35.3仅列出了填充物的其他并发症。

尽管最流行的填充剂透明质酸在注射透明质酸酶后很容易溶解，但其他类别的填充剂却不能。这使得处理诸如感染、肉芽肿、过度注射和注射位置错误等并发症的处理非常具有挑战性。同样，过量移植或移植位置错误的脂肪移植很难逆转，可能需要通过手术切除。

摄入或存活下来的移植脂肪的量仍然无法预测，因此我们都在某种程度上过度矫正了。填充物的情况并非如此，它是填充物相对于脂肪移植的优势之一。与填充物不同，摄取的移植脂肪量是恒定的。

填充物和脂肪最具破坏性的并发症是注射入血管内的后果。全面了解面部血管解剖和眶周血管是必要的。注射技术同样重要。仅在拔出套管或针头时注射，并避免注射时的压力过大，将使注射入血管内的风险最小化。针和套管都有向组织输送填充物和脂肪的作用。套管被认为是在某些区域更安全、血管渗透风险较小的器械。

通过经验和对注射材料类型、注射方式和注射部位的熟悉，以及注射者对此的熟悉程度，可使并发症和不良事件显著减少。

通过尽早发现和立即采取积极的治疗措施，可以最大限度地减少甚至避免注射血管内的灾难性后果。

参考文献

[1] Bailey SH, Cohen JL, Kenkel JM. Etiology, prevention, and treatment of dermal filler complications. Aesthet Surg J. 2011; 31(1):110–121.

[2] Cavallini M, Gazzola R, Metalla M, Vaienti L. The role of hyaluronidase in the treatment of complications from hyaluronic acid dermal fillers. Aesthet Surg J. 2013; 33(8):1167–1174.

[3] Cohen JL, Biesman BS, Dayan SH, et al. Treatment of hyaluronic acid filler-induced impending necrosis with hyaluronidase: consensus recommendations. Aesthet Surg J. 2015; 35(7):844–849.

[4] Cosmetic Surgery National Data Bank Statistics. Aesthet Surg J. 2017;37(suppl_2):1–29.

[5] DeLorenzi C. Complications of injectable fillers, part I. Aesthet Surg J. 2013; 33(4):561–575.

[6] DeLorenzi C. Complications of injectable fillers, part 2: vascular complications. Aesthet Surg J. 2014; 34(4):584–600.

[7] DeLorenzi C. New high dose pulsed hyaluronidase protocol for hyaluronic acid filler vascular adverse events. Aesthet Surg J. 2017; 37(7):814–825.

[8] Kadouch JA, Tutein Nolthenius CJ, Kadouch DJ, van der Woude HJ, Karim RB, Hoekzema R. Complications after facial injections with permanent fillers: important limitations and considerations of MRI evaluation. Aesthet Surg J. 2014; 34(6):913–923.

[9] Khan TT, Colon-Acevedo B, Mettu P, DeLorenzi C, Woodward JA. An anatomical analysis of the supratrochlear artery: considerations in facial filler injections and preventing vision loss. Aesthet Surg J. 2017; 37(2):203–208.

[10] Ozturk CN, Li Y, Tung R, Parker L, Piliang MP, Zins JE. Complications.

36 眼周注射的并发症：结节和水肿

Carisa K. Petris, Joseph A. Eviatar 和 Richard D. Lisman

概述

眼周填充物注射可导致各种不良结果，包括结节、过度肿胀、蓝染和水肿。本章为解决这些具有挑战性的问题提供了方法，如透明质酸酶注射技术、5-氟尿嘧啶注射技术和手术切除术。

关键词：填充物，眼睑水肿，囊袋，眼周结节，眼周过度丰满，填充肉芽肿，透明质酸酶

36.1 有导致特殊填充物问题的病史

36.1.1 病例1

一位39岁男性患者因下睑持续肿胀而入院，约2年前开始（图36.1）。从2002年到2007年，他每6个月注射1次Restylane和Perlane。患者报告说，在肿胀发生前6个月，他发生了一起车祸，没有出现明显的面部骨折。他还报告了下睑过度饱满发作前3个月，他的鼻窦感染已消退且无并发症。1年前，他注射了肉毒素。

36.1.2 病例2

一位52岁女性，有1年的下睑丰满史（图36.2）。在下睑肿胀开始前1年左右，她接受了下睑的注射治疗。之后她接受了透明质酸酶注射和抗生素治疗，但没有效果。眼眶的核磁共振检查没有发现肿块。她27岁时有双侧上下睑成形术的手术史，没有进行其他手术。她曾对眉间和外眦区进行过肉毒毒素注射。

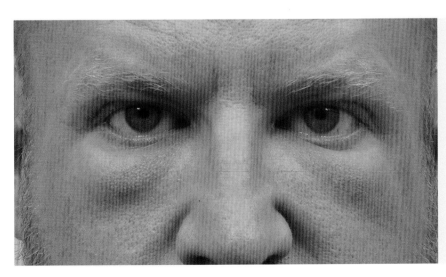

图36.1 病例1患者的照片显示下睑过度饱满

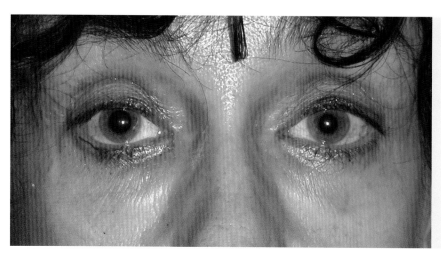

图36.2 病例2患者双侧下睑肿胀照片

36.1.3　病例 3

3年前，一位57岁的女性曾在巴黎行下睑注射未知填充物的经历（图36.3）。她报告说，一名医师在1年前尝试将透明质酸酶注射于下睑，但效果不佳。

36.2　患者现状的解剖学描述

由于不同的原因，每位患者从填充物中获得的效果都不理想。

36.2.1　病例 1

这位患者注射了多次填充物，随着时间的推移，出现了下睑的过度肿胀。随着时间的推移，随着填充物的质量效应，眼轮匝肌"拉伸"和变弱的情况可能会变得更加明显。

未发现丁达尔效应；因此，注射层次可能是眼轮匝肌和潜在的眶隔后，而不是皮下注射。

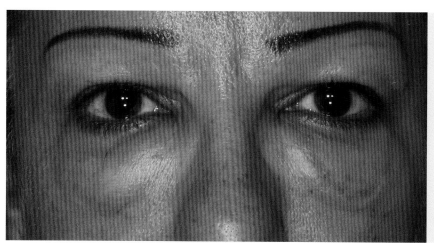

图36.3 病例3患者的照片显示双侧下睑有明显的水肿和结节

36.2.2　病例 2

这位患者的下睑注射了不可逆的填充物，导致眼眶下缘有明显的肿块，并形成了脓疱。

在下睑和脸颊注射填充物（泪槽或鼻唇区域）可能具有挑战性。并发症通常是由于注射不当、注射过量和这个部位有肿胀的倾向所致。鼻中隔后注射可导致明显的"眼袋"，而眶下缘或眶颧韧带前注射则常常导致眼眶下缘水肿，常被称为睑袋或苹果袋。注射影响该区域眼轮匝肌的神经调节剂可加重积液。

由于透明质酸材料的亲水性，填充物注射可能导致水肿和出现囊袋。除了这种物质吸收水的能力外，我们还发现一位患者（未出现病例）的淋巴回流明显减少，该患者的下睑以前注射过Perlane和Restylane。这位患者接受淋巴水肿的研究，在下睑中央和外眦注射Tc-99m，24h后，淋巴结造影发现几乎没有淋巴回流。将透明质酸酶注射到可逆性填充物中，也可以纠正因移除产品而引起的水肿，并因此改善淋巴回流。

36.2.3　病例 3

这位患者的病程比较复杂。在下睑的眶隔前和颧骨前区域过度注射了一种"未知"的填充物，导致出现水肿和硬结。双下睑明显松弛，填充物取出后出现明显的下睑外翻和下睑退缩。

36.3　建议解决方案

36.3.1　病例 1

· 注射透明质酸酶，每个下睑注射约200IU（图36.4）。

· 1周后，对双侧下睑重复注射约50IU的透明质酸酶。

36.3.2　病例 2

· 讨论通过经结膜入路直接切除可触及的眶缘放射性结节。

· 40mg lasix+20mg kcl每日按需服用。

· 注射地塞米松，1mL地塞米松（4mg/mL），分3次注射，治疗双侧眼睑的整个皮肤。

36.3.3　病例 3

· 注射透明质酸酶50IU至双侧下睑。

· 手术切除填充材料，术中使用透明质酸酶。

· 修复外翻。

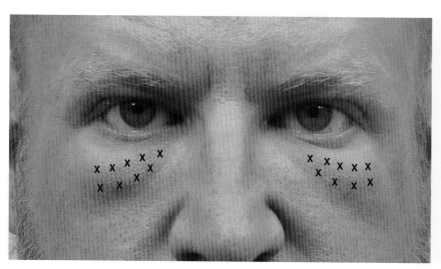

图36.4 病例1透明质酸酶注射技术。x=0.15mL，Hylenex22.5 IU

36.4 技术

36.4.1 病例1

透明质酸酶是注射可逆性填充剂过度之后和水肿的主要治疗手段。当需要减少或修整可逆填充物时，我们建议从小剂量的透明质酸酶开始（Hylenex150IU/mL）。从小剂量开始，可以在不过度矫正或组织萎缩的情况下进行仔细的轮廓塑形。透明质酸酶可每周重复注射直至达到理想的效果。将小剂量的透明质酸酶等分试样直接注射入该患者下睑的填充部位，直到对该部位进行均匀治疗为止（图36.4）。

1周后，他的情况有所改善。再次注射，1周后，他的下睑慢慢恢复了。1周后，他的情况有更好的改善。再次注射，1周后，他对下睑饱满度的分辨力极好。然后，他选择用Dysport治疗他的眉间纹，并用Radiesse改善双颊的体积减小。建议使用IPL改善肤色和质感。

在下睑和脸颊交界处（眼泪或鼻喉区域）注射填充剂可能是有问题的。并发症通常是由于注射位置不当，注射过多以及该部位肿胀的趋势引起的。间隔后注射可导致明显的"眼袋"。在眼眶下缘前或眼眶韧带前进行注射可导致仅在眼眶缘以下的水肿，通常被称为囊袋或颧袋。注射到下睑的区域应该使用保守量的填充物，将填充物注射到眼轮匝肌深处和眶隔前面。在眶缘以下的区域，应向眼眶韧带深处注射填充剂，并应小心，因为对于眼眶隔较低的患者，可能会发生意外的间隔后注射。在此位置，优先选择注射少量的双相交联的填充材料。

对于那些没有注射不可逆填充物经验的人来说，可逆性制剂应该是治疗的第一道防线。医师应考虑解剖畸形及其原因，以便提供适当的矫正。例如，对于一个有骨吸收的老年患者，在开始眶周治疗之前，需要注射一种更坚固的填充物来支撑中面部和脸颊。如有必要，应首先在眶缘以下进行骨膜上注射，然后使用具有良好扩散性（黏着性较低）的透明质酸（HA）产品进行肌下注射来治疗眶周体积缺损。可以通过添加利多卡因来为患者量身定制填充剂，以在这个脆弱的区域中稀释高G的主要填充物。最后，可以使用皮下切开和扩散的技术，在极小的等分试样中用极细的填充物对皮下的细纹和更浅层的体积损失进行治疗（图36.5）。

值得注意的是，所有的眼周注射都是各种产品的说明书外使用。

36.4.2 病例2

用于治疗眼睑水肿的选择多样，但是囊袋的治疗可能非常具有挑战性。对于先前使用可逆性填充物对透明质酸酶注射反应欠佳的患者，或不可逆性填充物注射后出现水肿的患者，可以考虑进行利尿剂试验以暂时改善。在这种情况下，患者推迟手术切除，并根据需要选择每天服用40mg Lasix +20mg Kci进行治疗，服用利尿剂后她的情况改善了50%。后来，她选择了地塞米松注射液，以1mL地塞米松（4mg/mL）的形式分配，共分3批注射，以治疗每个眼睑的整个囊袋。

为了治疗诸如Radiesse或Sculptra之类产品导致的结节，从类固醇注射治疗转向5-氟尿嘧啶（5-FU）的治疗已获得支持。用盐水或利多卡因加碳酸氢钠与5-FU混合直接注射可打碎结节，可避免类固醇注射的不良事件，包括真皮脱色和皮肤变薄，是许多人的首选治疗方法。

如果需要进一步治疗，可以通过用非亲水性产品（Radiesse、Sulptra、Voluma）在肌肉下方深层注射来提升和支撑囊袋，然后直接进行治疗，从而改善囊袋的外观。在这些情况下，越来越多的人使用射频设备进行治疗，也可注射四环素，以在这个潜在的空间内形成皮肤与肌肉的粘连。

36.4.3 病例3

肿块和结节通常是由于注射了过多的填充物到一个较小的区域所致。无法获得记录以确定以前在此使用的填充物的类型；因此向双侧下睑注射透明质酸酶50IU，以评估对可能的透明质酸材料的反应。在这种情况下，若透明质酸酶没有明显的反应。接下来，可用22号针打开填充物的囊袋，手工挤出凝胶状物质。通过眶下缘入路切除残余结节和肉芽肿。在眶下缘建立了一个皮肤和肌肉瓣，并直接

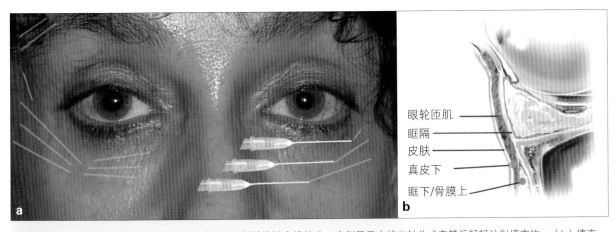

眼轮匝肌
眶隔
皮肤
真皮下
眶下/骨膜上

图36.5 （a）图像的左侧显示了用于填充剂注射的线性穿线技术。右侧显示在拔出针头或套管后轻轻注射填充物。（b）填充物注射的首选水平。在骨膜上平面中进行更深层次的结构损失注射。肌肉下注射可解决周围容积增大的问题。最后，细线可以通过交替皮下注射和极小等分的注射来解决。如果患者有囊袋，应注意避免在该部位附近注射

切除这个平面的深层和浅层结节。必要时也注射透明质酸酶。病理显示纤维脂肪组织具有丰富的间质外源性物质和非干酪性肉芽肿。

后来，右侧的瘢痕外翻需要进行眦固定术。这类患者的手术可能具有挑战性，因为填充物通常集中在多个组织层中，因此使用机械性注射破坏填充物，可以提供与透皮器械（如Ulthera或射频）治疗不同的结果。特别是离散结节，可以很容易地识别和切除。

当下睑肿胀的性质不确定时，可以使用影像学检查来排除肿块、炎性或感染性病性。

36.5 术后照片和对结果的评价

36.5.1 病例1

注射透明质酸酶后下睑肿胀的消退（图36.6）。

36.5.2 病例2

注射地塞米松后眼眶下缘下睑肿块改善及相关囊袋/水肿（图36.7）。

36.5.3 病例3

改善下睑水肿、结节和肉芽肿。右下睑残余外翻（图36.8）。

36.6 教学要点

·虽然很少发生更严重的并发症，例如感染、血管受损，甚至中风（请参阅第31章有关与填充物相关的血管受损），但其他并发症，包括注射过多、肿块、肉芽肿形成和水肿更为常见，通常易于治疗。预防这些破坏性并发症的关键是熟悉解剖结构，采用逆行注射技术小心缓慢注射填充物，使用无菌技术，并在眼周进行保守治疗。例如，向透明质酸产品中添加0.2mL的利多卡因，并对其进行充分矫正，这是一种有效的扩散技术，有助于防止过度矫正。高度交联的透明质酸产品（Juvederm）在这一领域可能不太可取，因为与较少交联的产品（如Restylane或Belotero）相比，它们倾向于保持内聚性。在注射过量的情况下，产品可以通过相同的针道进行处理，如果需要，也可以使用更大的孔针通过新的入口点进行处理。

·记录可能不总是可用，患者可能不记得他们所接受的注射填充物的类型。在无法获得记录的情况下，透明质酸酶是治疗下睑水肿、结节或过度注射的第一步。一定要问患者（即使在注射多年后）是否接受了眶周填充物注射；通常，患者认为这些填充物已经被身体吸收了。

·如果临床上怀疑有导致下睑水肿的其他原因，则应在临床上予以排除（甲状腺眼病、过敏、眼眶炎症/肿块、药物引起的水肿、淋巴增生性疾病等）。作者见过无数患者，他们经过广泛的检查后被转诊，因为他们没有想过要透露或者忘记了他们多年前接受过填充物注射。最后，我们通常对多年前做过眼睑整形手术的患者进行填充物注射，这些患者的组织平面可能会改变，建议在几个疗程中

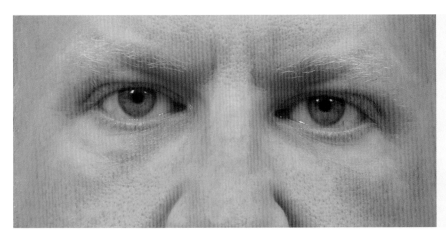

图36.6 病例1患者显示注射透明质酸酶后下睑肿胀得到缓解

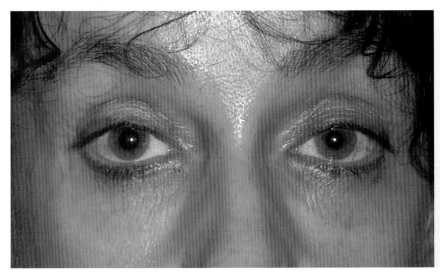

图36.7 病例2患者在地塞米松注射后下睑周围肿块改善并伴有囊袋/水肿

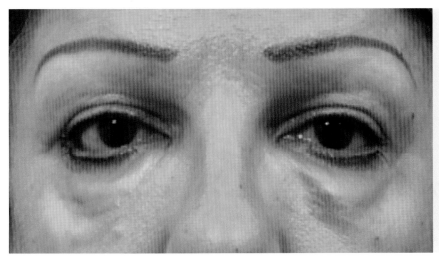

图36.8 病例3患者下睑水肿、结节、肉芽肿改善。右下睑残余外翻

给予更多的护理和使用较小等分的填充物以达到最佳矫正效果。当增加上睑或上脸凹陷的容积时尤其如此。

　　·值得注意的是，所有眼周注射都是各种产品的说明书外使用。

参考文献

[1] DeLorenzi C. Complications of injectable fillers, part I. Aesthet Surg J. 2013; 33(4):561–575.

[2] Goldberg RA, Fiaschetti D. Filling the periorbital hollows with hyaluronic acid gel: initial experience with 244 injections. Ophthal Plast Reconstr Surg. 2006; 22(5):335–341, discussion 341–343.

[3] Lowe NJ, Maxwell CA, Patnaik R. Adverse reactions to dermal fillers: review. Dermatol Surg. 2005; 31(11, Pt 2):1616–1625.

[4] Sharad J. Dermal fillers for the treatment of tear trough deformity: a review of anatomy, treatment techniques, and their outcomes. J Cutan Aesthet Surg. 2012; 5(4):229–238.

[5] Perry JD, Mehta VJ, Costin BR. Intralesional tetracycline injection for treatment of lower eyelid festoons: a preliminary report. Ophthal Plast Reconstr Surg. 2015; 31(1):50–52.

37 填充物问题

Hema Sundaram, Mark R. Magnusson 和 Tim Papadopoulos

概述

本章基于临床和解剖学综合分析，以病例为基础，讨论通过眼眶周围区域软组织填充剂注射引起的结节性并发症的影像和视频插图，以及适当的补救策略。还介绍了关于注射肉毒素发生的并发症的病例讨论，因为它可以洞悉眶周区域体积损失的后遗症。作者强调了一种针对注射剂并发症的诊断性循证方法。

关键词：软组织增厚，填充物，肉毒毒素，填充物并发症，肉毒毒素并发症，注射并发症，透明质酸酶，生物膜，激光并发症，眶周

要点

- 大多数注射填充物的专家在他们的职业生涯中都会遇到并发症，无论是他们自己治疗的还是经其他注射者治疗后的咨询中。在我们看来，正是诊断和适当治疗并发症的能力区分了那些有资格进行填充物注射的人。

- 许多作者表达了对以下问题的担忧：缺乏必要的面部解剖学知识和适当的注射技术的医师和非医师进行注射手术时，并发症的发生率会更高。

- 可采用不同的方法对注射并发症进行分类，包括：
  - 按发病和病程分类：急性与亚急性或慢性。
  - 根据并发症的性质分类：例如血管并发症、感染性并发症、反应性并发症。
  - 取决于填充物的类型：例如可逆与不可逆。

- 在注射不可逆或可逆填充物后会出现一些问题。有些是特定于填充物的类型。当使用某些类型的填充物时，有些问题会恶化或更难解决。有些在面部或身体的某些部位更为常见，这是由这些部位的解剖学和功能特点决定的。

- 本章根据并发症的发生和时间进程进行分类。这是一个有用的分类方法，因为它是按病因驱动的，为患者定制的并发症的分析和它的补救。这种分类也允许循证分析填充物的类型和区域特征在并发症发展中所起的作用。

- 治疗填充物并发症患者的医师可能会遇到重大挑战。这些包括患者对建议和随访的依从性差，以及患者在治疗并发症时存在相当大的焦虑和痛苦，即使是暂时性的，如瘀斑。此外，患者可能会将原填充剂注物不能完全解决的问题归咎于治疗并发症的医师。这些挑战是可以理解的，因为当患者在填充物注射过程中产生问题时，他们会感到尴尬、恐惧、甚至愤怒，因为他们预期填充物注射过程是快速的、平稳的，而且几乎没有恢复时间的。在开始治疗填充物并发症之前，建立良好的医患关系和现实的患者期望是至关重要的。

- 为便于读者查看本章中介绍的病例，作者提供了一系列解剖图以便参考（图37.1~图37.5）。

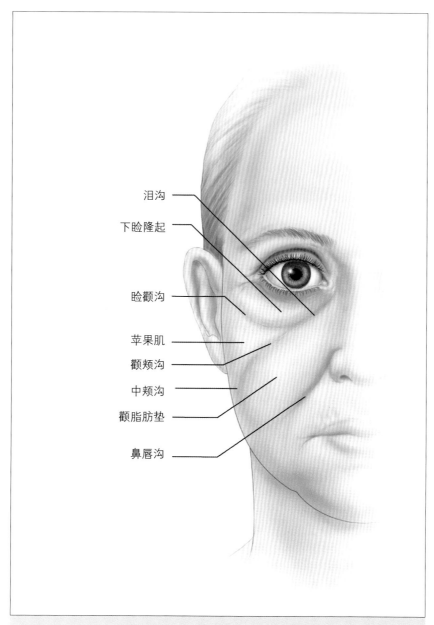

泪沟

下睑隆起

睑颧沟

苹果肌

颧颊沟

中颊沟

颧脂肪垫

鼻唇沟

图37.1　老化的下睑和中面部的表面解剖。面部老化的特征是面部体积的减少，骨骼支持的丧失，以及由于重力引起的软组织的下降。总的来说，这些变化揭示了潜在的骨组织和韧带解剖，创造了典型的凹槽和扩展的老化的脸。睑颧沟、颧颊沟、鼻唇沟、中颊沟和鼻唇沟在与下韧带和筋膜粘连相关的相对固定部位出现。相比之下，下睑隆起、苹果肌和颧脂肪垫在这些相对稳定的固定点之间的活动区域形成突起。对于下睑的非手术修复，重要的是要注意泪沟畸形，这是眼睑−脸颊交界处的睑颧沟的内侧延伸，起源于泪槽韧带的位置，它是眼轮匝肌唯一的直接骨连接

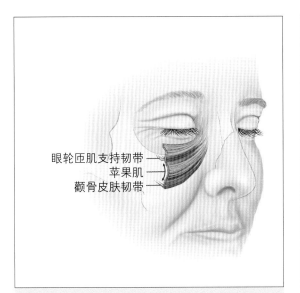

图37.2 老年性下睑及中面部保留眼轮匝肌支持韧带与颧骨皮肤韧带的解剖关系。眼眶周围区域的年龄变化可能有不同的模式。眼轮匝肌支持韧带和颧弓韧带的位置保持稳定，也有助于对抗易于衰老的部位。软组织松弛、眶隔减弱，骨支撑改变，可导致软组织膨出和脂肪疝出。这可能表现为下睑隆起和颧骨丘，它们彼此不同

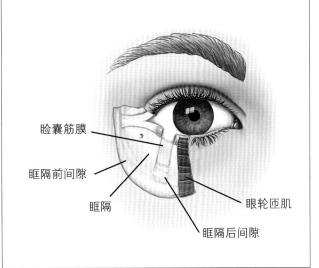

图37.3 下睑和眼睑—颊部交界处的分层解剖结构。请注意，眼轮匝肌的睑板和眶隔前部分与上覆皮肤之间没有脂肪。在眶隔间隙区域，有一个5~8 mm的垂直骨缘，在此位置不适当地注射填充物可能会导致结节、轮廓不规则或软组织肿胀时间延长。由于这些分层的解剖结构紧密并列，除非对解剖学有充分的了解，否则很容易将填充物注射在意想不到的位置

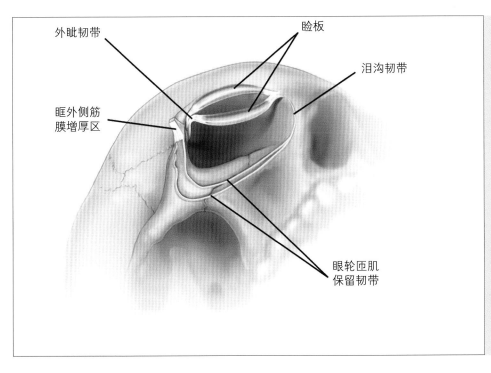

图37.4 包括眶保留韧带在内的下眼眶关键附件位置。"泪沟畸形"一词应适用于从内眦斜向瞳孔中线延伸的眶周内侧凹陷。与衰老相关的泪沟畸形被归因于重力下降，包括支持韧带松弛和中面部下降。眼轮匝肌保留韧带形成与眼睑—脸颊交界处形成一个V形畸形。泪沟通常与骨性改变有关，尤其是与年龄有关的上颌发育不全。随着年龄的增长，下睑皮肤逐渐失去弹性和厚度。色素沉着和光老化变化也可能起作用

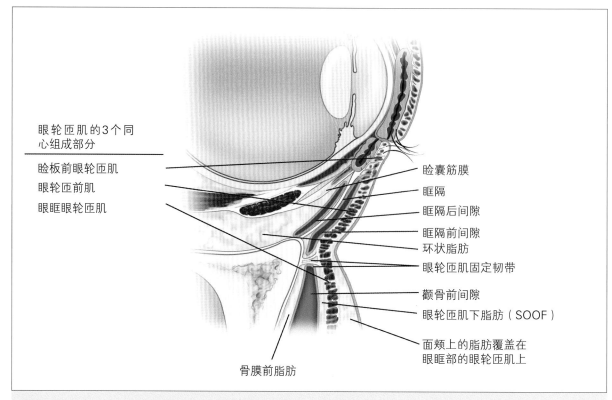

眼轮匝肌的3个同
心组成部分

睑板前眼轮匝肌
眼轮匝前肌
眼眶眼轮匝肌

睑囊筋膜
眶隔
眶隔后间隙
眶隔前间隙
环状脂肪
眼轮匝肌固定韧带
颧骨前间隙
眼轮匝肌下脂肪（SOOF）
面颊上的脂肪覆盖在
眼眶部的眼轮匝肌上

骨膜前脂肪

图37.5　下睑和中面部的横断面解剖，包括眼轮匝肌脂肪（SOOF）、眶隔与相关的隔前和隔后间隙，以及眼轮匝肌保留韧带。这些结构和空间在这个紧凑区域的关系用矢状面表示。如图37.3所示，睑板和眼轮匝肌前隔部分的肌肉和上面的皮肤之间没有脂肪。除了眼轮匝肌的眶部保留韧带外，正常的皮下脂肪层将皮肤和肌肉分开。结果表明，泪沟畸形和睑颧沟韧带内侧和外侧保留韧带外侧的泪沟韧带，以及覆盖在眼匝肌眶部但未覆盖隔膜前部分的颊部脂肪共同作用，是解剖因素共同作用的结果

37.1　病例1：注射填充物（假定为透明质酸）后出现急性眼周肿胀

37.1.1　病史导致的具体问题

　　这位52岁的中东女性患者报告说，她注射了交联透明质酸（HA）填充物来矫正眼眶下凹陷，术后立即发生了肿胀。她报告说，填充物是在海外分组注射的，几个患者在一个检查室，医师快速地一个个地对患者进行注射。每边注射1mL的填充物。注射后24h内开始出现肿胀。在接下来的1周，肿胀进一步恶化。主治医师告诉患者肿胀会自行消退。在她来咨询时，肿胀已经持续了3个月。患者报告说，肿胀通常在早上更明显。

37.1.2　患者当前状态的解剖描述

　　经肉眼检查及触诊，患者表现为双侧、弥漫性、柔软、可压缩的眼眶下肿胀。左边的肿胀比右边更明显。没有红斑、疼痛、压痛或肿胀部位发热等症状或体征。由于肿胀患者下睑活动受限。她说没有感觉异常（图37.6）。

37.1.3　诊断

　　HA填充物注射不当。

37.1.4 建议解决方案

· 肿胀的急性发作、持续性和非炎症性与填充物的不恰当注射和/或过度充盈一致，导致淋巴流出道阻塞。早晨肿胀加剧也与淋巴流出道阻塞有关，因为液体会在躺下数小时后积聚。

· 在进行干预之前，最好先进行诊断性超声检查，以确定填充物的确切位置并提供填充物确实为HA的证据。患者拒绝进行这项检查。

· 透明质酸酶可以催化分解不需要的透明质酸填充物。还可以考虑用于非HA填充物沉积周围的组织，以帮助其分解（在下面的病例3中将对此进行进一步讨论）。Lambros方法需要用利多卡因稀释透明质酸酶，以减少注射过程中和注射后的不适感，再加上肾上腺素，定位透明质酸酶，以最大限度地发挥其功效并将其分散在未指定的区域。

· 在仔细分析了透明质酸酶经验性治疗的风险与益处后，按照以下说明进行操作。

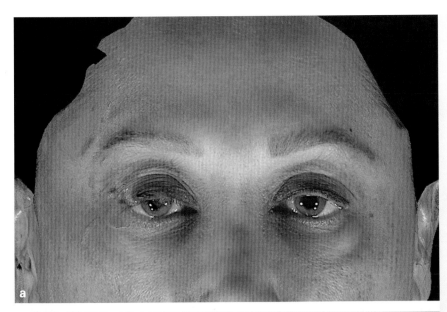
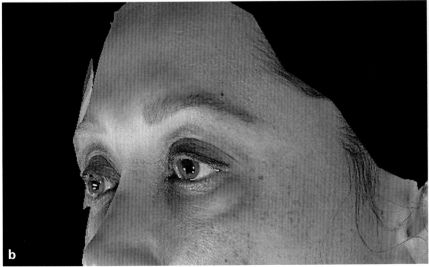

图37.6 初诊患者，表现为眶下区急性、持续性、双侧、非炎症性肿胀。（a）前视图。（b）斜视图

37.1.5 技术

将透明质酸酶（Vitrase，200 USP单位/mL，Bausch & Lomb）用1%利多卡因（10mg/mL）和肾上腺素（1∶100 000）混悬液按1∶4稀释。使用无菌技术，将0.6mL稀释的透明质酸酶使用32G针连续以0.1mL推注向病灶内和周围的皮下组织中。注射后使用温和的组织压力按压和塑形，目的是将透明质酸酶分散到整个肿胀区域。

37.1.6 术后照片和对结果的严格评估

随访时，透明质酸酶注射后12天，眶下肿胀得到明显改善。轻度残留双侧肿胀。建议患者进一步注射透明质酸酶来改善病情。该患者在2~3周后未遵照建议随访，她表示希望出国旅行返回后接受进一步治疗（图37.7）。

37.1.7 教学要点

· 在填充物植入后48h内发生急性肿胀或结节。如果根据病史、目测和触诊为非炎症性，则可能是填充物注射位置不当或过度充盈所致。注射后也可能发生填充物的移位，特别是在流动性强的区域或当填充物已植入肌肉时。

· 眼周区域容易出现肿胀和结节，这是因为它解剖学上的原因，它的薄皮肤使底层轮廓异常更加明显，而且它容易出现淋巴流出道阻塞的倾向。

· 不同的填充物吸水倾向不同。高吸水性的透明质酸填充物并不适合于眼眶周围区域，尤其是下睑-颊部交界处区域。不适当的产品的生理水化性可能加剧或造成先前存在的水肿。

· 眼周填充物注射后急性肿胀的常见原因是无意中注射错位，导致淋巴管流出道梗阻。衰老的眼睑由于支撑它的脂肪层的收缩和下降，可能对这一点更加敏感。Shoukath等对下睑的解剖研究，以及与术后化疗和水肿的相关性，为了解淋巴系统中可能发生梗阻的主要部位提供了思路。睑深部淋巴系统开始于结膜，穿过睑板，深入眼轮匝肌。它通过肌肉与浅表淋巴系统相连。然后淋巴管穿过眼轮匝肌保留韧带，在眼轮匝肌下脂肪（SOOF）中运行，到达颧前间隙的顶部。在颧皮韧带处，血管向下延伸至骨膜前脂肪然后沿着面神经分支到达腮腺内的淋巴结。浅淋巴系统流过眼睑皮肤，流过眼轮匝肌，并通过肌肉连接到深层系统。在外侧，它到达耳前淋巴结，而在内侧，它沿面静脉的路径进入下颌和下颌下淋巴结。外侧深淋巴系统梗阻最可能发生在眼轮匝肌保留韧带和颧皮韧带处。

· 先前存在的囊袋或下睑水肿可被视为眶下填充物注射的禁忌证，因为它会增加术后长期肿胀的风险。囊袋或下睑水肿的发生率较高。在一系列114位随机选择的患者中，Goldberg等发现，32%的患者有一定程度的病灶，而13%的患者有青苹果丘［眼眶缘下方和外侧的三角丰满区域瘀青（图37.1）］。

· 强烈建议将HA填充物用于眼周区域，因为它们与透明质酸酶可逆，可提供最大的安全性，并允许非侵入性去除注射位置错误或注射过多的填充物。

· 建议对眶下区域进行轻微矫正，以免出现美学上不希望出现的凸起，每次疗程每侧注射不超

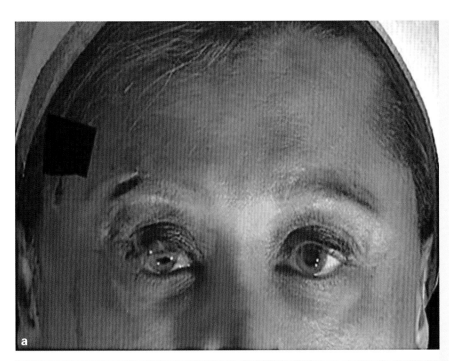

图37.7 患者在第一次注射透明质酸酶后12天出现急性、持续性、非炎性眶下肿胀。（a）正视图。（b）斜视图

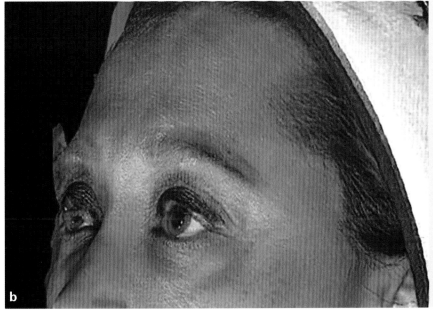

过0.5mL的填充剂。建议间隔至少3~4周，然后再进行注射。

· 通常，如在医学和外科的所有分支中一样，最好对填充物的问题进行最佳诊断，并根据此诊断制订治疗计划。但是，有填充物问题的患者拒绝进行诊断检查的情况并不罕见。这主要是由于渴望及时得到治疗，快速解决问题。考虑到经验疗法的风险与益处，治疗医师有责任确定什么是患者的最大利益。在风险大于益处的情况下，应劝告患者必须在治疗之前进行诊断性检查，以确保得到安全有效的管理。

· 由于外源性透明质酸酶皮内和皮下注射具有良好的安全性，当风险–效益分析表明该方法合适时，其经验应用是合理的。除了专门制备用于治疗该患者的羊透明质酸酶外，其他透明质酸酶制剂在不同的部位都是可用的。另一种绵羊透明质酸酶制剂（透明质酸酶，1500IU作为冻干粉末1mL安瓿，赛诺菲–安万特澳大利亚Pty有限公司）可以用生理盐水稀释至50IU/mL用于治疗美学并发症（相比而言，用于血管适应证的150IU/mL或更高）。重组人透明质酸酶（Hylenex，150 USP单位/mL, Halozyme Therapeutics，圣地亚哥，CA）可以以类似绵羊透明质酸酶（Vitrase）的方式被稀释。

· 作为透明质酸酶知情同意程序的一部分，应建议患者注射后预期会暂时出现瘀青和肿胀。通常需要多次注射透明质酸酶，特别是对于长寿命的HA填充物。建议每次疗程间隔至少1周。透明质酸酶作用后可能会再次出现眶下凹陷。他们的矫正将需要用适当的技术注射填充物。

· 还应该警告患者，透明质酸酶的改善程度不能预测，可能是不完全的。在一个作者（H. S.）的轶事经验中，一些患者在注射了不理想的眼周填充物后发生肿胀，在填充物被移除后，即使随后用适当的技术重新注射填充物，也容易发生肿胀。

· 透明质酸酶也被提倡用作一种抢救治疗，在无意中向动脉内注射血凝素填充物和随后发生栓塞时Magnusson和Papadopoulos在一个实时、新鲜、冷冻的尸体模型中发现，注射入面部动脉的血凝素填塞物可以通过注入周围软组织的外源性透明质酸酶经动脉降解。DeLorenzi已经描述了治疗剂量下浸入透明质酸酶的透明质酸填塞物在封闭的尸体动脉节段内的经动脉降解。

Zhu等人前瞻性评估了4例视力下降患者球后注射透明质酸酶的疗效，这些患者分别是视网膜分支动脉阻塞、视网膜后部缺血性视神经病变（PION）、眼动脉阻塞以及视网膜分支动脉阻塞。患者在发生视力丧失后至少4h内接受1~2次高剂量（1500~3000U）绵羊睾丸透明质酸酶（上海第一生化制药有限公司）球后注射，均未取得视网膜动脉实质性再通或视力改善。为了支持这一发现，作者最近报道了透明质酸酶在一个试点的实时活体模型中不能通过动脉，这表明活体动脉壁的通透性与尸体的通透性显著不同。

37.2　病例2：注射永久性填充剂后亚急性发作的眼周结节

37.2.1　病史导致具体问题

这位健康状况良好的48岁白种人患者，在加拿大接受了1年的非美国食品和药物管理局批准的永久性填充物注射，该产品在加拿大被批准用于美容。填充物为HA–丙烯酸水凝胶。在最后一次注射后14个月，患者的脸颊和皮下出现多个红色结节，在接下来的6年里，他接受了多次结节内注射类固醇的经验治疗。患者在每次皮质类固醇治疗后4周内经历了他所说的"反弹性炎症"。在随后的2年中，他接受了口服皮质类固醇、别嘌呤醇、环孢菌素和抗生素、高剂量皮质类固醇和局部注射咪喹莫特的治疗。他在牙齿清洁后经历了恶化结节的反复发作。他因服用环孢菌素而导致肾功能不全。

37.2.2　对患者当前状态的解剖描述

在他的第一次会诊时，患者口服环孢霉素100mg，每天2次。他最后一次注射类固醇是在1年以前。他的双侧面颊中部、眼睑和眶下区域有中度红斑性结节，无明显渗出物或分泌物。触诊显示结节位于皮下，它们微痛无波动。患者没有发烧，也没有明显的面部或颈部淋巴结病变（图37.8）。

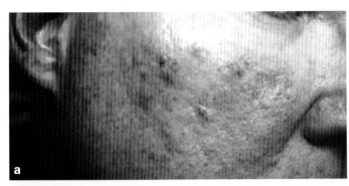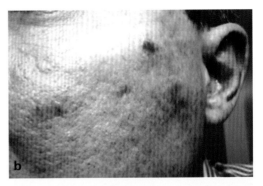

图37.8 患者首次会诊时表现为双侧颧部、眼睑-颊部交界处、眶下区域多发炎性皮下结节。（a）右侧视图（b）左侧视图

37.2.3 诊断

注射永久性填充剂后出现炎性结节。

37.2.4 问题的建议解决方案

· 这些症状和体征与炎性结节一致。

· 超声诊断成像有助于进一步评估。患者拒绝接受这项检查。

· 这些炎性结节的亚急性发作和表现与微生物污染是一致的，最有可能是在注射填充物时。因此，建议使用抗生素。使用皮质类固醇或环孢霉素进行免疫抑制是禁忌的，因为这将加剧感染。

· 处理植入的异物（填充物）微生物污染的抗生素治疗应比通常为轻微、自限性感染而规定的短抗生素疗程更具攻击性，且持续时间更长。

· 大环内酯类抗生素，如阿奇霉素或克拉霉素是合适的选择。正如Kanoh和Rubin所讨论的，除了大环内酯类的广谱抗菌活性外，它们的多模态免疫调节活性还具有抗炎作用，而没有免疫抑制作用。

37.2.5 技术

· 停用环孢霉素。

· 开始口服克拉霉素，每天2次，剂量为500mg。建议患者服用辅助益生菌胶囊。

· 医师建议患者需要连续治疗几个月，并在适当情况下进行随访，以评估其病情。他还被建议在感染得到控制后永久切除填充物，以最大限度地提高结节完全和永久消失的可能性。

37.2.6 术后照片和评价

见图37.9。

· 5周后的随访中，结节的数量、大小、高度和红斑均有所减少，结节部位仍存在硬结。

· 迄今为止，患者已连续口服克拉霉素6个月。他报告说，结节的发作频率和严重程度都降低了。

· 到目前为止，患者拒绝了移除填充物的干预措施。

37.2.7　教学要点

·感染是持续或复发的亚急性或迟发性充血结节的主要原因的证据，足以证明经验性、广谱抗生素治疗是正确的。

·在许多病例报告中，在注射填充物后出现结节，根据炎症的体征和症状做出了肉芽肿或皮肤对填充物过敏反应的推定诊断。但是，这些症状和体征，包括压痛、红斑、肿胀和硬结也可能在感染时出现。

·感染本身可能导致继发性肉芽肿或超敏反应。

·由于感染是导致持续性结节的最可能原因，除非另有证明，否则不应凭经验开具皮质类固醇和其他免疫抑制疗法的处方。仅在完全排除感染后才适用。

·没有基本原理的经验性治疗，如应用呋塞米（速尿）和其他利尿剂，应避免。

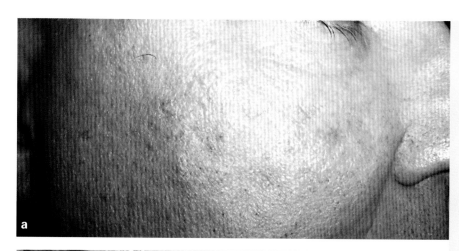

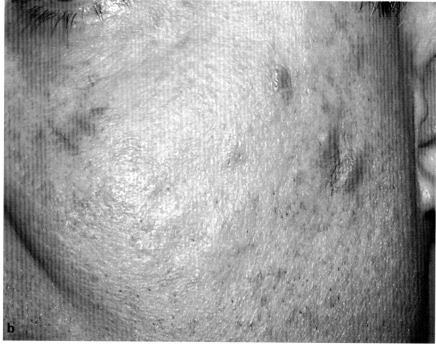

图37.9　患者开始口服克拉霉素并中断口服环孢霉素后5周。（a）右侧视图（b）左侧视图

· 由于其广谱抗菌作用和多模式免疫调节活性，大环内酯类抗生素是一种适当的经验性一线治疗药物。

· 也可以考虑添加氟喹诺酮类抗生素，如左氧氟沙星或莫西沙星。正如Lewis所讨论的，这种类型的抗生素很容易在生物膜之间达到平衡，因此在某种程度上阻碍了它们的生长。

· 抗生素治疗或细菌培养阴性几天后未改善，应怀疑存在耐药菌、分枝杆菌或生物膜。

· 可逆性或不可逆性的填充物可能会引起感染。去除污染的填充物始终是首选的处理方法。当填充物是不可逆的时，去除更困难，因此治疗更具挑战性。

· 填充物结节细菌培养阴性不能排除细菌感染或真菌感染的诊断。Rimmer及其同事将乳房植入物中分枝杆菌感染的经典表现描述为"无菌"性结节或脓肿。Rodriguez等最近将HA填充物注射部位的皮肤炎症与分枝杆菌感染相关联。荧光原位杂交，Bjarnsholt及其同事在8个活检标本中发现了7个细菌标本取自注射聚丙烯酰胺凝胶填充物后产生的细菌培养阴性结节。

· 手术室可以干净，但绝不能完全无菌。在非无菌环境中反复穿刺非无菌皮肤等因素增加了填充物注射过程中细菌感染的风险。这些因素还包括使注射针穿过含有细菌的皮脂腺、刷牙、用牙线清洁、鼻窦炎和其他日常活动引起的菌血症以及皮肤固有免疫监测的生理波动。

· 此外，一些致病菌具有利用HA作为营养物质的能力。其中包括葡萄球菌和链球菌，它们合成打破糖苷键所必需的酶，并在含HA的培养基上生长良好。Costagliola和Lee等都报道了HA的存在可以促进分枝杆菌的体外生长。当持续性或复发性的填充物结节出现急性或亚急性反应时，应考虑存在感染的可能性。当怀疑有任何类型的感染时，在确诊前应避免使用全身或局部免疫抑制剂，如皮质类固醇。

· 重要的是，最近对生物膜的关注并没有促使临床医师将所有持续性填充结节病例标记为生物膜。生物膜的特征将其与其他亚急性或慢性感染区分开。生物膜反应表现出很少或没有抗体反应，细菌培养经常是阴性的，对抗生素治疗有耐药性，往往表现为低度炎症而不是暴发性炎症。迄今为止，软组织填充物注射入后生物膜形成的最有力证据是应用永久性填充物。Saththianathan等最近发表了一项实验室研究和临床综述，其中他们讨论了细菌生物膜在软组织填充物不良反应中的作用。他们发现，所有填充物（HA、聚丙烯酰胺凝胶和聚l-乳酸）在体外都支持细菌生物膜的生长，并提示在他们回顾分析的临床病例中，慢性肉芽肿炎症和生物膜之间存在高度相关性。

37.3 病例 3：注射未知填充物后早期发作的持续性眼周结节

37.3.1 病史导致具体问题

这位56岁的女性在就诊前15年注射了不知名的填充物后，出现了持续性的右下睑结节。她说，在注射填充物后不久就出现了结节，此后一直没有改变。患者报告说，这一问题给她造成了严重的痛苦和社交尴尬。此前有人告诉她，如果不进行手术切除就无法改善病情，但她拒绝进行手术。在会诊期间，她说她不能忍受哪怕有轻微瘀青风险的治疗，因为这会使她更加痛苦和尴尬。患者拒绝对结节进行超声检查或其他评估。

37.3.2 患者当前状态的解剖描述

第一次会诊时，患者出现双侧眶下区域坚固的无红斑性结节，无渗出物或分泌物。结节无触痛，无起伏，皮肤温度不高。触诊显示结节位于皮下，范围达骨膜上。患者无发热，没有明显的面部、颈部淋巴结肿大（图37.10）。

37.3.3 诊断

注射不明填充物后的非炎性结节。

37.3.4 建议解决问题的方法

· 结节的寿命表明它们来自永久性或半永久性填充物，而不是HA。

· 从注射到出现炎症症状和体征提示为"冷结节"，无急性或亚急性感染迹象。

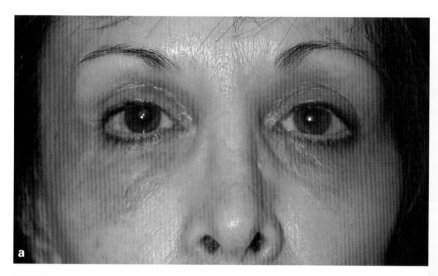

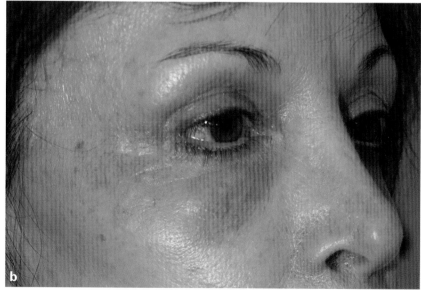

图37.10 患者治疗前出现眶下区域早发、持续性、非炎性结节。（a）前视图。（b）右斜视图

· 然而，不能仅根据临床评估就完全排除生物膜或其他慢性感染。因此，明智的做法是在试图操作之前开始预防性应用抗生素盖。

· Voigts和同事报告了用尖针分散和消除羟基磷灰石钙填充物导致的结节，在此之前，注射利多卡因悬浮液以减少患者的不适。

· 即使填充物导致的结节不含透明质酸，也提倡注射透明质酸酶，以帮助分解周围组织，并改善辅助仪器对结节的侵入。

· 由于该患者表示她不能忍受任何试图移除结节产生的瘀斑，因此决定使用钝头微套管。

37.3.5 技术

· 在第一次结节治疗前1周开始口服克拉霉素，每日2次，每次500mg，随食物服用。这是为了尽量减少在处理这些长期存在的结节时传播任何细菌感染或生物膜的风险。

· 选用27G、38mm的钝头微套管进行治疗，目的是穿透结节。相比之下，作者（H.S.）使用22G或23G、50mm的微套管来进行填充注射，以尽量减少组织损伤和穿透血管、神经或其他重要结构的风险。

· 微套管通过右上内侧正中的单一入口插入，并在皮下轻轻前后移动，将结节下切并轻轻打碎。在此过程中，使用逆行穿线技术注射1mL绵羊透明质酸酶，用1%利多卡因加肾上腺素按1:5的比例稀释。

· 此技术以前未见报道。

· 4周后重复微套管操作，再次注射1mL的羊透明质酸酶，用1%的利多卡因加肾上腺素按1:5的比例稀释。

37.3.6 术后照片和对结果的严格评估

见图37.11、图37.12。

患者在第一疗程后未见瘀青，并在1周后开始好转。在第一个疗程后4周进行重新评估时，结节直径和高度均下降了。此时开始了第二疗程，在6周后的重新评估中有了明显的改善。没有结节可见或可触知，右下睑没有轮廓不规则，患者报告她对结果非常满意。

37.3.7 教学要点

· 本病例提供了一种新的治疗模式，对填充物注射入后无炎症症状的慢性结节有价值。

· 在预防性大环内酯类抗生素的应用下，用钝性微套管同时注射透明质酸酶将结节分散。

· 使用微套管对结节进行消融和击破的目的是提供非创伤性机械分散，并增加结节成分与注射的透明质酸酶之间的接触表面积。

· 从循证的角度来看，由具有面部解剖学专业知识的超声检查医师进行和解释的超声成像极大地促进了填充物结节的诊断和管理。这可以表明存在未报告的，先前注射的填充物，这些填充物可能形成感染的病灶。帮助确定这些填充物的性质；并指出它们的精确位置，以及它们是否侵犯了重要结构。

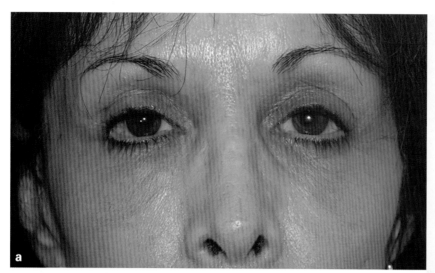

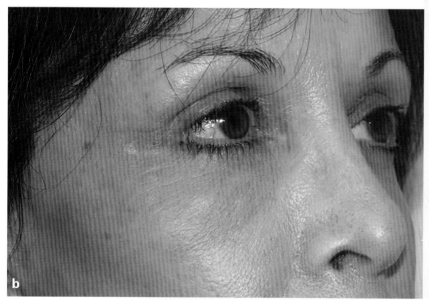

图37.11 首次治疗后4周的患者。（a）前视图。（b）左斜视图。通过27G、38mm钝尖的微型插管在右上内侧正中的单一入口插入进行结节的细微破坏，同时注射用1％利多卡因加肾上腺素稀释的1∶5绵羊透明质酸酶。总注射量为1mL

·以前建议对填充物注射后的结节进行穿刺活检以帮助诊断。超声成像与病灶活检相比的优点是它是无创的，不会造成瘢痕，取样错误的风险大大降低或消除。

·值得注意的是，肉芽肿的组织病理学诊断并不排除感染，因此不需要应用抗生素治疗。感染可能与肉芽肿同时存在。此外，如病例2所示，分枝杆菌和其他感染可导致肉芽肿的形成。

·对于该患者，最好的做法是在试图采取任何干预措施解决结节之前进行诊断性超声成像。不过，她拒绝进行这项检查。鉴于15年来完全没有炎症或感染的迹象或症状，我们决定对这名患者在预防性应用抗生素的情况下进行经验性治疗。

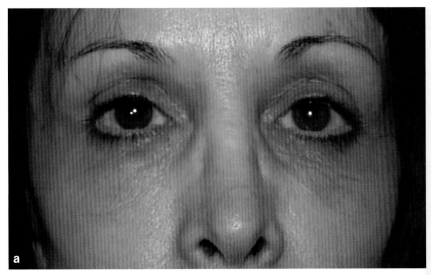

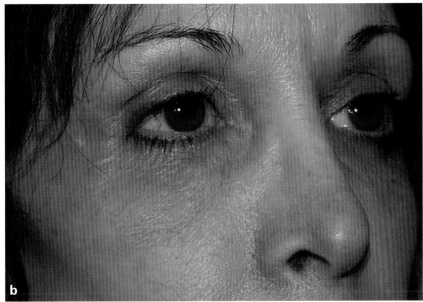

图37.12 患者在第一疗程后10周和第二疗程后6周。（a）前视图。（b）左斜视图。采用相同的方法，即用微导管观察和分散填充物结节。通过25G、38mm钝尖的微型套管针注射了总计1mL的绵羊透明质酸酶，用1％利多卡因加肾上腺素稀释

37.4　病例 4：当日进行微晶换肤和填充剂注射后，炎症结节亚急性发作

37.4.1　病史导致的具体问题

这位52岁的白人女性称，7天前接受了包括下睑在内的面部微晶磨皮，并在下睑注射了HA填充物，这使她的左下睑和相邻面颊发红和肿胀。初诊时，发红和肿胀持续了10天，没有变化，患者没有疼痛、不适或发烧情况。

37.4.2 对患者当前状态的解剖描述

第一次会诊时，患者左侧眶下区出现柔软、红斑性、结节性肿胀，左侧颧区伴附属性炎症。发炎部位有轻度温热，无渗出物或分泌物。肿胀无压痛和波动。触诊显示肿胀位于皮下，范围达骨上。患者无症状，没有明显的面部、颈部淋巴结肿大（图37.13）。

37.4.3 诊断

当日微晶磨皮及注射透明质酸填充物后出现炎性结节。

37.4.4 建议的解决方案

·持续的炎症性肿胀（填充物注射后48h至2周）的亚急性发作与填充物的微生物感染相符。

·建议的解决方案是通过透明质酸酶的渗透，从炎症区域去除透明质酸填充物。选择蓝布罗斯法检测透明质酸酶。如病例1所述，这需要使用利多卡因稀释透明质酸酶，以减少注射期间和注射后的不适，同时添加肾上腺素定位透明质酸酶，从而最大限度地发挥其功效，并限制其扩散到不需要的区域。

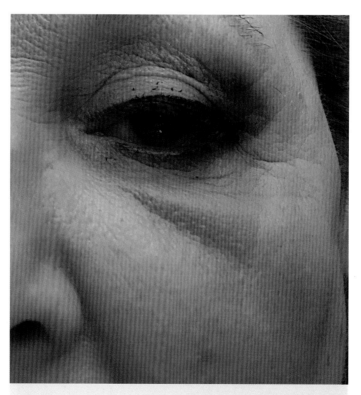

图37.13 初诊患者，其左眶下和脸颊区域有亚急性发作的炎性结节。发病是在对包括下睑在内的面部进行微晶磨皮，然后将透明质酸填充剂注入下睑后第7天。患者在发病后10天即微晶磨皮和填充剂注射后17天就诊

·假设诊断为微生物感染，建议在注射透明质酸酶、机械操作炎症区域之前预防性应用抗生素。

·一种大环内酯抗生素，阿奇霉素，由于其广谱抗菌作用和不抑制免疫的抗炎作用、多模态免疫调节活性而被选择。

37.4.5 技术

·开始口服阿奇霉素，每日1次，每次500mg，与食物一起服用。

·1周后，用1.5mL羊透明质酸酶浸润左下睑和颧骨，用1%利多卡因加肾上腺素按1∶5的比例稀释（0.3mL透明质酸酶+1.2mL利多卡因加肾上腺素）。用30G针和逆行穿线技术在真皮与浅表皮下注射。

37.4.6 术后照片及关键结果评价

随访，注射透明质酸酶2周后，红斑、肿胀完全消失。6周后再注入透明质酸填充物，无后遗症。

37.4.7 教学要点

·该患者的临床诊断为HA填充物的继发微生物感染，最有可能发生在微晶磨皮后注射填充物的当天。

·在最近的整形外科医师和皮肤科医师的共识中，Sundaram等建议"任何去除皮肤上皮或导致组织水肿的手术，如激光表面置换，应该避免在同一天进行填充物或肉毒毒素注射"。

·当日微晶磨皮术可能会增加HA填充物被污染的风险，对表皮造成亚临床损伤，从而为微生物进入皮肤提供入口。

·眼睑皮肤特别容易受到创伤，因为它比面部非眼周区域的皮肤更薄、更脆弱。

·如病例2所述，任何侵入皮肤的操作都不可能完全无菌。皮肤本身就是细菌的储存库，环境中的微生物也会造成污染。因此，如果在填充物注射后发生炎症，在没有其他证据之前，假定的诊断应该是感染。

·与所有因注射物被污染而感染的病例一样，第一步治疗是移除注射物。填充物为透明质酸填充物时相对容易，因为它可以被透明质酸酶溶解。应告知患者，可能需要超过1个疗程的透明质酸酶治疗才能完全移除填充物。

·预防性应用抗生素有助于减少透明质酸酶渗透污染区域时传播感染的风险。

37.5 病例5：注射肉毒素后部分代偿性上睑下垂失代偿

37.5.1 病史导致的具体问题

一名62岁的女性抱怨说，她在亚洲做了面部手术和注射，包括在前额注射肉毒素来改善皱纹后，她的右侧眉毛下垂了。她要求将右侧眉毛抬高，以便与左侧眉毛的高度相匹配。

37.5.2 对患者当前状态的解剖描述

在第一次会诊时，患者的眉毛位置不对称，左侧眉峰高出右侧眉峰约1cm。她有轻微的双侧上睑下垂，右侧更明显。她额头左侧有中等程度的横向水平皱纹。她的额头右侧几乎看不到皱纹。患者的眉毛抑制活动完好无损，这从她皱眉的能力可以看出（图37.14）。

37.5.3 诊断

注射肉毒素后上睑下垂。

37.5.4 问题的建议解决方案

·该患者的病史和表现与既往双侧上睑下垂一致，通过额肌过度收缩部分代偿。由于之前的手术，她的右侧已经失代偿了——很可能是注射了肉毒毒素和随之而来的额肌活动减弱所致。结果是降低右侧眉毛和揭露先前存在的右侧上睑下垂。

·患者前额和太阳穴的骨头和软组织缺失。容积置换可以改善组织支撑，从而恢复双侧更美观的眉毛位置和改善眉毛的突出。

·改善组织支撑也可以减少额肌过度收缩的补偿，从而改善前额皱纹。

·基于这一认识，应避免使用肉毒毒素，因为它会削弱额肌收缩、暴露上睑下垂。填充物的注射是首选的处理方法。

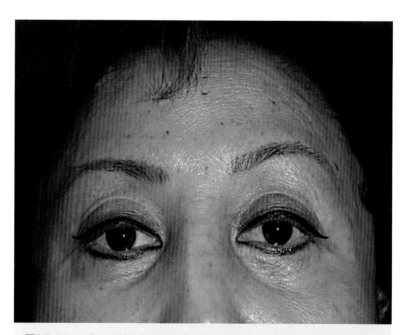

图37.14 一位62岁的女性初次会诊。她抱怨说，在亚洲进行了面部手术和注射，包括肉毒毒素后，右侧眉毛下垂。患者要求抬高右侧眉毛。她拒绝了将左侧眉毛降低到与右侧眉毛相同高度的治疗策略

·虽然从美学角度来看，右侧眉毛的高度看起来更自然，但患者拒绝降低左侧眉毛以匹配右侧的高度。由于眉毛抑制肌的活动是完整的，可注射肉毒毒素来削弱它们，根据患者的要求，通过允许额肌相对无对抗的活动来抬高右侧眉毛。

·尽管肉毒毒素提升右眉在美学上存在缺陷，但从功能的角度来看，如果能改善右侧上睑下垂，则可以证明这一方法是正确的。右侧上睑下垂在术后失代偿后比左侧更明显。

37.5.5　技术

·将A型肉毒毒素注射到眉毛内侧和外侧降眉肌。剂量是对降眉肌给予4U的A型肉毒毒素，对右侧眼轮匝肌的上外侧给予1U。

·在3周后的随访中，患者同意在两侧眉毛的下方骨膜上注射1mLHA填充物。她拒绝填充额头和太阳穴。

37.5.6　术后照片和结果评估

·在随访中，肉毒毒素注射后3周，右侧眉毛几乎被提升到与左侧眉毛相同的高度。右侧上睑下垂减轻，左侧上睑下垂也有一定程度的改善。

·注射肉毒毒素后注射少量填充物使右侧眉毛与左侧眉毛高度相同。在亚洲接受手术之前，患者的双眉抬高模式和程度相同。双眉的位置和额肌的形态与双侧眼睑下垂的部分代偿一致。左右两侧上睑下垂均减弱。

·尽管该治疗计划满足了患者的要求，但并未恢复到最佳的眉头位置，这可以通过向额头和太阳穴注射足量的填充物来实现（图37.15）

37.5.7　教学要点

·额肌和提上睑肌在眶周组织中整体相连，在皮肤松弛症、眼睑下垂或眉毛下垂时维持视力。肌肉活动的模式通常是不对称的，以提供优先支持的神经优势眼。目前的并发症是由于对额肌注射肉毒毒素以改善前额的皱纹所致。

·这种常见的情况可以通过考虑面部肌肉解剖及其三要素、机械关系的预处理分析来避免——包括理解额肌是眉毛唯一的提升肌这一点。

·对于正在讨论的患者，通过这个分析，我们可以理解为前额皱纹是由于额肌在生理上适当收缩，以弥补上睑下垂造成的。从分析的角度来看，最佳的治疗方法是纠正导致额肌过度收缩的主要原因。

·这个病例说明了在咨询那些希望做整形手术的患者时常见的情况——患者的要求和医学上合适的要求之间存在差异。在与这位患者进行了深入的讨论之后，医师决定按照她的要求来做，因为她想要的结果不会带来任何医学上的危险，尽管在美学上是不合适的。

·每个眼睑的提肌均遵循Hering的相同神经支配定律，因为它们对称地被神经支配，从而产生相等的中枢神经输出。因此，在双侧上睑下垂不对称的情况下，受影响程度较小的眼睑可能会由于正常的上睑下垂引起的过度的神经刺激而维持正常的抬高水平。可以在手术前通过手动抬高下睑来检测这种情况。对侧眼睑立即下降，证实存在双侧上睑下垂不对称，只是被提肌"过度活动"掩盖了。

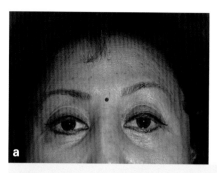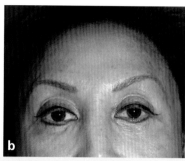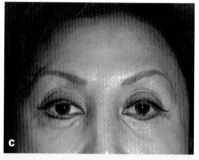

图37.15　（a）A型肉毒毒素注射至眼轮匝肌和上外侧眼轮匝肌的注射点。将4U的A型肉毒毒素注射到降眉肌，右侧眼轮匝肌上外侧注射1U。（b）将A型肉毒毒素注射于眼轮匝肌和上眼外侧眼轮匝肌前、后3周。右侧眉毛抬高。这是由于注射肉毒毒素后降眉肌减弱，使得额肌对提眉活动的抵抗力降低。眼睑下垂也有轻微改善。（c）3周后，将透明质酸填充物在骨膜上注射至眉尾外。患者拒绝在前额和太阳穴注射填充物

本章还提供了用光纤二极管激光器去除永久性填充剂，眶旁韧带上下注射填充剂效果的视频，请扫码观看。

参考文献

[1] Arron ST, Neuhaus IM. Persistent delayed-type hypersensitivity reaction to injectable non-animal-stabilized hyaluronic acid. J Cosmet Dermatol. 2007; 6(3):167–171.

[2] Bjarnsholt T, Tolker-Nielsen T, Givskov M, Janssen M, Christensen LH. Detection of bacteria by fluorescence in situ hybridization in culture-negative soft tissue filler lesions. Dermatol Surg. 2009; 35(Suppl 2):1620–1624.

[3] Christensen L. Normal and pathologic tissue reactions to soft tissue gel fillers. Dermatol Surg. 2007; 33(Suppl 2):S168–S175.

[4] Cassuto D, Pignatti M, Pacchioni L, Boscaini G, Spaggiari A, De Santis G. Management of complications caused by permanent fillers in the face: a treatment algorithm. Plast Reconstr Surg. 2016; 138(2):215e–227e.

[5] Cassuto D, Sundaram H. A problem-oriented approach to nodular complications from hyaluronic acid and calcium hydroxylapatite fillers: classification and recommendations for treatment. Plast Reconstr Surg. 2013; 132(4, Suppl 2):48S–58S.

[6] Chabra I, Obagi S. Severe site reaction after injection hyaluronic acid-based soft tissue filler. Cosmet Dermatol. 2011; 24:14–21.

[7] Costagliola C, Del Prete A, Winkler NR, et al. The ability of bacteria to use Na-hyaluronate as a nutrient. Acta Ophthalmol Scand. 1996; 74(6):566–568.

[8] DeLorenzi C. Complications of injectable fillers, part I. Aesthet Surg J. 2013; 33(4):561–575.

[9] DeLorenzi C. Complications of injectable fillers, part 2: vascular complications. Aesthet Surg J. 2014; 34(4):584–600.

[10] DeLorenzi C. Transarterial degradation of hyaluronic acid filler by hyaluronidase. Dermatol Surg. 2014; 40(8):832–841.

[11] Friedman PM, Mafong EA, Kauvar AN, Geronemus RG. Safety data of injectable nonanimal stabilized hyaluronic acid gel for soft tissue augmentation. Dermatol Surg. 2002; 28(6):491–494.

[12] Glashofer MD, Cohen JL. Complications from soft tissue augmentation to the face: a guide to understanding, avoiding, and managing periprocedural issues. In: Jones DJ, ed. Injectable Fillers: Principles and Practice. Oxford: Wiley-Blackwell; 2010:121–139.

[13] Glashofer MD, Flynn TC. Complications of temporary fillers. In: Carruthers J, Carruthers A, Dover JS, Alam M, eds. Procedures in Cosmetic Dermatology: Soft Tissue Augmentation. 3rd ed. London: Elsevier Saunders; 2013:179–187.

[14] Goldberg RA, McCann JD, Fiaschetti D, Ben Simon GJ. What causes eyelid bags? Analysis of 114 consecutive patients. Plast Reconstr Surg. 2005; 115(5):1395–1402, discussion 1403–1404.

[15] Hering E. The Theory of Binocular Vision. New York, NY: Plenum Press; 1977.

[16] Kanoh S, Rubin BK. Mechanisms of action and clinical application of macrolides as immunomodulatory medications. Clin Microbiol Rev. 2010; 23(3):590–615.

[17] Criollo-Lamilla G, DeLorenzi C, Karpova E, et al. Anatomy and Filler Complications. Paris: Medical Publishing; 2017.

[18] Lambros V. The use of hyaluronidase to reverse the effects of hyaluronic acid filler. Plast Reconstr Surg. 2004; 114(1):277.

[19] Lee YN, Kim JD, Lew J. Comparison of mycobacterial growth in Dubos medium, hyaluronate supplemented medium and umbilical cord extract based medium. Yonsei Med J. 1977; 18(2):130–135.

[20] Lewis K. Riddle of biofilm resistance. Antimicrob Agents Chemother. 2001; 45(4):999–1007.

[21] Lupton JR, Alster TS. Cutaneous hypersensitivity reaction to injectable hyaluronic acid gel. Dermatol Surg. 2000; 26(2):135–137.

[22] Rimmer J, Hamilton S, Gault D. Recurrent mycobacterial breast abscesses complicating reconstruction. Br J Plast Surg. 2004; 57(7):676–678.

[23] Rodriguez JM, Xie YL, Winthrop KL, et al. Mycobacterium chelonae facial infections following injection of dermal filler. Aesthet Surg J. 2013; 33(2):265–269.

[24] Saththianathan M, Johani K, Taylor A, et al. The role of bacterial biofilm in adverse soft-tissue filler reactions: a combined laboratory and clinical study. Plast Reconstr Surg. 2017; 139(3):613–621.

[25] Sclafani AP, Fagien S. Treatment of injectable soft tissue filler complications. Dermatol Surg. 2009; 35(Suppl 2):1672–1680.

[26] Shoukath S, Taylor GI, Mendelson BC, et al. The lymphatic anatomy of the lower eyelid and conjunctiva and correlation with postoperative chemosis and edema. Plast Reconstr Surg. 2017; 139(3):628e–637e.

[27] Signorini M, Liew S, Sundaram H, et al; Global Aesthetics Consensus Group. Global aesthetics consensus: avoidance and management of complications from hyaluronic acid fillers-evidence- and opinion-based review and consensus recommendations. Plast Reconstr Surg. 2016; 137(6):961e–971e.

[28] Sundaram H, Kiripolsky M. Nonsurgical rejuvenation of the upper eyelid and brow. Clin Plast Surg. 2013; 40(1):55–76.

[29] Sundaram H, Liew S, Signorini M, et al; Global Aesthetics Consensus Group. Global Aesthetics Consensus: hyaluronic acid fillers and botulinum toxin type A-recommendations for combined treatment and optimizing outcomes in diverse patient populations. Plast Reconstr Surg. 2016; 137(5):1410–1423.

[30] Van Dyke S, Hays GP, Caglia AE, Caglia M. Severe acute local reactions to a hyaluronic acid-derived dermal filler. J Clin Aesthet Dermatol. 2010; 3(5):32–35.

[31] Voigts R, DeVore P, Grazer J. Dispersion of calcium hydroxylapatite accumulations in the skin: animal studies and clinical practices. Dermatol Surg. 2010; 36:798–803.

[32] Zhu GZ, Sun ZS, Liao WX, et al. Efficacy of retrobulbar hyaluronidase injection for vision loss resulting from hyaluronic acid filler embolization. Aesthet Surg J. 2017; 38(1):12–22.

38　填充物问题：血管并发症

Joseph A. Eviatar, Carisa K. Petris 和 Richard D. Lisman

概述

　　血管栓塞是填充注射最可怕的并发症。本章提供了两个病例，讨论它们的管理和结果。提出了一种基于时间的血管闭塞治疗方法。

　　关键词：填充剂，血管栓塞，失明，坏死，透明质酸酶，高压氧治疗，视网膜中央动脉栓塞

38.1　患者病史导致特定填充问题

38.1.1　病例1

　　一位39岁的男性患者在2周前，对因艾滋病引起的面部脂肪萎缩部位进行聚左旋乳酸注射。患者

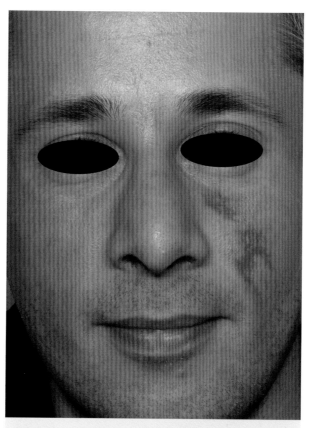

图38.1　病例1患者照片，显示左脸颊真皮萎缩和红斑呈网状形态

在来此就诊前接受了口服抗生素、冰敷、按摩和局部皮肤治疗。但他眼睛下面的"瘀斑"并没有好转。他有10年的HIV病史，CD4计数为220，病毒载量为0。无注射史（图38.1）。

38.1.2　病例2

一位48岁的女性患者，在注射Juvederm 2天后，出现眉间、鼻背、右鼻侧壁和右鼻唇区域发红。她在注射前有过经龈阻滞麻醉的情况，且其面部在注射后立即肿胀。在肿胀区域注射Juvederm。第二天，由于疼痛和面部肿胀，她回到了医师处，并使用了透明质酸酶和硝普钠。除此之外，她很健康，没有瘢痕，以前没有注射史（图38.2）。

38.2　对患者当前状态的解剖描述

两位患者都出现了注射填充物最可怕的并发症之一：血管栓塞。病例1患者处于左颊真皮层血管闭塞后重建晚期，病例2患者处于面动脉和内眦动脉分支血管闭塞后2天（包括右鼻唇区、右上唇区、右鼻旁区、右鼻侧、右鼻背、眉间区）。患者出现典型的色暗、蓝红变色、伴水疱形成、充血和坏死。

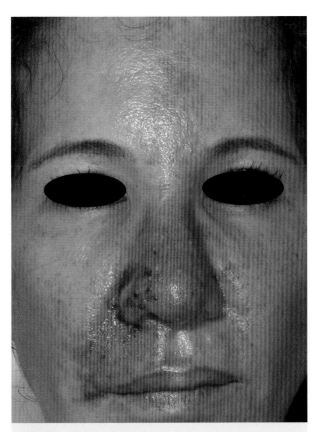

图38.2　病例2患者照片显示，鼻翼、右鼻侧壁、鼻背、右鼻翼、右上唇区和右鼻唇区呈色暗、蓝红色，并伴水疱形成

可注射的填充物在增加面部容量和治疗皱纹方面越来越受欢迎。组织缺血的机制可能是小动脉和小动脉被注射的颗粒直接阻塞，而不是外部压力对动脉供应造成阻碍的结果。注射入静脉内不太可能引起明显的副作用。根据特定填充物的颗粒大小，注射入动脉内可能阻塞小动脉或小动脉分支。在病例1和病例2患者中，动脉闭塞可能发生在由面动脉供应的小动脉和小动脉分支。聚左旋乳酸（PLLA；Sculptra，Valeant Aesthetics，Bridgewater，NJ）Sculptra（PLLA）的颗粒直径为40~63μm。面部的浅表动脉直径可能约为1mm，而小动脉直径则为17~22μm。

过量和挤压更可能是导致血管闭塞的原因。在任何单个区域注射0.1mL或更少剂量的填充物可以最大限度地减少血管闭塞的风险。在盐水或利多卡因中稀释或重建填充物可能有助于减少输送到任何给定位置的填充剂总量。

我们的做法是在退针时缓慢注入填充物，以最大限度地减少注射入动脉内的风险。此外，使用较大规格的针头或套管可以降低深层注射过程中注入面部动脉的风险。

众所周知，失明也是填充物注射入动脉内的已知风险。这与注射压力有关，该注射压力导致注射的填充物在回到正常顺行血流之前通过桥接侧支动脉从外颈动脉循环到内颈动脉（例如眼部动脉）。因此，在注射填充物时应始终使用轻柔的力以最大限度地降低这种风险。

38.3　建议的解决方案

38.3.1　病例1

·局部涂抹氢化可的松乳膏。

38.3.2　病例2

·用透明质酸酶（150IU）迅速渗透受影响区域。

·在患处涂抹硝酸甘油。

·热敷。

·应用多西环素100mg，每日2次。

·开始高压氧治疗（HBOT）以促进缺血区域的愈合。

·应用Medrol剂量包。

·止痛用维柯定。

·坏死区愈合后，给予以下治疗：

　　2.5%氢醌霜，每天2次，按摩该部位3周，以防发生色素沉着。

　　凡士林可作为保湿霜使用。

·后期用强脉冲光（IPL）治疗残余红肿。

38.4　技术

38.4.1　病例1

该患者只接受局部类固醇治疗。然而，如果发生深层皮肤瘢痕，可考虑使用Kenalog和/或5-FU注射。我们现在倾向于5-FU（50mg/mL）与生理盐水或2%利多卡因+碳酸氢钠一起注射到瘢痕中。如有必要，先用针穿刺治疗瘢痕，然后用少量5-FU溶液浸润。每2周重复1次，需要时最多注射4次，直到达到预期效果。

38.4.2　病例2

当动脉闭塞不是暂时性的时，我们建议首先使用透明质酸酶（150IU/mL）浸润可逆性填充物，以浸润受缺血影响的区域。单相填充物（Juvederm）比双相填充物（如Restylane、Perlane）需要更多的透明质酸酶。双相填充物将在组织内具有更大的散布，并且透明质酸酶可作用于其上的表面积更大。这可以是皮下注射或骨膜上注射，然后按摩。即使透明质酸酶可通过完整的血管壁扩散，即使动脉未刺破可能有效，从而导致动脉内的颗粒溶解。除按摩外，每天口服阿司匹林81mg。我们还推荐使用强力霉素来抑制细菌和基质金属蛋白酶对切口愈合的影响。鉴于她的受损面积和坏死深度，她接受了3个周期的HBOT治疗。

在Hwang等最近的一篇文章发表之后，硝化甘油的作用也受到了人们的质疑。这篇文章表明，血管扩张可以传播动脉内的颗粒，潜在地降低侧支循环恶化终末缺血的可能性。因此，我们不提倡在闭塞后早期（闭塞后几分钟内）使用硝化甘油。

据报道，使用前列腺素E1促进血管舒张可有效治疗急性视网膜动脉阻塞。但是，作者没有这种并发症或使用这种药物的经验。

可逆性填充物引起的眼动脉或视网膜中央动脉阻塞可从球后注射透明质酸酶中获益。另一个考虑是大剂量血管内注射，如心肌梗死。可逆性填充物的透明质酸酶可用作视网膜中央动脉阻塞的标准治疗，包括眼部按摩、前房穿刺术、降低眼压和可能的过度通气。HBOT也可以考虑。

根据血管阻塞后的时机，可以将图38.3中给出的方法用作治疗指南。

38.5　术后照片和结果评估

38.5.1　病例1

血管闭塞区域的瘢痕极少。患者对他的最终结果感到满意，并在完全治愈后大约6个月选择继续注射聚左旋乳酸（图38.4）。

38.5.2　病例2

患者愈合良好，瘢痕极少。她接受了IPL治疗残余红斑。她后来选择用聚左旋乳酸和Botox来提升眉毛。还应用聚焦超声（Ultherapy）进一步抬高眉头（图38.5）。

图38.3 与填充物相关的血管
阻塞后的治疗方案

如果在填充物注射后几分钟内发现血管闭塞：

○ 立即用透明质酸酶（150IU/mL）浸润患处组织，如有需要，可使用多瓶

○ 注射透明质酸酶后按摩该区域

○ 口服阿司匹林81mg

○ 如果实现再灌注，请密切跟踪

如果在第一个小时内没有通过上述措施实现血管再灌注：

○ 考虑动脉内注射透明质酸酶或额外注射透明质酸酶

○ 考虑使用硝酸盐或磷酸二酯酶抑制剂

○ 考虑启动HBOT

○ 每天两次口服多西环素100mg

○ 每天开始服用阿司匹林81mg

○ 密切跟踪

如果患者出现血管闭塞后数天至数周而无最佳灌注：

○ 根据需要额外注射透明质酸酶

○ 使用阿司匹林

○ 使用硝化甘油

○ 使用多西环素100mg，每日2次

38.6 教学要点

· 必须尽早识别并迅速治疗血管闭塞。

· 根据表现形式和时机，该方法可能对指导填充物导致血管闭塞的治疗很有帮助（图38.3）。

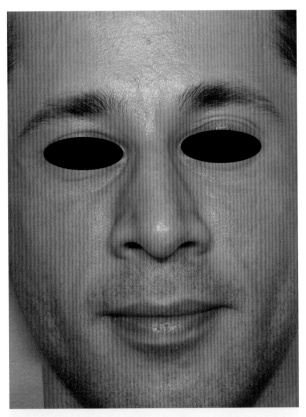

图38.4　病例1患者左侧面颊血管闭塞区出现轻度瘢痕萎缩

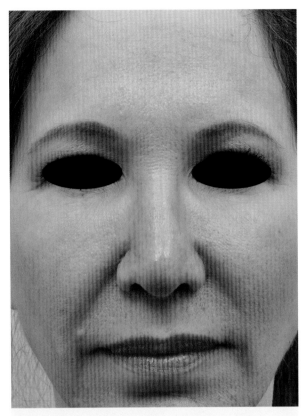

图38.5　病例2患者在血管闭塞5个月后右鼻唇区出现微小瘢痕。患者因残余红肿接受IPL治疗，红肿也有所改善

参考文献

[1] DeLorenzi C. Complications of injectable fillers, part I. Aesthet Surg J. 2013; 33(4):561–575.

[2] DeLorenzi C. Complications of injectable fillers, part 2: vascular complications. Aesthet Surg J. 2014; 34(4):584–600.

[3] Hwang CJ, Morgan PV, Pimentel A, Sayre JW, Goldberg RA, Duckwiler G. Rethinking the role of nitroglycerin ointment in ischemic vascular filler complications: an animal model with ICG imaging. Ophthal Plast Reconstr Surg. 2016; 32(2):118–122.

[4] Carruthers JD, Fagien S, Rohrich RJ, Weinkle S, Carruthers A. Blindness caused by cosmetic filler injection: a review of cause and therapy. Plast Reconstr Surg. 2014; 134(6):1197–1201.

[5] Takai Y, Tanito M, Matsuoka Y, Hara K, Ohira A. Systemic prostaglandin E1 to treat acute central retinal artery occlusion. Invest Ophthalmol Vis Sci. 2013; 54(4):3065–3071.

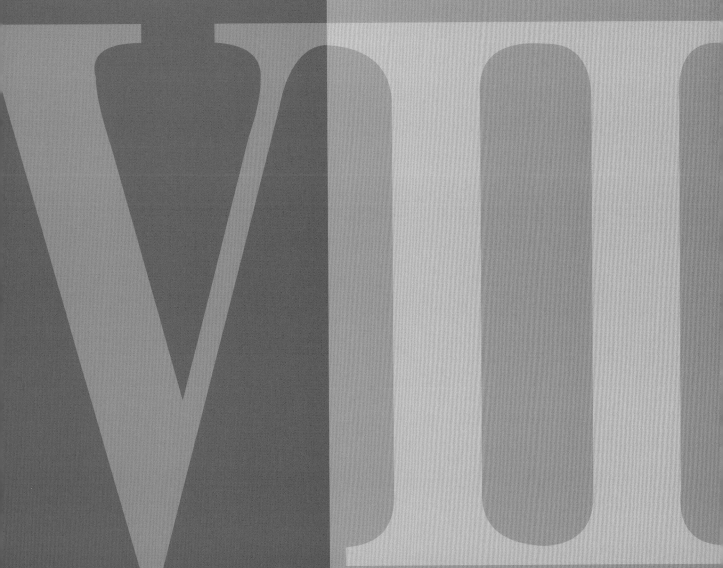

第七部分

激光处理并发症

39 激光处理并发症：临床概述

Foad Nahai

非侵入性和微创性手术，包括注射和重建手术，其发展速度迅速，远远超过了外科手术的发展。作为外科医师，"新常态"意味着眶周年轻化方法不再是单纯的外科手术。对我们的患者来说，无创手术可提供了方便、恢复更快、停工时间更少的治疗，总的来说，并发症的发病率更低。并发症的严重性也被认为是较小的。事实是，所有的操作和手术，都有发生严重并发症的风险，包括那些威胁生命和视力的并发症。眶周表面重建也不例外。无论是激光还是磨皮术，不适当的应用或不完全的预处理评估，都可能导致严重的后果，包括皮肤烧伤、挛缩和眼睑收缩。

在做重建手术之前，要做一个完整的病史和眼睑评估，记录下之前眼睑手术的病史、干眼症或其他可能影响手术结果的情况。必须进行眼睑位置和眼睑张力的评估，包括分散和快速测试。先前存在的位置错位或糟糕的眼睑基调只会在重建手术时变得更糟，应该同时进行处理。

由于眼睑皮肤比邻近的皮肤要薄得多，尤其是眉毛，所以激光设备的设置和磨皮药物的浓度必须相应地调整。所有的激光设备都建议根据皮肤的厚度进行设置，并且必须在每次使用前进行校准。能量水平、模式和通过的次数必须根据每个患者的眼睑和皮肤状况进行调整。

表皮剥脱剂，无论是乙醇酸、三氯乙酸（TCA）、苯酚或巴豆油，都必须充分稀释，以用于眼睑。我们的偏好是只在眼皮上涂抹20%的TCA和0.1%的巴豆油，同时根据皮肤质量、皮肤量来通过经验来限制"涂抹"的次数。

皮肤剥脱结合手术需要特别小心。在进行中睑板层修饰和皮肤切除后，再进行皮肤剥脱或激光表面置换的手术，最好与锚定术结合，以最大限度地降低眼睑回缩的风险。如果皮肤切除后再进行任何类型的表面修复，则必须是保守的。

参考文献

[1] Nahai F. The aesthetic surgeon's "new normal". Aesthet Surg J. 2015; 35(1):105–107.

40 激光换肤治疗导致下睑烧伤

Ryan Scot Burke 和 T. Roderick Hester Jr.

概述

　　一位48岁的女性接受了二氧化碳激光术治疗双侧下睑，导致下睑皮肤全层烧伤。烧伤导致眼睑回缩和瘢痕。除了进行多次外眦成形术来维持眼睑的位置外，患者切除烧伤瘢痕并进行了骨膜下中面部提升术来填补缺失的皮肤。本章介绍了骨膜下中面部提升术的技术，以及它在矫正眼睑回缩时减少下睑大小或不需要下睑全层植皮中的应用。

　　关键词：激光，烧伤，面颊提升，瘢痕，眼睑退缩，下睑

40.1　病史导致具体问题

　　患者是一位48岁的女性，她用二氧化碳激光对双侧下睑和口腔周围区域进行治疗（波长为10 600nm，脉冲能量0.5J和输出功率100W）。她治疗2周后返回，主诉切口愈合延迟，持续红斑和有纤维性分泌物（图40.1）。患者视力没有改变，眼睛不干，其他方面都很健康。进行病毒和细菌培养以排除感染，并进行了口服抗生素试验，但没有改善症状。确定诊断为下睑睑板全层烧伤，除口腔周围皮肤外，还有睑板前和颧骨周围部分厚度皮肤烧伤。在我们初步评估之前，患者出现了双侧眼睑外翻，并在烧伤瘢痕处接受了双侧睑板悬吊和类固醇注射。

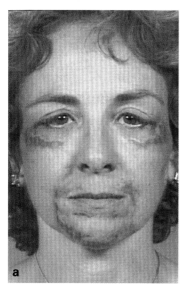

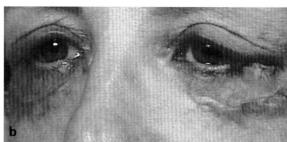

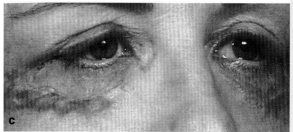

图40.1　（a~c）患者在进行整形手术时的照片。在眼眶周围/面颊和口腔周围有明显的烧伤瘢痕。患者最近做了外眦成形术，暂时矫正了下睑的位置

40.2 对患者当前状态的解剖描述

患者在激光表面修复术后6个月，以及之前两次矫正眼睑内翻的尝试后，向Paces Plastic Surgery的Hester和McCord医师求诊。她因恶化的眼睑回缩导致明显的巩膜外露。该患者出现了肥大性瘢痕，累及睑板前、睑板下和黄斑皮肤，导致眼睑错位。此外，患者的口腔周围皮肤出现增生性瘢痕，影响了口腔连合。

对患者的问题首先要评估烧伤深度和受影响的结构。在任何矫正畸形的手术之前，首先必须允许对该区域进行划分，这将使部分厚度损伤的邻近区域得到恢复，并对替换它们的必要性进行适当的评估。从理论上讲，未完全愈合的烧伤将继续收缩，从而对已经完成的重建造成不利影响。

眼睑的位置通常通过眼睑边缘相对于边缘的位置来评估。年轻的眼睛与这些结构重叠0.5mm，在休息时无巩膜外露。对眼睛的评估必须包括评估上睑是否完全闭合以及是否存在Bell现象。75%的人都有Bell's现象，即闭眼时眼睛向上和向外移动。闭眼不完全，特别是在没有Bell现象的情况下，会增加暴露性角膜病变和角膜损伤的风险。眼睑回缩是由于前后睑板层缩短和睑板松弛所致。在矫正全层损伤患者的畸形时，这一点尤为重要，因为两个睑板层都必须处理。

下睑松弛的评估应始终包括"快速回复"测试或更客观的皮肤分散测试。皮肤牵张试验包括测量从眼球到眼睑边缘的距离，同时牵引力要远离眼球。2mm或更大的距离表示眼睑松弛，可通过收紧睑板韧带来解决，而距离6mm或更大则需要在水平面进行皮肤切除。检查的"快速回复"指的是当分散注意力后，下睑边缘会牢固地回到眼球（图40.2）。延迟返回也表明需要缓慢地收紧睑板韧带。

解剖这个区域的方法可能是令人生畏的，特别是当目标是切除一个重要的皮肤表面区域，以解决一个难看的瘢痕。瘢痕切除必须与眼睑的位置保持平衡，因为它们是相互竞争的力量。该患者有一个超过2mm的眼睑牵张试验和延迟的"弹回"表明睑板韧带松弛。此外，该患者有巩膜外露，表明睑板前层皮肤/眼轮匝肌和睑板后层/结膜均变短。她因眼睑不完全闭合而持续刺激眼睛，短期内可通过滴眼液来解决。

40.3 建议解决这个问题

· 在使用外眦成形术使瘢痕成熟时稳定眼睑的位置，同时明智地使用类固醇注射增加瘢痕的发展。

· 密切监测干眼症、眼睑外翻、眼球收缩和/或眼球拉闭，需要行外眦成形术。

· 利用骨膜下中面部提升术评估周围皮肤松弛度和招募邻近组织。

· 黏膜移植物和间隔移植物增加后睑板层长度的效用。

· 密切长期监测维持外眦成形术的效果以保持眼睑位置。

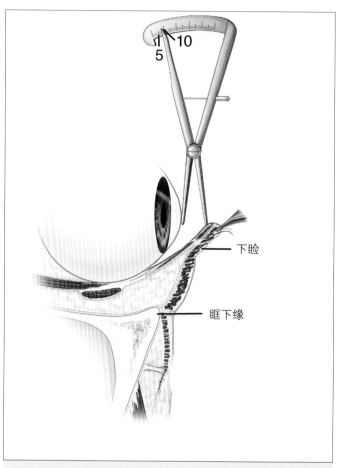

图40.2　当下睑的皮肤可从眼球上分散超过6mm时，通常认为皮肤分散试验是阳性的，但分散至2mm且延迟"快速回复"可能需要收紧睑板韧带。（引自Reproduced with permission from Nahai F, ed. The Art of Aesthetic Surgery: Principles & Techniques. 2nd ed. New York, NY: Thieme; 2010.）

40.4　技术

尽管最初我们介绍了骨膜下中面部提升术是为了对抗重力和衰老对下睑和颧骨区域的影响，但事实证明将健康组织募集到缺乏或有瘢痕组织的区域是有用的。由于患者的下睑全层受伤，导致眼睑回缩，因此前片和后片最终都需要进行干预。在这种情况下，骨膜下中面部提升的目标是软组织募集，眼睑位置恢复和烧伤瘢痕的部分切除，并注意最深/全层区域，而不会过度切除/过度紧张。

骨膜下中面部提升术是通过建立一个包含浅表肌肉筋膜系统、眼轮匝肌和骨膜来提升中面部，在本例中，切除瘢痕组织。这种肌肉韧带载体可以使中面部与新的优势位置紧密相连，并减少随后的组织下垂和眼睑收缩。

骨膜下中面部提升术的入路首先采用带皮肤肌肉瓣的睫状肌下入路。切口抬高皮肤/肌肉瓣，并在骨膜下平面继续剥离，以调动中面部，松解边缘弓和眶颧韧带。充分的骨膜下剥离以"招募"软组织和皮肤，包括游离眶下神经周围的上、下骨膜，以鼻唇沟为内侧界限，以颧骨隆起边缘为下界限，以颧弓内侧1/3的外侧界限（图40.3）。

　　一旦中面部部被调动起来，就可以通过将皮肤（在这里是瘢痕）与肌肉分离，形成一块肌肉瓣。然后将肌肉固定在颞筋膜上以悬挂中面部。一般情况下，采用3根缝合线将组织固定在适当的位置并支撑眼睑（图40.4）。

　　一旦肌肉韧带皮瓣被妥善固定，就可以把注意力转向瘢痕切除。在瘢痕区域植入全层组织后，保守切除术就完成了，同时降低眼睑回缩的风险。这个患者很想切除整个瘢痕，但它的广泛延伸无疑会导致眼睑显著的回缩。因此，应重点切除下睑细嫩皮肤的全层皮肤损伤。图40.5应作为皮肤切除的指南，以避免眼睑回缩。

　　如上所述，任何下睑皮肤切除术前都应及时完成眼睑牵张试验，以确定是否需要进一步的水平皮肤切除术，以使眼睑边缘适当地贴附在眼球上。虽然由于初始损伤的表面积仍有一些部分厚度损伤，但结果是眼睑位置适当和避免初始皮肤移植，这将导致进一步的瘢痕收缩和明显的皮肤颜色/纹理变化。

　　患者继续保持眼睑位置适当，但由于前睑板残存部分厚度损伤，她需要重复做外眦成形术以矫正眼睑外翻并保持眼睑位置。在2年的治疗过程中，患者维持下睑的位置，对眼球的刺激最小，这使得皮肤松弛有轻微发展，可再行骨膜下中面部提升和进一步的瘢痕切除。剩下的瘢痕在1年后被切除，与最初的缺损相比，用一个小的全层植皮代替。最后，黏膜皮肤移植片和同种异体真皮间隔移植片用于增加后睑板层的长度，通过皮肤移植矫正睑板前层。

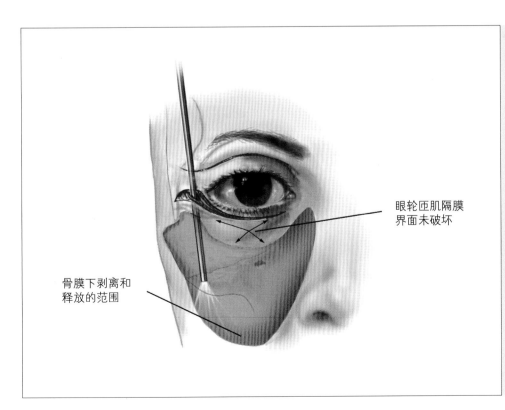

眼轮匝肌隔膜界面未破坏

骨膜下剥离和释放的范围

图40.3 虽然本例患者未使用内镜入路，但图像显示了向中面部上方推进所需的破坏区域（骨膜下）（引自 Reproduced with permission from Nahai F, ed. The Art of Aesthetic Surgery: Principles & Techniques. 2nd ed. New York, NY: Thieme; 2010.）

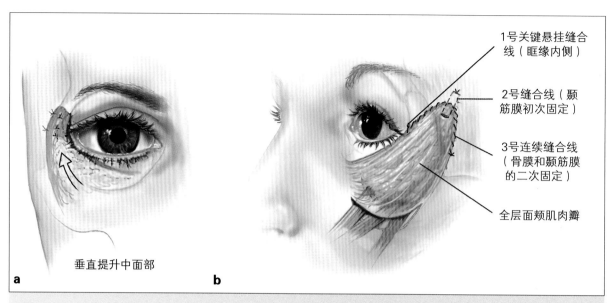

1号关键悬挂缝合
线（眶缘内侧）

2号缝合线（颞
筋膜初次固定）

3号连续缝合线
（骨膜和颞筋膜
的二次固定）

全层面颊肌肉瓣

垂直提升中面部

a

b

图40.4 （a、b）用侧向和上方牵引向量动员肌肉瓣。该肌肉瓣应通过3根缝合线固定在颞筋膜上（引自Reproduced with permission from Nahai F, ed. The Art of Aesthetic Surgery: Principles & Techniques. 2nd ed. New York, NY: Thieme; 2010. ）

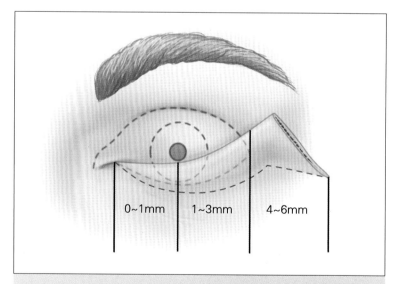

0~1mm　　1~3mm　　4~6mm

图40.5 中面部提升术后皮肤切除指南：内眦至瞳孔，0~1mm；瞳孔到外侧眼角，1~3mm；外侧至外眦，4~6mm（引自Reproduced with permission from Nahai F, ed. The Art of Aesthetic Surgery: Principles & Techniques. 2nd ed. New York, NY: Thieme; 2010. ）

40.5 术后照片和结果评估

这个患者的下睑和颧骨区域几乎没有瘢痕。她目前没有出现干眼症或视力改变。尽管连续地切除下睑和颧骨区域的皮肤，但眼睑保持在年轻时的位置。此外，最终的皮肤移植足够小，这将最大限度地减少对移植物细微颜色变化的检测。患者说她对结果非常满意，尽管需要持续地进行监测。最后的结果证明了采用连续的小切口并持续保持眼睑的位置可以将损伤的不良影响降到最低（图40.6）。

40.6 教学要点

· 换肤并非没有并发症。
· 严重的眼睑回缩和皮肤纤维化可能需要几个步骤才能得到充分纠正。
· 需要在急性和慢性情况下通过多种方法来稳定眼睑位置，以抵消瘢痕的收缩。
· 骨膜下中面部提升术是一种非常有用的技术，可用于募集皮肤和软组织以纠正眼睑回缩，并且在大多数患者中，不需要移植皮肤。

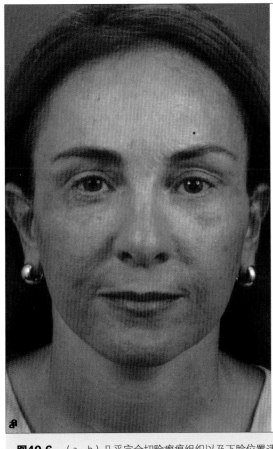
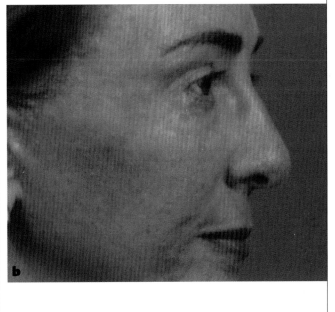

图40.6 （a、b）几乎完全切除瘢痕组织以及下睑位置适当而无巩膜外露的患者最终照片

致谢

我们感谢McCord医师对患者的治疗所做的贡献。

参考文献

[1] Hester TR, Jr, Codner MA, McCord CD, Nahai F, Giannopoulos A. Evolution of technique of the direct transblepharoplasty approach for the correction of lower lid and midfacial aging: maximizing results and minimizing complications in a 5-year experience. Plast Reconstr Surg. 2000; 105(1):393–406, discussion 407–408.

[2] Nahai F. The Art of Aesthetic Surgery. 2nd ed. Vol. I. St. Louis, MO: Quality Medical Publishing, Inc; 201140.6 Teaching Points.

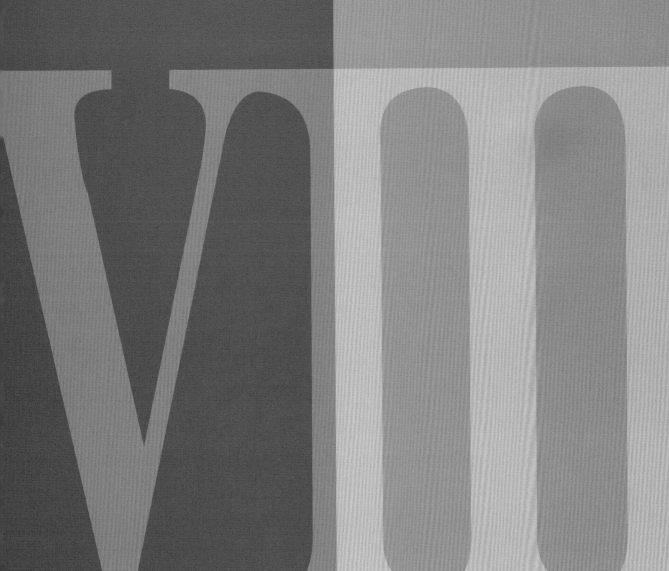

第八部分

溢泪症

41 溢泪症：临床概述

Ted H. Wojno

撕裂是眼科医师最常遇见的投诉之一。这是非常麻烦的症状和一个重要的视觉障碍的来源。对医师来说，关键是要能够区分真正的溢泪，真正的过度流泪和其他经常被患者误称为"流泪"的症状。眼部刺激、异物感、眼疲劳（弱视）和结膜水肿的症状常被报道为"流泪"。当存在真正的外溢现象时，即使对于仅采用眼部整形术的患者，病因也常常难以捉摸。眼睑和眶周手术可能会改变泪膜的生理结构，导致出现干燥、流泪的症状，有时两种症状兼有。详细的病史和仔细的检查是必要的。我经常发现，直接询问患者"撕裂"对他们到底意味着什么，这是有用的。答案往往是令人惊讶的，可以节省医师相当多的诊断时间和精力，并节省患者额外的和昂贵的检查费用。

42 溢泪症

Ted H. Wojno

概述

溢泪是眼科医师常见的主诉之一。本章详细介绍了这种疾病的常见原因，特别强调了眼睑手术后溢泪患者的评估和治疗。

关键词：溢泪，兔眼，球结膜水肿，眼睑外翻，泪泵

42.1 病史导致的具体问题

该患者是一名68岁的白人女性，她在1个月前进行了眼睑成形术。她抱怨手术后双眼流泪。她尝试了应用非处方的人工泪液补充剂和处方类眼科类固醇滴眼剂，但症状没有得到缓解。她说自己的视线模糊，但擦拭眼睛后确实会改善。她的手术引起的肿胀和不适已基本得到解决。她担心自己的眼睛变成"粉红色"，想知道是否需要使用抗生素眼药水（图42.1）。

42.2 对患者当前状态的解剖描述

经检查，患者的眼睑手术后仍有轻微水肿。眼睑位置良好，没有眼睑外翻。被动闭合时无兔眼征。下睑缘有少量结膜水肿，双眼结膜轻度水肿。检查中没有明显的撕裂现象。

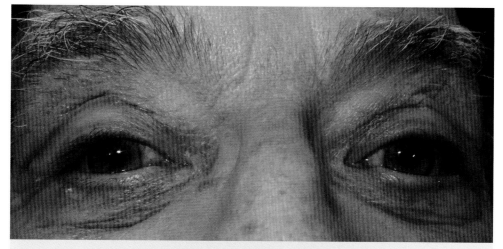

图42.1 一位68岁的女性，在眼睑成形术后1个月出现持续性水肿和眼睑红斑

42.3 问题的建议解决方案

- ·确定是否有结膜分泌物或结膜水肿。
- ·寻找眼睑错位和眼睑滑脱的证据。
- ·检查患者是否有正常的眨眼现象。

42.4 技术

仔细检查眼睛是否有结膜分泌物。任何眼或眼睑手术后，眼泪增加都很常见。泪液通常是透明的，但手术后由于黏液分泌增多，泪液通常较厚，这是对眼部刺激的正常反应。泪膜上的黏液是典型的白色和黏稠的，而真正的细菌性结膜炎的特征是黄色分泌物，这表示有脓液。如有疑问，结膜细菌培养可以进行区分，如有必要，建议适当应用抗生素治疗。

确定下睑缘是否有结膜水肿（图42.2）。球结膜水肿在下睑手术后很常见，它会破坏眼泪从泪点向外的正常流动，在外眦处最常见。这些患者还会抱怨由于结膜肿胀而产生异物感，并经常报告他们在眼睛表面看到"水疱"或"水袋"。老年患者术前甚至可能出现整个下睑缘结膜过长（结膜松弛症），术后更有可能发生球结膜水肿（图42.3）。

检查下睑是否有外翻的迹象。如果泪点从它对着眼球的位置向外移位，它就不能将眼泪从眼睛中吸走，从而导致溢泪。即使是最小的一点点外翻也会导致撕裂（图42.4）。

要求患者轻轻闭上眼睛，以确定是否有兔眼（图42.5）。即使是1mm的兔眼也会导致显著的角膜暴露、眼部刺激和流泪的主诉。可能有必要让患者的配偶观察患者夜间流泪的情况，因为在检查室里，细微的闭合无力可能并不明显。

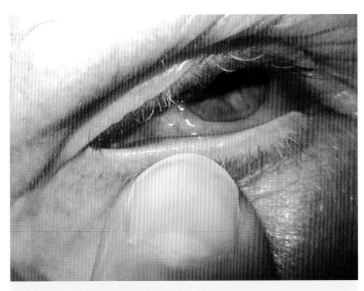

图42.2 右眼球结膜水肿（结膜水肿）

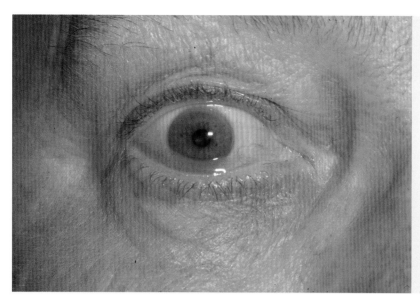

图42.3 右眼结膜松弛症（结膜冗余）

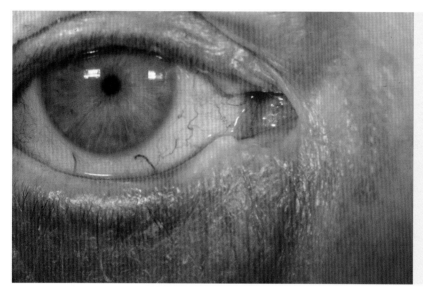

图42.4 左下睑泪点外翻

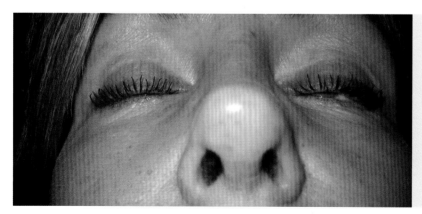

图42.5 眼睑成形术后3个月，双眼兔眼，左侧加重

评估患者的眨眼能力。有迹象表明第七脑神经衰弱可能是手术造成的。眨眼是正常的还是比正常要慢?泪膜与正常眼睑的完整性和力学特性密切相关，并依赖于此。"眼皮"是一个"泵"，将眼泪推入泪囊，并沿鼻泪管流下。这种能力的任何破坏都会导致撕裂。

42.5　术后照片和结果评估

除了视觉障碍，流泪可能是眼睑和眼科手术之后第二常见的患者主诉。重要的是要确定是否存在真正的溢泪，其特征是眼泪从患者的脸上流下来，或者让患者因此而感到烦躁或异常，这也常被称为"流泪"。同样，在镜子中看到结膜水肿的患者经常向医师报告这是"撕裂"。使得这一评估复杂化的事实是，进行眼睑手术的患者通常属于"干眼症"或"眼睑炎"的诊断年龄段，并且已经应用了过多的非处方和处方人工泪液、眼用抗炎药、外用类固醇和外用抗生素，他们会如实地把一个装有这些药物的袋子带到医师的办公室接受检查。当然，所有上述药物均含有防腐剂，可能导致明显的副作用和毒性。我相信，对某些患者来说，最有治疗作用的事情是让他们停止使用所有局部用药，并在1周内重新评估以建立基线。对于此类患者，当停用滴眼剂和药膏后，其症状奇迹般地消失了，这种情况并不少见。

随着时间的流逝，球结膜水肿（结膜水肿）几乎总是会消失，通常是1~2个月，但在极少数情况下可能长达6个月。持久性病例会引起患者的极大焦虑，但可以放心的是能够解决。通常，与自发缓解相吻合的最后方法被称为"治愈"。此类治疗包括局部类固醇滴剂和药膏、非类固醇抗炎药、肥大细胞抑制剂、高渗盐水滴剂、局部血管收缩剂、冷敷、温热敷贴、暂时性侧睑板缝合术、淋巴引流按摩、注射透明质酸酶以及直接切开或切除病变结膜。同样，保持镇定可能具有最大的治疗价值。

由于过度的皮肤切除，无法纠正现有的过度眼睑松弛或手术前无法识别其存在，可能导致泪点外翻。由于化学反应，在手术后也会出现泪点外翻，幸运的是，随着肿胀的减轻和眼睑力学的正常化，泪点外翻通常会消退。如果没有，则需要进行手术矫正。

如上所述，泪液泵本质上依赖于正常的眼睑运动以实现适当的功能。鉴于眼睑已经通过外科手术收紧，并且现在已经肿胀到一定程度，因此眼睑功能受到损伤也就不足为奇了。当眼睑手术与其他面部手术相结合时，可能会对第七神经的完整性产生影响，这些影响通常是暂时性的，但有时是永久性的。所有这些对正常解剖结构和生理的改变都会影响泪泵，导致术后撕裂。同样，这些问题中的绝大多数都无须进行手术干预就可以解决，并且可以放心地向患者保证这些烦人的症状会消失。

该患者在接下来的2个月内无须任何其他治疗即可缓解症状（图42.6）。她的溢泪症状可能是由于轻微的结膜水肿，再加上睑水肿和手术时水平眼睑收缩导致的眨眼轻度减轻。

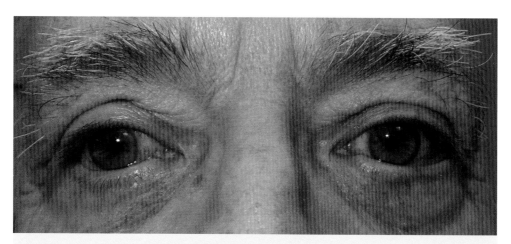

图42.6　与42.1图中所示的为同一患者。2个月后，症状缓解

42.6　教学要点

· 溢泪是眼睑手术后常见的主诉。

· 大多数术后溢泪是由于眼睑和结膜的各种机械改变造成的。

· 大多数溢泪的症状都可以很容易地诊断出来，并随着时间的推移而得到解决，不需要进行特殊的治疗。

参考文献

[1] Bosniak SL. Advances in Ophthalmic Plastic and Reconstructive Surgery. The Lacrimal System. New York, NY: Pergamon; 1984.

[2] Fleming JC, Avakian A. Pseudoepiphora: dry eye causing tearing. In: Mauriello JA, ed. Unfavorable Results of Eyelid and Lacrimal Surgery. Prevention and Management. New York, NY: Butterworth Heinemann; 2000:401–420.

[3] Hugh WL. Conjunctivochalasis. Am J Ophthalmol. 1942; 25:48.

[4] Liu D. Conjunctivochalasis. A cause of tearing and its management. Ophthal Plast Reconstr Surg. 1986; 2(1):25–28.

[5] Meller D, Tseng SCG. Conjunctivochalasis: literature review and possible pathophysiology. Surv Ophthalmol. 1998; 43(3):225–232.

索引